改訂版

脳梗塞に負けないために

知っておきたい、予防と治療法

JN006885

改訂の序

　脳卒中は、脳血管の破断による出血（脳出血、くも膜下出血）と、脳血管が詰まる梗塞（脳梗塞）（梗塞＝こうそく＝壊死）とによって起こります。「梗」はヤマニレ（ニレ科の落葉高木）の木を指しますが、「ふさぐ」という意味もあり、梗塞は「ふさがって通じない」ということです。英語ではinfarctやinfarctionといい、ラテン語の「物を詰め込む」という意味のinfarctusに由来します。病理的には臓器内の終動脈（バイパスのない動脈）が急速かつ永続的に閉塞され、その支配領域が壊死することをいいます。梗塞は、脳以外にも心筋や肺にも起こります（心筋梗塞、肺梗塞）。いずれも生命維持に必須の重要臓器なので、梗塞が起こった範囲が広い時は短時間で生命が危険になります。

　1960年ごろの日本では、脳卒中といえば脳出血（脳溢血）が80％近くを占めていました。けれども、減塩など食生活への注意、また高血圧治療の進歩によって、脳卒中の中で脳出血の占める比率は大きく減少しました。代わって、脳梗塞の割合が増加していき、2006年以降は脳梗塞の割合が60％以上となりました。

　高齢者の多い今日では、脳卒中の大部分はこちらの症例を指すようになりました。高齢者の脳梗塞は、死亡率こそ低下してきたものの、寝たきりとなりやすいため、脳梗塞は依然として国民病と考えられています。

　この動向から、私たちは今まで以上に脳梗塞に関する基礎的な理解をもち、その予防に努めなければなりません。そして、脳卒中を思わせる症状や、あるいはそこまではいかないわずか

な兆しであっても、その予兆（初期症状）を見つけた場合には
すぐに病院へ行くことが大事なのです。普段から脳梗塞を含め
て脳卒中の症状に注意し、症状を感じたらすぐ病院へ。そして、
そのときに適切な治療を受けることができる病院がどこにある
かをあらかじめ調べておくことも重要です。

　本書は2016年に初版を刊行しましたが、当時6年ぶりに改訂
された脳卒中ガイドライン2015も、その後、ガイドラインの追
補が発行されました（2017、2019）。また、この現行ガイドラ
インでは各論にあたる静注血栓溶解（rt-PA）療法適正治療指針、
高血圧治療ガイドラインなどが新たに示されています。脳梗塞
の外科的治療法にも、血栓摘除療法（血栓回収療法）や血管拡
張術において相次いで新しい機器（ステント、レトリーバー、
吸引カテーテル）が開発されました。また「脳卒中と循環器病
克服5ヵ年計画」（日本脳卒中学会と日本循環器病学会）、脳卒
中センター認定制度の構築に向けての動きが充実かつ加速して
いくものと思われます。

　本書改訂版においては、これらの新しい内容を盛り込むとと
もに、全体に渉って見直し、必要に応じて加筆し修正しました。
本書が一般書として、また、参考書として、いささかなりとも
貢献できればと祈念しています。

2020年（令和2年）7月吉日

　　　　　　　　　　医療法人翠清会会長　　梶川　博
　　　　　　　　　　高知大学名誉教授　　　森　惟明

改訂版　脳梗塞に負けないために

知っておきたい、予防と治療法

目次

改訂の序　*3*

序文　*17*

謝辞　*19*

第1章

脳梗塞とはどのような病気か？

脳梗塞とはどのような病気か？　*24*

脳梗塞はどのようにして起こるのか？　*25*

どのような症状が出たら脳梗塞を疑うのか？　*28*

脳梗塞をよりよく理解するための基礎知識　*30*

◎脳の各部位と機能　*30*

◎脳卒中と脳血管障害　*33*

◎ファスト（FAST）とは？　*34*

COLUMN 脳卒中の警告症状と心臓発作の警告症状　*36*

◎意識消失、意識障害　*38*

◎意識障害レベル評価法　*39*

COLUMN 失神　*43*

◎頭痛　*45*

一次性頭痛　*45*

二次性頭痛　*47*

◎運動障害、感覚障害　*49*

◎言語障害　*51*

◎めまい　*52*

◎視力障害、視野欠損　*56*

◎認知症　*58*

◎高次脳機能障害　*61*

◎てんかん　*63*

　COLUMN　認知症と間違われるてんかん病態　*67*

第2章

専門医は脳梗塞をどのように診断するのか？

専門医は脳梗塞をどのように診断するのか？　*70*

◎脳神経内科、脳神経外科いずれの科も診療する　*72*

　脳神経内科と脳梗塞診療　*72*

　脳神経外科（脳外科）と脳梗塞診療　*74*

◎脳画像検査　*75*

　Ｘ線（レントゲン）検査　*75*

　CT検査とMRI（およびMRA）検査　*76*

　単純CTにおける脳梗塞早期所見とは？　*79*

　MRI拡散強調画像とは？　*80*

　脳血管撮影（脳血管の造影検査）　*82*

　頚動脈エコー（頚動脈超音波検査）　*85*

　経食道心エコー検査　*88*

◎機能画像診断のためのSPECTとPET　*89*

◎脳波検査（electroencephalography：EEG）　*93*

◎動脈硬化度検査-ABI（動脈壁厚さ）検査と
　baPWV（動脈壁弾力性）検査　*100*

第3章

脳梗塞の臨床病型

脳梗塞の臨床病型　*106*

 1）一過性脳虚血発作（TIA）　*109*

 2）アテローム血栓性脳梗塞（大きな血管の動脈粥状硬化による脳梗塞）　*114*

 3）心原性脳塞栓症（心臓の病気を原因として生じる脳梗塞）　*117*

 4）塞栓源不明脳塞栓症（ESUS）（潜因性脳梗塞）　*121*

COLUMN 癌に合併する脳梗塞　*124*

 5）ラクナ梗塞（細い穿通枝血管が詰まって生じる脳梗塞）　*126*

COLUMN 分枝粥腫型梗塞（BAD）とは？　*129*

 6）その他の脳梗塞　*131*

COLUMN 急性胸部大動脈解離（Acute Thoracic Aortic Dissection）　*145*

COLUMN 脳微小出血（Cerebral Microbleeds:CMBs）　*148*

 7）MRIの診断で問題となる脳梗塞類似病変　*150*

COLUMN 一過性全健忘とは？　*155*

COLUMN 深部静脈血栓症（DVT）および肺血栓塞栓症（PTE）への対策　*158*

COLUMN 椎骨脳底動脈のBPAS（ビーパス）撮像法　*161*

第4章
脳梗塞の治療いろいろ

脳梗塞の治療いろいろ　*164*

　◎ペナンブラ（Penumbra／半影帯）とは？　*164*

　◎Time is Brain（時は脳なり）　*166*

内科的治療　*171*

　◎超急性期治療　*171*

　◎静注血栓溶解療法（IV tPA／tPA療法）　*171*

　　tPA療法の適応　*175*

　　tPA療法の投与禁忌事項・慎重投与事項　*176*

　　再開通現象の評価方法：TICI Scale：Thrombolysis in Cerebral Infarction Scale（grading system）　*178*

　　修正ランキンスケール（modified Rankin Scale：mRS）　*178*

　COLUMN　修正ランキンスケール（mRS）と
　　　　　バーセルインデックス（Barthel Index:BI）　*180*

急性期脳梗塞におけるMRI画像ミスマッチ　*182*

　　1）拡散強調画像・FLAIR（フレア）画像（DWI-FLAIR）ミスマッチ　*182*

　　2）拡散強調画像・脳灌流画像（DWI-PWI）ミスマッチ　*183*

　◎急性期治療と亜急性期治療　*184*

　　血液をサラサラにするアスピリン！　*184*

　COLUMN　冠動脈疾患予防のための抗血小板療法　*187*

　　血栓の形態　*189*

　　脳細胞を保護する療法　*189*

　　　日本で使われるオザグレル・アルガトロバン　*190*

　　　心房細動に伴う脳塞栓症の抗凝固療法　*193*

　　　心房細動に対する薬物療法とカテーテルアブレーション治療　*195*

COLUMN　脳梗塞急性期の翼口蓋神経節刺激による治療　*200*

COLUMN　抗凝固薬〜ワルファリン、ノアック（NOAC）、ドアック（DOAC）とは？　*202*

COLUMN　ワルファリンとドアックの比較のまとめ　*206*

COLUMN　高齢者への抗凝固療法　*209*

COLUMN　ストロークケアユニット（脳卒中集中治療病棟、脳卒中集中治療室）とは？　*211*

◎慢性期治療　*213*

　　　外科的治療　*214*

◎超急性期治療　*214*

　　　頭蓋内主幹動脈閉塞に対する血管内治療による再開通療法　*215*

　　　超急性期脳梗塞に対する血栓回収療法　*217*

COLUMN　内頸動脈系タンデム病変（Tandem lesions）に対する超急性期治療戦略　*225*

COLUMN　ウロキナーゼの局所動脈内投与による血栓溶解療法　*227*

◎急性期、亜急性期、慢性期治療　*228*

　　　開頭外減圧療法　（開頭による外減圧術）　*228*

　　　頸動脈狭窄症に対する外科的治療　*230*

　　　頸動脈内膜剥離術

　　　（CEA：Carotid Endarterectomy／シーイーエイ）　*233*

COLUMN　MRI-ASL（MRI-Arterial Spin Labeling：スピンラベル法）　*236*

頚動脈ステント留置術（CAS：Carotid Artery Stenting／キャス）　*238*

頭蓋外-頭蓋内バイパス手術　*242*

第5章

脳梗塞の基本知識、救命救急処置

脳梗塞の基本知識、救命救急システム　*248*

◎1．脳梗塞の症候　*248*

◎2．一過性脳虚血発作　*251*

◎3．脳梗塞の超急性期治療（行くべき病院）　*253*

◎4．脳梗塞3タイプの治療のまとめ　*256*

◎5．救命救急処置の種類とシステムにはどんなのがあるのか？　*259*

　1）様々なライフサポート　*260*

　2）一次救命処置（BLS）　*261*

　3）PSLS（Prehospital Stroke Life Support／脳卒中病院前救護）とISLS（Immediate Stroke Life Support／脳卒中初期診療）（神経蘇生基礎法）　*263*

　4）PNLS：Primary Neurosurgical Life Support（脳神経外科救急初期診療法）　*265*

　5）NRLS: Neuroresuscitation Related Life Supports（神経蘇生関連研修群）　*266*

　6）JPTEC: Japan Prehospital Trauma Evaluation and Care（外傷病院前救護ガイドライン）　*266*

　7）JATEC: Japan Advanced Trauma Evaluation and Care（外傷初

期診療ガイドライン日本版) *267*

8) ENLS: Emergency Neurological Life Support（神経救急傷病ライフサポート） *267*

9) MCLS: Mass Casualty Life Support（多数傷病者への医療対応標準化コース） *268*

10) DMAT：Disaster Medicine Assistance Team（災害派遣医療チーム）、JMAT：Japan Medical Association Team（日本医師会災害医療チーム）、DPAT： Disaster Psychiatric Assistance Team(災害時派遣精神医療チーム）、など *269*

COLUMN J-ASPECT study（Nationwide survey of Acute Stroke care capacity for Proper dEsignation of Comprehensive stroke cenTer in Japan） *271*

COLUMN 脳梗塞の神経幹細胞治療 *273*

第6章

脳梗塞の予防と再発予防

どのようにして脳梗塞を予防し、再発を予防するのか？ *280*

◎高血圧症の治療 *281*

COLUMN 寒い冬の脳卒中予防対策 ～寒さと高血圧～ *285*

◎糖尿病の治療 *286*

◎禁煙と受動喫煙防止 *287*

◎心房細動の治療 *288*

◎肥満と脂質異常症の治療 *289*

高脂血症から脂質異常症へ名称変更 *290*

体脂肪と内臓脂肪　*292*

◎慢性腎臓病（Chronic Kidney Disease:CKD）　*293*

COLUMN LOX-index（ロックスインデックス）　*295*

◎節酒　*297*

◎適度な運動　*298*

運動療法について　*298*

運動による減量のしかた　*299*

運動するときの注意　*299*

COLUMN 高齢者の脱水〜高齢者は脱水に気づきにくい〜　*301*

◎バランスの良い食事　*303*

減塩のヒント　*303*

◎脳梗塞の再発予防と再発時の治療のまとめ　*304*

COLUMN 無症候性脳梗塞（隠れ脳梗塞）　*306*

COLUMN 脳梗塞患者の脳内に口腔常在菌　*308*

COLUMN 脳卒中や心臓病の患者さんはインフルエンザに注意　*310*

COLUMN 脳血管障害を来しうる比較的稀ながら有名な5疾患　*311*

COLUMN 閉塞性睡眠時無呼吸症候群
（OSAS：Obstructive Sleep Apnea Syndrome）　*315*

COLUMN 脳ドックを受けるとどのようなメリットがあるの？　*319*

第7章

脳梗塞のリハビリで何をするの？

◎発症からの時期により異なるリハビリ　*325*

急性期のリハビリ　*325*

促通反復療法（Repetitive Facilitative Exercise; RFE）とは　*325*

回復期のリハビリ　*326*

回復期リハビリテーション病棟・地域包括ケア病棟における

ウォーキング　*328*

維持期（慢性期）・生活期のリハビリ　*329*

◎理学療法（Physical Therapy： PT）でのリハビリ　*330*

下肢（脚・足）のリハビリと回復段階のチェック　*332*

下肢装具について　*335*

COLUMN 足浴の効果とは　*336*

◎作業療法（Occupational Therapy：OT）でのリハビリ　*337*

上肢（手指・腕）のリハビリと回復段階のチェック　*337*

手の指や腕に対するリハビリ　*338*

食事のおりに使う自助具について　*341*

◎言語聴覚療法（Speech Language Hearing Therapy：ST）での

リハビリ　*341*

失語症のリハビリ　*343*

失語症の方と接するときの注意点　*343*

摂食嚥下障害のリハビリ　*344*

COLUMN 健康な心と身体は口腔から　*347*

COLUMN 嚥下体操を、自宅で食前にしてみませんか？　*348*

COLUMN 脳卒中後の痙縮（筋緊張亢進）と
ボツリヌス（毒素／トキシン）療法　*350*

COLUMN 脳卒中後のうつ状態はみつけにくく、
リハビリ開始の妨げになりがちになる　*352*

COLUMN 脳卒中地域連携パスとは？ *354*

COLUMN 「脳卒中予防十か条」「脳卒中克服十か条」 *357*

おわりに *359*

付録

（付録1）高血圧性脳内出血

（Hypertensive Intracerebral Hemorrhage） *362*

（付録2）くも膜下出血および破裂脳動脈瘤

（Subarachnoid Hemorrhage and Ruptured Intracranial

aneurysm） *368*

（付録3）未破裂脳動脈瘤

（Unruptured Intracranial Aneurysm） *376*

（付録4）脳動静脈奇形

（Cerebral Arteriovenous Malformation） *378*

（付録5）硬膜動静脈瘻（Dural Arteriovenous Fistula） *382*

（付録6）もやもや病（Moyamoya Disease） *384*

（付録7）NIH Stroke Scale（NIHSS） *388*

（付録8）救急救命士 *392*

（付録9）診療ガイドラインと推奨グレード *395*

主要参考文献（発行年順） *398*

むすび *405*

用語・略語一覧表　*408*

◇　医療法人翠清会のご案内　◇　*446*

著者略歴　*448*

序文

　我が国は長寿国となっています。これとともに、かつては高齢者（老人）への敬意を示した慣用句「長生きをなさってください」はあまり聞かれなくなったように感じます。往時は、社会環境、医療の限界など複合的な理由から、ヒトとしての寿命を全うすることは難しく、七十歳になると古稀（古来稀なり）と祝われたのでした。現在ですと、「まだ七十か、老い込むにはまだ早い」などといわれることもご承知のとおりです。かくして長寿は当たりまえになりました。

　代わって、高齢期の過ごし方が大きな問題となっています。昨今、平均寿命と健康寿命（健康上の問題で日常生活が制限されることなく生活できる期間）との乖離が注目されています。両者の間の開きは、男性では約９歳、女性では約12歳です。この現状を受け、どのようにすれば健康寿命を延伸できるかが各分野で検討されています。医療の分野でも、ロコモ（運動器症候群）、フレイル（虚弱）、サルコペニア（加齢性筋肉減少症）などが近年とみに注目されています。これらの言葉は、誰もが既にお聞きになったことがあるのではないでしょうか。高齢者であるが故の心身の不調は、それ自体は避けがたく抗しがたいものです。ただし、フレイル、サルコペニアの予防や対策などにつきましては、拙著「活力低下を感じていませんか？　知っておきたい高齢者のフレイル」「サルコペニア〜高齢期を若々しく過ごすために知っておきたい予防と対策」にかなり詳しく調べて纏めておりますので、是非とも手にとってくださることを希望する次第です。

　さて、いま、寝たきりの原因となる三大疾患は、脳梗塞、認

知症、運動器疾患（ロコモ）です。著者らは、この三大疾患について、「脳梗塞に負けないために」「認知症に負けないために（改訂版）」、「ロコモに負けないために（改訂版）」の「三大疾患に負けないシリーズ」として3冊の本を上梓してきました。本著は改訂3部作目の「脳梗塞に負けないために（改訂版）」です。これらの拙著を参考にしていただきまして、健康寿命の延伸および健康長寿社会の達成を切に願う次第であります。

謝辞

　共著者の森惟明先生は、いたって気さくな清新の気に富まれた方で、著者にとって大学の2学年先輩にして辱知の間柄です。本書は、森先生が脳神経外科の専門医としての長年の経験によって培われ、積みあげてこられた豊富な知識と高い見識なしに、上梓されることはありませんでした。先生は私の人生の黄昏時（と言いつつ実はまだ青春時代真っ只中と本気で思っております）に、新しい領域へ関心をもつように誘ってくださり、時宜を得た企画の3部作の書籍を出版する機会を与えてくださいました。そのうえ、労をいとわずご校閲を何度もしてくださいました。このような特別のご厚情を賜ることになろうとは最近までは夢にも思っておりませんでした。素晴らしいご縁をいただきましたことは、私にとって光栄至極であり、臨床医として生きてきた証を、広汎な方々に知っていただく機会を作ってくださいました。言葉では言い尽くせませんが、心からのお礼を申しあげる次第です。

　末筆になりましたが、本書作成過程でご指導いただきました諸先生をはじめ、ご協力、ご尽力くださいました当医療法人の医師（現・旧在籍者を含む）および職員の方々に心より感謝を申し上げます。順不同（敬称略）にて、中村重信、松本昌泰、越智光夫、黒岩敏彦、栗栖　薫、濱　弘道、井野口千秋、梶川咸子、川口三郎、濱脇純一、大石陽介、児玉　治、梶川　學、谷　二三生、湯浅　隆、三森康世、三森　倫、神尾昌則、片岡敏、安部明夫、加世田ゆみ子、岡本泰昌、永野雄三、佐藤　元、弘田直樹、母里　誠、山村邦夫、小川竜介、小畑仁司、田中英

夫、多根一之、田伏順三、山田圭一、若林伸一、渡辺千種、田村陽史、辻　雅夫、藤井省吾、相原　寛、浮田　透、和田　学、井川房夫、新井基弘、松川雅則、川西昌浩、近藤　進、住岡真也、高瀬卓志、出口　潤、山下拓史、井門ゆかり、若林千恵子、児玉隆浩、勝岡宏之、中野由紀子、池田順子、溝上達也、北村健、野村栄一、高橋哲也、鳥居　剛、岐浦禎展、須山嘉雄、杉江　亮、長尾光史、古瀬元雅、磯野直史、市岡従道、川上　剛、村田芳夫、池永　透、大下智彦、竹原幸人、田路浩正、森野豊之、和泉唯信、松井和子、東森俊樹、青木規子、越智一秀、牧野恭子、奥田泰章、松田文孝、織田雅也、仲　博満、本浄貴絵、寺澤英夫、松岡直輝、岡田朋章、白井拓史、石井洋介、日地正典、池田直廉、田中秀一、近藤啓太、鳥山英之、山形桂司、大西宏之、山下太郎、末田芳雅、三好美智恵、横山葉子、青木志郎、高橋賢吉、今村栄次、櫛谷聡美、河野智之、根石拡行、北村樹里、向井智哉、中森正博、大貫英一、太田陽子、河野道裕、梅本かさね、石川賢一、蛯子裕輔、前谷勇太、金子　聡、武井孝麿、大仲佳祐、原　直之、竹下　潤、田坂沙季、渡辺俊樹、百田武司の諸先生、最後に恩師・太田富雄先生に深甚なる謝意を表します。

　本書の編集、改訂に際しては、幻冬舎ルネッサンス新社の森谷行海、竹内友恵、渡邊真澄、近藤碧氏に大変お世話になりました。ここに改めて深謝申し上げます。

令和2年7月吉日

梶川　博

医療法人翠清会会長

第 1 章

脳梗塞とはどのような病気か？

脳梗塞とはどのような病気か？

　脳主幹動脈閉塞で脳梗塞になった有名人には、巨人軍終身名誉監督である長嶋茂雄氏、サッカー日本代表の元監督のイビチャ・オシム氏、第84代内閣総理大臣の小渕恵三氏がいます。

　脳に血液が送られ続けること。このことが、「なぜ」そして「いかに」大事なのでしょうか。食事（血液）が喉（脳血管）に詰まった場合を想定してみてください。咳き込むくらいですめばいいのですが、命に関わることも少なくありません。

　脳梗塞は、簡単にいえば、脳の血管が様々な原因によって詰まり、血液による酸素や栄養の補給が足りなくなって、その血管の領域の脳組織が死んでしまう病気です。

　図（図1）をご覧ください。上の逆ハート型の部分は大脳（半球）、間脳、脳幹で、下のおむすび型は小脳（半球）です。左上図は脳出血（左側の脳）です。他の３図は脳梗塞で、向かって左側の大脳・前頭葉の一部が変色したり萎縮したり穴があいたりしている部分が脳梗塞になった領域です。

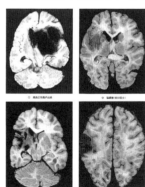

R（右）　　　　　　　　　　L（左）

図1
脳の断面像。左上：高血圧性脳出血。右上：脳梗塞（新旧混合）、左下：脳梗塞（陳旧性）、右下：出血性梗塞。（モンテフィオーレ病院平野朝雄先生提供）
（以後の各画像は、向かって左側が右の頭部、向かって右側が左の頭部です）

脳梗塞が起こると、詰まった血管、そして障害を受けた脳の中の領域によって、運動、言語、感覚、記憶など様々な機能に障害が出ます。

また脳梗塞は、一回の発症による後遺症がたとえ軽度であっても、再発しやすく、発作を繰り返すうちに症状の増悪をみて、ついには重篤な後遺症（寝たきりの状態）を来す可能性が高いのです。

脳梗塞はどのようにして起こるのか？

脳梗塞を起こす血管の詰まり方にはいろいろあって、治療の仕方や予防の方法が全く異なる場合もあるので、鑑別診断が重要です。詰まり方には大きく３通りあります。その他にも種々あるのですが、それらについては４つ目として後述します。

１つ目は、比較的太い頚部および頭蓋内の脳動脈にコレステロールなどが沈着し（動脈硬化＝粥状硬化）、動脈の内腔が狭くなったところに血栓ができて（狭窄や閉塞）、そこから先へ血液が流れていかなくなって脳の組織が死んでしまうもので「アテローム血栓性脳梗塞」（Atherothrombotic Infarction/Stroke）といいます。

２つ目は、心房細動など不整脈を起こす心臓病により、心腔内にできた血栓がはがれて脳の動脈へ移動し、動脈を塞いで起こる梗塞で、これを「心原性脳塞栓症」（Cardiogenic Embolism/Cardioembolic Stroke）といいます。

３つ目は、直径１mm未満の脳内の細い動脈が同じくコレステロールなどの沈着で詰まってできる長さ15mm未満の小さな脳梗塞（ラクナ梗塞〈Lacunar Infarction あるいはStroke〉）（ラク

ナ：ラテン語で「小窩」、小さな空洞）です。

　脳卒中の専門医は、脳梗塞の患者さんを診療するとき、まず本人や周囲の人たちの話を聞きます。その後、診察やいろいろな検査を行い、この３つのタイプのどれに当てはまるかを見極め、その上で治療を行っています。

　ここで、重症の心原性脳梗塞の患者さんの例を２つ提示いたします。もっとも、脳梗塞はこのような重症の方ばかりではありませんので、その点はご留意ください。

　１例目[図2]は70代後半の男性。突然の意識障害と右片麻痺で発症しました。既往歴として心房細動があります。

　発症後１時間の単純CT検査にて、左中大脳動脈水平部に一致した高吸収値陰影（矢印）を認めますが、対側もやや高吸収値のため判断が難しく、左中大脳動脈の方がより高い（白色）ようです。CTで主幹動脈（Large Vessel）が高吸収を呈するのを高吸収血管サイン（Hyperdense Vessel Sign：HVS）とい

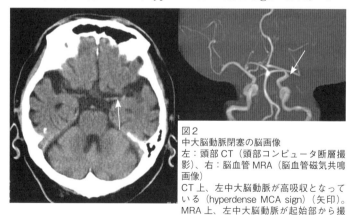

図２
中大脳動脈閉塞の脳画像
左：頭部 CT（頭部コンピュータ断層撮影）、右：脳血管 MRA（脳血管磁気共鳴画像）
CT 上、左中大脳動脈が高吸収となっている（hyperdense MCA sign）（矢印）。
MRA 上、左中大脳動脈が起始部から撮像されていない

い、閉塞部位の赤血球成分が主体とされています。本例では中大脳動脈（Middle Cerebral Artery:MCA）の閉塞を示唆するのでHyperdense MCA Signと呼称します。

MRA検査にて左中大脳動脈閉塞（矢印）と明瞭に診断できました。この患者さんは血管内手術（機械的血栓回収療法）によって再開通し、症状も悪化することなく急性期を脱し、回復期リハビリテーション病棟で軽度の右片麻痺と失語症のリハビリを受けて在宅復帰されました。

2例目（図3）は80代後半の女性。突然の意識障害と左片麻痺で発症しました。人工弁置換術を受けた既往歴があります。

左図：発症後2時間の単純CTにて、右半分の脳の腫れのために溝が見えなくなっています。専門的にいえば、1）右レンズ核の輪郭の不明瞭化、2）右島皮質の不明瞭化（Insular Ribbonの消失）、3）右大脳半球全域における皮髄境界の不明瞭化、4）脳溝の消失（Tight Brain）を認めます。

中央図：ひき続いて行ったMRIの拡散強調画像DWI（超急

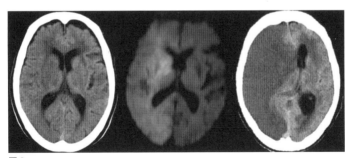

図3
脳梗塞急性期のCTとMRI
左図と中央図：単純CTとMRI-DWI（拡散強調画像）（発症後2時間30分）、右図：単純CT（発症翌日）

性期脳梗塞の診断に最も有用）では、右大脳半球のほぼ全域にわたる広範な高信号域を認めます。MRA（未提示）では右内頚動脈閉塞が確認されました。

　右図：発症翌日の単純CTでは右大脳は全般にわたって著明な脳浮腫を伴う広範な低吸収域（脳梗塞）となっています。この患者さんは意識を回復することなく急性期に亡くなられました。

　以上、心原性脳塞栓症の重症例ばかりの画像をお示ししましたが、他のタイプの脳梗塞も後でたくさん出てきます。また、画像診断も長足の進歩がみられています。CTや通常のMRI撮像法（T1, T2, FLAIR）では、梗塞巣の信号変化がみられない超急性期においても拡散強調画像（Diffusion Weighted Image：DWI）では発症後30分〜1時間頃より細胞性浮腫が高信号としてあらわれます（中央図）。なお、MRI検査時は金属機器（眼鏡、補聴器、時計、義歯、義足・義手）、指輪・ピアスなどのアクセサリー、カラーコンタクトレンズ（色素に金属成分を含むものがある）、普通のコンタクトレンズ、その他（着色料とし酸化鉄が使用されているもの。マスカラ、つけまつ毛、アイシャドーなど）を装着したままでの検査はできません。また、心臓ペースメーカー、除細動器、刺激電極などを身につけている方は検査を受けられないことがあるため、必ず事前に医師等に申し出てください。

どのような症状が出たら脳梗塞を疑うのか？

　脳卒中全般にいえる特徴として、神経症状が突発することがあげられます。脳梗塞では、閉塞した脳血管ごとに神経症状の

出方が異なります。その血管の支配領域（栄養している領域）に応じた症状が出現するのです。

　梗塞の部位や大きさにより、症候は多彩で程度もいろいろですが、意識障害、運動麻痺、感覚障害あるいは半盲、失語などの高次脳機能障害、頭痛や頭重感、ふらつきや失調症状、脳神経麻痺症状（物が二重にみえる、顔面の麻痺やしびれ、物の飲み込みが悪い）が起こります。

　したがって、神経症状の状況や発症部位から、どの血管が詰まったのかを推測することが可能です。例えば運動性片麻痺では、上肢に強い片麻痺であれば「中大脳動脈閉塞」を、下肢に強い片麻痺であれば「前大脳動脈閉塞」を、四肢麻痺や脳神経麻痺、意識障害であれば「脳底動脈閉塞」を推測します。また、ふらつき、めまい、失調症状などは小脳を栄養する動脈閉塞が推測されます。

　まとめますと、脳梗塞では、主に以下のような症状が突然起こります。

・半身が突然しびれたり（痺れ）、動かしにくくなったりする（半身の脱力感としびれ感）。
・平らなところを歩いていて、足がもつれたり、つまずいたりする（平衡障害）。
・目の前が急に真っ暗になったり、ぐるぐる回るようなめまいに襲われたりする。
・視界の一部が見えなくなったり、あるいは片側が全く見えなくなったりする(視野障害)。
・急に呂律が回らなくなったり（構音障害）、言葉が出てこなかったりする（失語）などの言語障害を来す。

頭痛や頭重感：

・くも膜下出血や脳出血などの出血性脳卒中に比べると軽いのは通例ですが、頭重感は多い。
・ボーっとする（意識障害）。重症例では昏睡に陥ることもあります。

脳神経麻痺症状：
・物の飲み込みが悪くなる。食物や飲み物が口角からこぼれる。
・物が二重にみえる。
・顔がしびれる。

身体の運動機能に障害が起こって麻痺を来すことが多いため、あっけなく寝たきりとなります。

　通常、発作時に頭痛はない場合が多く、意識を失うことはまれです。何回か発作を起こした場合、細い血管があちこちで詰まって小さな梗塞がたくさんできると、脳の働きが低下して、「血管性認知症」を起こすことがあります。ですから、症状や症状の出方には細心の注意をはらう必要があるのです。

脳梗塞をよりよく理解するための基礎知識

◎脳の各部位と機能

　脳のどの部位が傷害されるかによって出現する神経症状が異なります。医師は問診、症状、神経学的検査法によって梗塞の部位を推測し、画像検査などで確定診断をします。それぞれの機能について纏めると次のようになります。

　前頭葉：思考、意欲、情動、創造、言語、運動、性格、精神
　頭頂葉：感覚（触覚、痛覚、温度覚、振動覚、位置覚）、

側頭葉：言語、聴覚、視野、精神

後頭葉：視覚、視野

下垂体・視床下部：内分泌（ホルモン）

小脳：平衡感覚、運動円滑

脳幹：生命中枢、運動・感覚神経路

大脳辺縁系、間脳、視床、他：大脳皮質と脳幹の移行部で、脳梁、帯状回、間脳（視床、視床下部）、乳頭体、海馬などを含む

脳を栄養する動脈は、左右の総頚動脈（Common Carotid Artery：CCA）と左右の椎骨動脈（Vertebral Artery：VA）の合計4本です。

左右の総頚動脈は頸部でそれぞれ内頚動脈（Internal Carotid Artery：ICA）と外頚動脈（External Carotid Artery：ECA）に分かれます。

椎骨動脈は頭蓋内で左右が合流し1本の脳底動脈（Basilar Artery：BA）となります（106ページ、図27参照）。

内頚動脈系は前方循環（Anterior Circulation）と後方循環（Posterior Circulation）に分かれます。前方循環は大脳、間脳など広い範囲を栄養し、内頚動脈、中大脳動脈（Middle Cerebral Artery：MCA）、前大脳動脈（Anterior Cerebral Artery：ACA）に分かれます。

後方循環は後大脳動脈（Posterior Cerebral Artery：PCA）で、主として後頭葉を栄養します。椎骨脳底動脈は脳幹、小脳、間脳、後頭葉を栄養します。

脳梗塞では、どの血管に閉塞が生じたかによって、梗塞の部位や範囲が決まってきます。一側の内頚動脈や中大脳動脈の

閉塞では対側の片麻痺、優位半球では運動・感覚失語、前大脳動脈では対側の下肢の片麻痺、後大脳動脈では対側の同名半盲、小脳ではめまいや平衡障害と対側あるいは同側の運動失調、脳幹では意識障害などです。

脳卒中（脳梗塞、脳出血、くも膜下出血）の可能性を強く疑うべき症状は下記です。症状を見逃さずに素早く救急車などで受診しましょう。

・片方の手足、顔半分の麻痺・しびれが起こる。
・力はあるのに、立てない、歩けない、フラフラする。
・経験したことがない激しい頭痛がする（くも膜下出血の場合）。
・ロレツが回らない、言葉が出ない、他人のいうことが理解できない。
・片方の目が見えない。物が２つに見える、視野の半分が消える。
・意識状態が悪い（重症の脳卒中）。

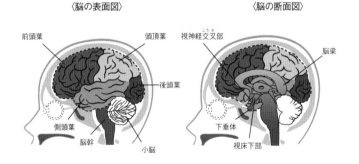

〈脳の表面図〉　　　　　　〈脳の断面図〉

前頭葉　　頭頂葉　　視神経交叉部

後頭葉　　　　　脳梁

側頭葉

脳幹　　小脳　　下垂体

視床下部

図4
脳の表面図と断面図

◎脳卒中と脳血管障害

　卒中は漢方医学用語で、卒は終わりとか死の意味があり、中は当たるという意味で、脳卒中は死に直結すると捉えられていました。脳卒中（Cerebral Apoplexy or Stroke）という言葉は"なんらかの原因により脳血管系に異常（詰まったり、破れたり）を来し、突然に脳の障害（意識障害、半身不随〈片麻痺〉、その他神経学的異常）を来した状態"であり、卒然として中（あた）る、という意味合いで、脳血管障害の急性型（Acute Form／Brain Attack）のことです。脳血管障害（Cerebrovascular Disorders）や脳血管疾患（Cerebrovascular Diseases）には、脳出血、脳梗塞（脳血栓や脳塞栓）、くも膜下出血などがあります（表1）。ひろく脳血管障害という場合は、これら脳卒中およびその後遺症のみならず、脳動脈硬化症、血管性認知症など慢性（３カ月以上）に経過するものも含まれます。また、高血圧性脳症（Hypertensive Encephalopathy）とは血圧の急上昇180/110mmHg以上）によって脳浮腫が生じ神経症状を来す高血圧性緊急症の１つです。

　脳卒中の原因のうち、ずっと以前は脳出血が一番多かったのですが、主として血圧管理が進んできたため、今では脳梗塞が2/3を占めているとされています。本書は「脳卒中」全体ではなく、「脳梗塞」中心の書籍です。頭蓋内出血（くも膜下出血と脳内出血）や脳動静脈奇形、もやもや病なども重要な疾患ですが、（付録）として巻末に簡単に紹介するに留めました。

1) 非常に痛い脳卒中——くも膜下出血
がまんできない激しい頭痛、嘔吐
通常は半身不随を伴わない
脳動脈瘤（破裂）
ときに脳動静脈奇形、もやもや病
2) 痛い脳卒中——脳出血
半身不随、頭痛、嘔吐
高血圧性脳出血
ときに脳梗塞、脳動脈瘤、稀に脳動静脈奇形、もやもや病
3) 痛くない脳卒中——脳梗塞
半身不随
脳血栓、脳塞栓、ラクナ性
ときに脳出血、稀に脳動静脈奇形、もやもや病
4) 意識消失——重症脳卒中
重症くも膜下出血
巨大脳内出血、脳幹出血
重症脳梗塞（脳底動脈閉塞症、内頚動脈閉塞症）

表1
脳卒中の鑑別診断（頭痛・意識障害・頭痛などの有無や程度）

◎ファスト（FAST）とは？

　近年、「脳卒中が疑われたらすぐに病院を受診しなければならない」という脳卒中啓発活動が盛んに提唱されています。これらについては後述（PNLS、ISLSなどの箇所）します。

　脳卒中救急の患者さんは、意識障害、頭痛、めまい、運動麻痺、感覚障害、ふるえ（振戦）などの不随意運動、言語障害、見当識障害などの症状を生じ、救急外来を受診されます。その中でも特に意識障害、頭痛、半身不随（片麻痺：運動障害、感覚障害）、言語障害、めまい、てんかん、その他を来す患者さんに遭遇する頻度が特に高いので、「FAST」の次に少し詳しく述べます。「FAST」とは、脳梗塞の発症に少しでも早く気づいて、発症に気づいたらすぐに受診を促す標語です。受診前の脳卒中危険

度をチェックする脳卒中評価スケールの1つで、より簡潔に、顔（F）、腕（A）、言葉（S）における脳卒中の3つの症状（サイン）にすぐ受診（T）を取り上げた標語です。

F：Face（顔）：顔の麻痺。質問：にっこり笑ってみてください。うまく笑顔が作れますか？「イーッ」といってみてください。観察：顔（口角）の片側が下がる。顔の片側にゆがみがある。

A：Arm（腕）：腕の麻痺。質問：（閉眼した状態で）両腕を上げたままキープできますか？　手のひらを上に向けて前にならえ、をしてください。　観察：片腕が下がっている（片腕に力が入らない）。片腕が上がっても維持できずに下がる。

S：Speech（言葉）：言葉の障害。質問：お名前は？　生年月日は？　短い文がいつも通りしゃべれますか　観察：言葉が出てこない。呂律（ろれつ）が回らない。それで……、えーと……、ね……、こちらの言葉が理解できているか、など。

T：Time（すぐ受診。発症時刻確認）：症状がなかった最終時刻をできたら確認する。症状に気づいたら発症時刻を確認してすぐに119番通報を！あるいは一刻も早く病院を受診する。

　米国脳卒中協会では、脳卒中を疑う人を見たら、このF、A、Sの3つのテストをするように勧めております。1つでも症状が出ていれば脳卒中の可能性大です。そして、最後に治療にとって重要な要素である発症時刻を加えたものです。

脳卒中の警告症状と心臓発作の警告症状

　脳卒中（Brain Attack）と心臓発作（Heart Attack）は一刻を争って専門施設に行くべき救急疾患です。治療有効時間（タイムウインドウ）の存在、例えば後述のtPA（組織プラスミノーゲンアクティベーター）は発症後可及的速やかに（4.5時間以内）静脈内投与を開始しなければなりません。

　脳卒中の警告症状は、
　1）片側の顔面、上肢、下肢に突然生じた脱力やしびれ感。
　2）突然の眼前暗黒感や視障害，特に片側性のもの。
　3）言葉が出ない。話をしたり、他人の言葉を理解したりするのが困難。
　4）原因不明の突然の激しい頭痛。
　5）他に該当する原因がないめまい感、ふらつき、失神発作で、特に上記いずれかの症状を伴うもの。
などです。

　心臓発作の警告症状は、
　1）数分以上持続する胸部中央の不快な圧迫感、膨満感、絞約感、疼痛。
　2）肩、頚部、上肢へ放散する疼痛。
　3）頭部浮遊感、失神、冷汗、嘔気、息切れを伴う胸

部不快感。

　などです。

　心臓発作も脳発作も、発作の際に上記症状のすべてが揃うとは限らないので、1つ以上の該当する症状を自覚したら勝手に判断して様子を見ないで、すぐに医療機関に相談することにしましょう。特に、喫煙、肥満、糖尿病、心臓疾患、高血圧、55歳以上という因子は脳卒中になりやすいので要注意です。

◎意識消失、意識障害

　急に倒れて呼びかけても揺すっても反応がない、ということで救急搬送されたり、意識消失があったが、短時間で治ったりした場合に、心配なので後日外来受診されるという例を、脳神経内科や脳神経外科の外来ではよく経験します。では、意識消失の原因にはどのようなものがあるのでしょうか。

　意識がなくなる前後にどのような症状があったかという情報は、診断をする上で大きな助けとなります。しかし、来院時には症状が全くない場合も多く、目撃者がいないと状況が不明で、検査でも異常がなく原因不明ということもしばしばあります。

　患者さんはもちろん脳が心配ということで来られるのだと思います。脳が原因であれば命に関わることはもちろん、重大な後遺症を残してしまうこともあるでしょう。

　脳の病気では、脳卒中（脳梗塞、脳出血、くも膜下出血など）、てんかん、脳炎などが原因であることが多いといえます。

　脳卒中の場合は、重症度に応じて意識レベルにも大きな違いが生じます。重症なものは意識がなくなってそのまま回復せず、致命的となることもあります。脳梗塞であれば詰まった血管、出血であれば出血部位や出血量などに応じて、重症度が決定します。

　脳の血管が詰まって意識がなくなっても幸い血栓が溶けるなどして意識が戻ることがありますが、そのような場合でもより末梢の血管が詰まって何らかの神経症状が残ることがほとんどです。つまり、一過性脳虚血発作（Transient Ischemic Attack：TIA）で、意識消失後全く何もなかったかのように意識が戻り神経症状も何もないということは稀です。

◎意識障害レベル評価法

　脳卒中、脳梗塞を含む神経系疾患の急性期の意識状態の把握は非常に大切です。世界的にはグラスゴー・コーマ・スケール（Glasgow Coma Scale：GCS）が、日本ではジャパン・コーマ・スケール（Japan Coma Scale：JCS）が用いられています。

　①ジャパン・コーマ・スケール（JCS）（3-3-9度方式）

　意識障害が疑われ、意識レベルの評価をする必要のある者が対象です。JCSは、呼びかけや痛みなどの刺激に対する覚醒の程度によって評価するスケールで、Grade Ⅰ～Ⅲに分け、各Gradeをさらに３段階に分類して、300（深昏睡）から１までの９段階に分類します。

Ⅲ．刺激しても覚醒しない（Deep Coma, Coma, Semicoma）
300．痛み刺激に全く反応せず
200．手足を少し動かしたり顔をしかめたりする（除脳硬直を含む）
100．はらいのける動作をする
Ⅱ．刺激すると覚醒する※（Stupor, Lethargy, Hypersomnia, Somnolence, Drowsiness）
30．痛み刺激を加えつつ呼びかけを繰り返すとかろうじて開眼する
20．大きな声または体を揺さぶることにより開眼する
10．普通の呼びかけで容易に開眼する
Ⅰ．覚醒している（Confusion, Senselessness, Delirium）
3．名前、生年月日がいえない
2．見当識障害有り
1．大体意識清明だが今ひとつはっきりしない

付．"R"：不穏	例：30-R
"I"糞尿失禁	3-I
"A"自発性喪失	3-A

表2
急性期意識障害の分類①（Japan Coma Scale:JCS ／ 3 - 3 - 9 度方式）
※覚醒後の意識内容は考慮しない。軽症（1 ～ 3）、中等症（10 ～ 30）、重症（100 ～ 300）付記事項／ R;Restless（不穏），I;Incontinence（糞尿失禁），A;Apallic state（自発性喪失）

なお、意識清明は0（ゼロ）です。JCSのスコアによる評価は、多職種が共通の視点で観察することができ、経時的変化もわかりやすいことが特長です。日本では、救急隊と病院との連絡における意識状態の評価はもっぱらJCSによっています。

　②グラスゴー・コーマ・スケール（GCS）
　国際的な意識障害の評価として用いられます。GCSでは、意識状態の表現に、開眼・発語・運動機能の3つの因子を用い、それぞれの刺激による最良反応をもって評価（3～15点）します^{（表3）}。

〈3つの因子〉
（1）開眼（Eye Opening）　開眼の状況を、4段階で評価します。自発的に開眼している場合は、スコアは4点、言葉により開眼する場合は3点、痛み刺激により開眼する場合は2点、どの刺激に対しても開眼しない場合は1点で評価します。
（2）言葉による最良の応答（Best Verbal Response）　患者の言葉による応答の状況を、5段階で評価します。見当識が保たれている場合は5点、錯乱状態であれば4点、不適当な言葉であれば3点、理解できない言葉であれば2点、発語がみられない場合は1点と評価します。
（3）運動による最良の応答（Best Motor Response）　患者の運動による応答の状況を6段階で評価します。
　命令に従う場合は6点、痛み刺激部位に手を持ってくる場合は5点、四肢を逃避するように屈曲する場合を4点、四肢を異常屈曲する場合（除皮質硬直）を3点、四肢を伸展する場合（除脳硬直）を2点、全く動かさない場合を1点で評価します。

1．開眼（Eyes Opening, E）	E
自発的に開眼	4
呼びかけにより開眼	3
痛み刺激により開眼	2
なし	1
2．最良言語反応（Best Verbal Response, V）	**V**
見当識あり	5
混乱した会話	4
不適当な発語	3
理解不明の音声	2
なし	1
3．最良運動反応（Best Motor Response, M）	**M**
命令に応じて可	6
疼痛部へ	5
逃避反応として	4
異状な屈曲運動	3
伸展反応（除脳姿勢）	2
なし	1

表3
急性期意識障害の分類②（Glasgow Coma Scale：GCS）
正常では E、V、M の合計が 15 点、深昏睡では 3 点となる。軽症（14 〜 15 点）、
中等症（9 〜 13 点）、重症（3 〜 8 点）。

③くも膜下出血の重症度分類　-WFNS分類

　くも膜下出血（主として脳動脈瘤破裂による）の重症度分類としては、Hunt and Hess 分類（1968）、Hunt and Kosnik 分類（1974）、WFNS（World Federation of Neurological Surgeons の略）分類（1988）があります。

Grade	GCS Score	主要な局所神経症状（失語あるいは片麻痺）
I	15	なし
II	14-13	なし
III	14-13	あり
IV	12- 7	有無は不問
V	6 - 3	有無は不問

表4
くも膜下出血の WFNS 重症度分類
重症度 I ～ III は GCS と局所神経症状の有無により分類し、重症度IV、Vは局所神経症状の有無は不問とし、GCS で分類します

COLUMN

失神（Syncope）

　失神とは、「一過性の意識消失の結果、姿勢が保持できなくなり、かつ自然に、また完全に意識の回復が見られること」「一過性の脳灌流低下（脳虚血）による一過性の意識消失」をいいます。症状の特徴は、急激に発症した一過性の意識消失と、短時間で自然に完全に回復することです。一般には「気絶」、「気を失う」、「脳貧血」と呼ばれる症状です。血流の低下が強くない場合は「前失神」といい、意識はあっても「ふらふらする」「目の前が一瞬真っ暗になる」の意識を失ったという状態ではないといえます。

　一時的な血圧低下などによる一過性の脳灌流低下の原因は多岐多数ありますが、失神の分類は原因別に疾患は大きく心原性失神（心血管性、肺塞栓症、大動脈解離など）、反射性失神（自律神経の一時的な障害による失神で、神経調節性失神、血管迷走神経性失神、状況失神、頚動脈洞症候群など）、起立性低血圧などに分類されます。反射性失神に含まれる状況失神には、排尿失神、咳嗽失神などがあります。また、一過性の意識消失という観点からは一過性脳虚血発作（後述）や脳卒中（くも膜下出血）、てんかん、脳腫瘍、脳振盪などをも疑わねばなりません。

　心原性失神は心疾患、大動脈疾患や肺血栓塞栓症などのある人に多く、不整脈、頻脈、徐脈、ブルガダ（Brugada）症候群(突発性の致死的不整脈：心室細動)な

どが、体位に関係なく、起床時、就寝中、運動中、運動後に起こるとされています。反射性失神は心疾患のない若年者に多く、急激な起立時、脱水、入浴、排便時のいきみなどが誘因となりますが、失神のなかでは予後は良好とされています。起立性失神も急激な起立時に起こり、20mmHg以上の収縮期血圧の低下、収縮期血圧が90mmHg未満に低下、10mmHg以上の拡張期血圧のいずれかを認めると起立性低血圧と診断します。

　このように失神の原因は多岐にわたるので、循環器科医、脳神経内科医、脳神経外科医などの診療連携「失神専門診療ユニット（Syncope Unit：SU）」の普及や失神診療の標準化の必要性が指摘されています。

◎**頭痛**

　頭痛で脳神経外科や脳神経内科を受診される方は非常に多く、急に起こり命に関わるようなものもあれば、慢性的に悩まされるようなものもあります。頭痛の種類、病院を受診すべきかどうかの見極めについて記します。

　国際頭痛分類は、大きく一次性頭痛（機能性頭痛）、二次性頭痛（症候性頭痛）、頭部神経痛や顔面痛（三叉神経痛）に３大別し、14項目に細分類しています。

一次性頭痛

　原因のはっきりしない頭痛で、片頭痛、緊張型頭痛（筋緊張型頭痛）、混合型頭痛、群発頭痛、顔面痛（三叉神経痛）などに分類されます。これらの頭痛が１日４時間以上１カ月に15日以上起こる状態が３カ月以上続くと慢性連日性頭痛といいます。

　頭痛では、嘔吐や強い痛みのため日常生活に支障を来すことも多いのですが、適切な治療により症状を軽くしたり、発作回数を減らしたりすることも可能です。頭痛患者さんが毎週２〜３日、慢性的に鎮痛薬を内服している場合は薬物乱用頭痛（薬剤の使用過多による頭痛）に陥りやすく、一旦陥ってしまうとなかなか負の連鎖から抜けられなくなるため、早めに脳神経内科や脳神経外科の診察を受けられることをお勧めします。

　１）一次性頭痛として一番多くてよく知られているのが片頭痛です。片頭痛は頭痛の約半数を占め、女性に多く（男性の４倍）、月に１〜数回ズキズキする拍動性頭痛に襲われます。痛みは「片」側だけではなく、約４割の人では両側が痛みます。「片頭痛を診てほしい」と言われて外来受診される方の中にも多く含まれています。前兆

（Aura：オーラ）のある片頭痛と前兆のない片頭痛に分けられます。前兆で有名なのは閃輝暗点といって、ギラギラとかギザギザした光が現れて拡大していき、そこが見えなく暗点になります。前兆が終了すると片頭痛に襲われます。これは「閃輝暗点を伴う片頭痛」と診断します。閃輝暗点ではなく頭痛予感、眠気などは前兆と区別して予兆といいます。片頭痛は多くは原因不明ですが、精神的要因や、姿勢の問題、頚椎症、眼精疲労（疲れ目〈長時間のスマフォやパソコン、読書〉）なども原因となります。トリプタン系薬剤、エヌセイズ、漢方薬など劇的に改善する薬剤もあり、逆に安易な鎮痛薬内服により薬物乱用頭痛になることもあり、専門医を受診し自分に合う治療方針や薬を見つけることです。

2）緊張型頭痛は、片頭痛と同じく頭痛の約半数を占め、反復性（月に15日未満）と慢性（月に15日以上、3カ月間を超える）に分類されています。筋緊張型頭痛の別称があるように、多くの場合、筋肉の緊張、具体的には肩凝り、頚の凝り、後頭部の凝りや痛み（大後頭神経痛、大後頭三叉神経痛）に起因します。

片頭痛と同じく、精神的要因、慢性疲労、頚椎症、眼精疲労、姿勢の問題などが原因となります。治療は精神安定剤を含む薬剤を主体とする対症療法です。薬剤乱用にならないように注意しながら、非ステロイド性消炎鎮痛薬（エヌセイズ）、抗不安薬、筋弛緩薬（テルネリン®、ミオナール®）などを服用します。

3）混合型頭痛は、片頭痛と緊張型頭痛が合併する頭痛です。ストレス過剰で緊張型頭痛を来し、ストレスが解放されると片頭痛が起こるので、頭痛状態が続くということになります。これは緊張型頭痛での血管収縮状態が、一気に血管拡張状態になると片頭痛を誘発するとされています。

4）群発頭痛は、20～30歳代に多く、男女比は5対1で、特に男性に多いとされています。群発期（数週間～数カ月）に、1日に1～2回15分から3時間程度続く、眼球をえぐられるような非常に激しい痛みが片側性に起こります。目の充血や流涙、鼻汁がでるなどの自律神経症状もみられます。治療法としては、酸素吸入、トリプタン系薬刺（イミグラン®）、カルシウム拮抗薬（ワソラン®）やステロイド薬（プレドニン®）が用いられます。

5）顔面痛（三叉神経痛）は顔の片側に突然の電撃痛が数秒から数十秒持続します。その後、一旦痛みは治まりますが、再び痛みが現れ、繰り返します。特に、洗顔、化粧、ひげそり、歯磨きなどで痛みが誘発されることがあります。歯の痛みと間違われ、健康な歯を抜歯されることもあり注意が必要です。三叉神経痛については、本シリーズの「ロコモに負けないために」で詳しく述べています。

二次性頭痛

　二次性頭痛は、致命的となることもあり特に注意が必要です。二次性頭痛の原因として最も多いのは中枢脳神経系以外の感染

47

症に伴う頭痛ですが、頭頸部血管障害（くも膜下出血、脳出血、脳梗塞、脳動静脈奇形、脳硬膜動静脈瘻、もやもや病、脳動脈解離〈出血性、非出血性〉、脳静脈血栓症、側頭動脈炎〈巨細胞性動脈炎〉など）、頭頸部外傷、慢性硬膜下血腫、脳腫瘍、頭蓋内感染症（髄膜炎・脳炎）、低髄液圧性頭痛・脳脊髄液減少症（脳脊髄漏出症・低髄液圧症候群／起立性頭痛が主症状）、顔面・頭部の構成組織の病変（頭蓋骨、頸、眼、耳、鼻、副鼻腔、歯、口など〈特に多いのは急性副鼻腔炎、急性中耳炎、鼻炎などの炎症〉）、インフルエンザ、精神疾患などによるものがあります。

　初めて経験するような頭痛が急に起こった場合、あるいは頭痛以外に嘔吐や上下肢の脱力、言語障害、意識障害などを伴うような場合はすぐに病院を受診してください。

　くも膜下出血（代表的疾患は破裂脳動脈瘤）では、しばしば「金槌やバットで殴られたような」「これまでに経験したことのない」「人生最悪の激烈な」突然の激しい頭痛と形容されます。注意すべきは、くも膜下出血の発症前に、警告症状として、これまで感じたことのないような突然の頭痛を1回〜何回か経験する場合がある（警告頭痛、警告発作）ということで、一過性の頭痛であっても必ず診察を受けてください。

　突然の激しい頭痛でくも膜下出血が除外されたら、雷鳴頭痛（Thunderclap Headache）として可逆性脳血管攣縮症候群（Reversible Cerebral Vasoconstriction Syndrome：RCVS）、椎骨動脈解離、脳静脈洞血栓症などが疑われます。

　髄膜炎では髄膜刺激症状（項部硬直、ケルニッヒ徴候）があり、Neck Flection Test（座位で顎を胸につけることができない）、Jolt Accentuation（頭を左右に振ると頭痛が増悪）が陽性

であればつよく疑うことになります。

　脳出血では急な頭痛、手足の運動（感覚）麻痺、言葉のもつれや失語、吐き気や嘔吐などを生じます。

　脳梗塞では頭痛の症状は少ないとされています。しかし、梗塞巣が広範囲になると脳浮腫（脳梗塞周辺のむくみ）や頭蓋内圧亢進などで頭痛が起こることもあります。

◎運動障害、感覚障害

　運動神経の中枢の皮質運動野は、前頭葉の中心前回にあります。そこから中枢神経系として放線冠、内包を経て、一部の神経（脳神経）は反対側の脳神経核（脳幹：橋、延髄）に終わり、大部分は反対側の脊髄の前角に達します。そして脳幹脳神経核、脊髄前角細胞からの脳神経（12対）や脊髄神経（31対）は末梢神経系として、運動神経系、感覚神経系、自律神経系（交感神経、副交感神経）などが含まれます。運動神経系障害では、大脳病巣と反対側の手足の片麻痺（半身不随）を起こします。

　感覚神経では、末梢神経感覚枝末端から刺激は脊髄後根から３ルートで上行します。感覚障害には痛み、しびれ以外に温度覚、触覚、位置覚、振動覚などがあります。これらの感覚のルートは複雑なので省略しますが、視床、内包を経て、対側の頭頂葉の感覚中枢（中心後回）に達します。

　以上のように、脳梗塞における手足の運動障害や感覚障害は、片麻痺といって病巣と対側の手足に生じます。神経核が脳幹部にある脳神経では、脳幹梗塞によって同側の麻痺を生じ得ます。ただし、脳梗塞の部位別頻度からすれば、脳卒中（脳梗塞、脳出血）では対側の麻痺を来すものと考えておいてよいでしょう。

　片麻痺の現れ方について、脳塞栓症と脳血栓症では一般的傾

向としてですが、脳塞栓は突然（数秒以内）、片側の手足の麻痺や言葉がしゃべれなくなるのが特徴です。一方、脳血栓は脳塞栓よりもややゆっくり発症し、数分から数時間かけて症状は悪化します。

以下、片麻痺の観察方法について要点を述べます。

1）顔面の片麻痺

　正常な対称的な動きでなく、麻痺側の鼻唇溝の平坦化、表情の不対称、顔面下半分や半側の麻痺（動きがない）。

2）上肢の片麻痺：上肢は90°（座位）、45°（仰臥位）に置く。両側ともに10秒保持可能かどうかをみる。差があれば片麻痺を疑う。

3）下肢の片麻痺：下肢は30°（必ず仰臥位）に置く。両側ともに5秒間保持可能かどうかをみる。差があれば片麻痺を疑う。歩行状態の観察では、歩きづらく片側に倒れそうになる。

4）上肢と下肢の片麻痺の代表的な神経学的検査法。

　※Barre（バレー）徴候：上肢では、両腕を手掌を上にして肘を伸ばしたまま前方に挙上し閉眼すると、麻痺側上肢は回内し、次第に下りてくる。下肢では腹臥位で膝関節を床面から45度もち上げた位置を維持できずに、麻痺側の下肢は次第に下りてくる。片麻痺があればBarre徴候（＋）とする。

　※Mingazzini（ミンガッティーニ）試験：仰臥位で股関節と膝関節を90度屈曲させた形に検者が下肢を持ちあげる。検者が手を放すと麻痺側の大腿と下腿がともに下降する。片麻痺があればMingazzini試験（＋）とする。

◎言語障害

　言語障害（しゃべりにくい）は、失語症（言葉が出ない／運動失語、言葉が理解できない／感覚失語、など）、構音障害、構語障害、発音・発語障害などに分類されます。摂食嚥下障害は、咀嚼、嚥下に関与する神経や筋肉の障害によって起こり、むせや誤嚥性肺炎の原因となります（第7章 摂食嚥下障害のリハビリ）。

　言語中枢は、大脳のブローカ（Broka,1824-1880）運動言語中枢野（前頭葉）と、ウェルニッケ（Wernicke,1848-1905）感覚言語中枢野(側頭葉)があります。この両者は弓状束を介して結合し、これらの上位に概念中枢があって、言語の音響像の記憶が一定の概念と結合して、言語や文章の意味を理解します。

　言語活動は、「聞く」、「話す」だけでなく、「読む」、「書く」を加えた4要素からなっています。「音読」の際に発音に誤りがあると「錯読」といい、文字を理解できないのを「失読」といいます。また手の運動障害はないのに文字が書けないのを「失書」といいます。

　おおまかには、失語症は優位側の前頭葉・側頭葉の障害を考えます。右利きの人では左脳に言語中枢がある確率が高く、左利きでは右脳にある場合と左脳にある場合とがあります。構音障害などは脳幹・小脳の病変を考えます。これら脳疾患以外に顎、口腔、歯牙、咽喉頭、声帯などの病変が構音障害などの原因となり得ます。

「しゃべりにくさ」を来す疾患は、1）脳血管障害（大脳半球や脳幹部の脳卒中）、2）パーキンソン病、3）球麻痺（筋萎縮性側索硬化症、重症筋無力症、多発性硬化症、ギラン・バレー症候群）、4)小脳疾患（不明瞭、とぎれとぎれ、緩慢、不

規則な言語）、5）口腔内障害（シェーグレン症候群／唾液分泌低下、舌炎、歯科・耳鼻咽喉科疾患）、6）開口障害（破傷風、深頚部感染症、石灰沈着性頚長筋腱炎）などです。

◎めまい

　めまいは、患者さんのお話をよく聞くと「頭を動かすとグルグル天井が回る〈回転性めまい〉」、「立ったり歩いたりするとふわふわ（フラフラ）とふらつく〈浮動性めまい、動揺歩行〉」、「気（意識）が遠のくようになる」、「立ちくらみ」、「平衡感覚喪失」など、その症状は様々で、めまいの原因も様々です。まずは耳鼻咽喉科医、脳神経内科医を受診しましょう。

　大きくは耳の病気（末梢性〈耳性〉めまい：内耳・前庭・迷路・蝸牛障害：約60％）、脳の病気（中枢性めまい：小脳・脳幹障害：約５％）、その他の病気に分けられます。突然めまいを生じた場合に、同時に他の症状があるかどうかに注意し、頭痛や顔面のゆがみ、手足の動かしにくさや感覚のわかりにくさが生じていたら、脳卒中によるめまいを疑って救急受診をしましょう。

　耳性めまい（回転性めまい）を来す主要疾患として良性発作性頭位めまい症（Benign Paroxysmal Positional Vertigo：BPPV）、メニエール（メニエル）病、前庭神経炎、突発性難聴などがあります。耳の病気が疑われる場合には直ちに耳鼻咽喉科を受診しましょう。

　BPPVは、耳鼻咽喉科を受診するめまいのうち最も多く、60歳〜70歳代の女性に多いとされています。体を起こしたり、寝返りをうったりなど、頭を動かすたびに回転性（天井がぐるぐる回る）めまいが起こり、数秒から数十秒で消失します。内

耳にある三半規管の根元あたりに重力や体のバランスなどを感知する「耳石器」があり、耳石の一部が剥がれて三半規管に入り込んで、三半規管の中を満たしている内リンパの流れに乱れを生じてめまいが起こるとされています。

　自然に軽快することが多いのですが、治療法としては、浮遊耳石置換法（頭や身体を動かして耳石を元の耳石器にもどす耳鼻科医師の行う療法）、薬物療法（抗めまい薬、制吐剤）、運動療法（耳石が三半規管にとどまらないように、頭や身体を左右に動かす）があります。抗めまい薬には内服薬として抗ヒスタミン薬（トラベルミン®）、循環改善薬（メリスロン®）などがあり、静注薬としてアシドーシス補正用製剤（メイロン®）があります。

　メニエール病は内耳にある三半規管と蝸牛の内部が腫れる（内リンパ液がたまる）のが原因とされています。激しい回転性めまいと吐き気の発作を繰り返し、難聴、耳鳴り、耳閉塞感を伴います。頻度は様々ですが、症状が繰り返し発現することがあります。治療法としては、生活習慣の改善、薬物療法、中耳加圧療法、手術（鼓室内薬物注入術、内リンパ嚢解放術）があります。

　前庭神経炎は感冒罹患に続発することが多く、前庭神経（三半規管や耳石器に分布）障害による平衡感覚障害のために激しい回転性めまいと吐き気が起こります。難聴や耳鳴は伴いませんが、めまいは1〜3日間程度持続し数日歩行が困難な状態が続きます。再発はないとされています。治療法としては、急性期には薬物療法（抗めまい薬、制吐剤）、回復期にはリハビリテーション（体のバランスを保つ訓練）が行われます。

　突発性難聴は、ある日、突然耳が聞こえにくくなります。耳

鳴りやめまい、吐き気や嘔吐を伴うこともあります。発症メカニズムや原因はよくわかっていませんが、蝸牛有毛細胞が障害されて内耳の聞こえとバランスのセンサーに異常が起きると考えられています。

　確実な治療法は未解明ですが、薬物療法（ステロイド剤やプロスタグランジンの内服や注射）、高圧酸素療法などがあり、内耳細胞の活性化、血行改善や低酸素状態改善を目的としています。

　一般的に、難聴は治療を受けた人の1/3は完治、1/3はそこそこの回復、1/3は回復しないとされており、治療が遅れるとそれだけ回復しない人の割合が増加します。

　脳の病気には脳卒中（脳出血、脳梗塞、くも膜下出血、脳動脈解離）、脳腫瘍、神経内科的疾患、頭部外傷（後遺症）などがあります。椎骨脳底動脈系血行領域である小脳や脳幹部という場所の出血や梗塞の時には突然めまいが起こります（椎骨脳底動脈循環不全症）。めまい以外に、呂律困難（ろれつが回らない）、意識障害、複視（物が二重に見える）、難聴、眼振（眼球振盪：眼の動きを調節する脳の部位に異常がある場合に起こる）なども伴うことが多く、頭痛も伴うことがあり、また急激に悪化し命を落とすこともあります。

　眼振の観察も重要で、1）一方向性の注視眼振は末梢前庭障害、眼振急速相の反対側の障害、2）両方向の注視眼振は脳幹・小脳疾患、3）回旋性眼振は延髄障害、4）上眼瞼向き眼振・下眼瞼向き眼振は延髄、橋、小脳障害を疑います。

　脳腫瘍（聴神経腫瘍など）では症状が突然起こることは少なくふらつきが徐々に悪くなり、腫瘍の部位や大きさによっては難聴や耳鳴り、頭痛などを伴います。神経内科的疾患でま

modified Rankin Scale	
A	AICA/PICA （前下小脳動脈/後下小脳動脈、椎骨脳底動脈の閉塞・狭窄による脳梗塞）
B	BPPV （良性発作性頭位めまい症）
C	Cerebellar Hemorrhage （小脳出血）
D	Deafness （突発性難聴）
E	Epidemic Vertigo （流行性めまい、前庭神経炎）
M	Ménière's Disease （メニエール病）
O	Otitis Interna, Media （内耳炎、中耳炎）
N	Neurovascular Compression （Bow Hunter Syndrome/頭頚部回旋で惹起されるめまいなどの椎骨脳底動脈灌流域の循環不全症候、など）

表5
救急外来のめまい判断（ABC-DEMON）
日本めまい平衡医学会のウエブサイト（http://www.memai.jp）には、めまいに関する学術的情報やめまい相談医の名簿が掲載されていますので、参考にしてください。

いを来しうる疾患には多発性硬化症、脊髄小脳変性症、自律神経障害、進行性自律神経機能不全症、家族性アミロイド多発ニューロパチーなどがあります。

　その他の病気としては心・循環器系（高血圧症、低血圧症、起立性低血圧症、不整脈）、呼吸器系（かぜ、頻呼吸）、薬剤性（抗生物質、抗ヒスタミン薬、睡眠薬、アスピリンなど）、代謝性（脱水症、電解質異常、高血糖、低血糖）、不眠、ストレス、

てんかん、血管迷走神経反射、貧血、心身症（不安神経症、パニックディスオーダーなど）、統合失調症（音楽幻聴、言語幻聴など）、低血糖などがあります。

　めまいは様々な病気で起こる症状で、その大半は一過性で良性のものですが、脳卒中のように命を落としたり後遺症を残したりするような重篤な病気が隠れていることがあります。特にめまい以外の症状を伴うときは病院を受診してください。

　医師は、救急外来のめまいは表5のABC-DEMONを念頭にと教育されています。

◎視力障害、視野欠損

　眼科疾患、神経疾患では、視力低下（白内障、緑内障、加齢黄斑変性、脳腫瘍、視束管骨折）、重症くも膜下出血によるTerson症候群、視野欠損（半盲など）、複視（ものが二重に見える）、眼球運動障害（随意的あるいは反射的）、共同偏視、瞳孔左右不同、対光反射消失、眼球結膜充血、眼球突出などの症状がみられます。

　ここでは、脳梗塞と関係深い事項について述べます。

1）一過性黒内障(Amaurosis Fugax)（図5ｂ）：脳への血流が一過性に障害されると一過性脳虚血発作といいますが、頸動脈狭窄症などで狭窄部プラークの断片が同側の内頸動脈第1枝である眼動脈閉塞や血流障害を起こし、網膜の一過性虚血による視力消失を来します。これを一過性黒内障といいます。片側の目の視力障害が急に起こって真っ暗になり、普通10分以内で回復するものをいいます。一過性黒内障は一過性脳虚血発作に分類される症状なので、診療連携パスによる診断・治療が必要です。

2）同 名（性）半 盲（Homonymous Hemianopsia）（図 5
　　cd）：両眼の同じ側が見えなくなる症候のことで、例えば、
　　片方の目が耳側半盲で反対側の目が鼻側半盲のことです。
　　一側の視索（視交叉と外側膝状体の間の視神経の束）や
　　一側の大脳の側頭葉や後頭葉に障害が生じると、反対側
　　の同名半盲となります。

3）四分の一盲（図 5 e、f）：上 1/4 盲を呈しやすいのは側頭
　　葉前部の脳腫瘍や脳梗塞。網膜の下半分からの線維は外
　　側膝状体を出てから、側頭葉をいったん前方に走り、側
　　脳室の側頭角の先端部をまわって後方に走る（Meyer's
　　Loop という）ために、この部の病変では、しばしば上
　　1/4 の同名性視野欠損となります。下 1/4 盲を呈しやす
　　いのは頭頂葉後部の脳梗塞や脳腫瘍とみられますが、上
　　1/4 盲よりも比較的まれです。

4）黄斑回避（図 5 g）：同名半盲のときに中心部の視野が保
　　たれることです。後頭葉の病変でみられますが、黄斑部
　　由来の視神経が広範に投射していることと、この部は後
　　大脳動脈と中大脳動脈とから供血されており、これらの
　　一方が閉塞しても他方からの供血があるために黄斑機能
　　が保持されるためと解釈されています。

5）両耳側半盲（Bitemporal Hemianopsia）（図 5 h）：下垂体
　　腺腫、鞍結節部髄膜腫、頭蓋咽頭腫、巨大前交通動脈瘤。
　　視神経や視交叉部が左右とも内側から圧迫されるために
　　起こり、下垂体腫瘍の典型的症状の 1 つです。一方、両
　　鼻側半盲は左右とも外側から圧迫（内頚動脈の曲がりな
　　ど）される必要があり、非常にまれです。なお、両耳側
　　半盲や両鼻側半盲のように両眼の反対側が欠損するのを

異名半盲といいます。

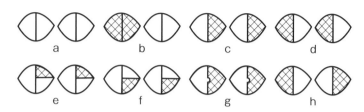

図5
視野欠損のパターン。a)正常視野、b)左眼全盲（一過性黒内障など）c)右同名半盲（左側脳梗塞）、d）左同名半盲　e）右上1/4盲（〃）f)右下1/4盲（〃）g)黄斑回避 h)両耳側半盲（下垂体腫瘍など）

◎**認知症**

　認知機能は正常範囲にあっても、一定以上の記憶障害を示すグレーゾーン（正常と認知症の中間に位置づけ）とされる軽度認知機能障害（Mild Cognitive Impairment：MCI）が重視されています。MCIの1／3〜1／2が3年以内に認知症に進展する（年間約10％）といわれ、この段階を重くみることで認知症の早期診断や早期治療に役立ちます。

　認知症の症状は、大きく中核症状と周辺症状（行動・心理症　状／ Behavioral and Psychological Symptoms of Dementia：BPSD〈ビーピーエスディ〉）に分けられます。

　中核症状は記憶障害、見当識障害、理解・判断力の障害、実行機能障害などで、記憶と認知の障害で認知症の中心症状です。

　記憶障害：新しいことが覚えられない。記憶は、大別すると記憶対象となる事象の発生からの経過時間によって3つに分類されます。すなわち、発生から1分までのことを覚えている「即時記憶」、数分〜数カ月前までのことを覚えている「近時記憶」、昔のことを覚えている「遠隔記憶」の3つです。アルツ

ハイマー型認知症では、まず「近時記憶」が失われやすくなり、最近の記憶や出来事、自分の行動を忘れるのです。

・見当識障害：自分が置かれている場所、時間、環境などがわからない。見当識（時間、場所、環境、また人物に対する認識）とは、現在の年月日や時刻、自分がどこにいるかなど、基本的な状況を把握することです。見当識障害は記憶障害と並んで早くから現れます。
・理解・判断力の障害：善悪の区別がつかない。失語：物の名前がわからない。失行：服の着方がわからない（着衣失行、運動失行など）。失認：物が何かわからない（物体失認、左右失認など）。
・実行（遂行）機能障害：計画がたてられない。計画を立てて段取りをすることができない。買い物ができない。同じ食材が冷蔵庫にたまりだす。

　周辺症状は、中核症状を基盤に、環境要因や他の精神障害の合併などが加わり、不安や身心ストレスが蓄積されて誘発されます。主な症状としは、幻覚、不穏（イライラ、焦燥、興奮）、抑うつ状態、徘徊、異食（食べ物でないものを口にする）、介護拒否、暴力・暴言・乱暴、不眠、妄想、不安、大声、繰り返し（発言、行動）、作話などですが、これら以外にも多種多様なBPSDがあります。

　代表的な認知症疾患といえば、アルツハイマー型認知症、血管性認知症、レビー小体型認知症、前頭側頭型認知症の4疾患です。その他、外傷、感染症、水頭症、慢性硬膜下血腫などがあります。

一番有名で60％以上を占めるのがアルツハイマー型認知症です。かつては、60歳前後までの初老期に発症するものを狭義のアルツハイマー病、65歳以上の高齢に発症するものをアルツハイマー型認知症（Senile Dementia of Alzheimer Type:SDAT)と区別することもありましたが、現在では一括してアルツハイマー型認知症といわれています。

　アルツハイマー型認知症とは、脳に長年にわたってアミロイドβ蛋白やタウ蛋白が沈着し、増加し、神経細胞死滅および細胞間ネットワーク崩壊を来す病気です。症状として、1）記憶の低下を含めた認知障害のため、生活に支障をきたしている、2）ゆっくりと悪くなってきている、3）体の麻痺や失語といった局所神経症候がない、などを満たす場合は、最もアルツハイマー型認知症が考えられることになります。

　血管性認知症とは、脳梗塞、脳出血、くも膜下出血などによって発症する認知症です。脳病変の部位や障害の程度によって、認知機能障害や神経脱落症状の様相が人によって異なります。神経脱落症状とは手足の運動麻痺、言語障害（失語、発語障害）、失認（半側空間無視、相貌失認、左右失認など）、感情失禁などです。そのため、できることとできないことが比較的はっきりと分かれていることが多いです。手足の麻痺などの神経症状が起きることもあります。また一日のうちで症状の程度が異なり「まだら認知症」とも呼称されることがあります。

　認知症の評価スケールとしては、改訂長谷川式簡易知能評価スケール、ミニメンタルステート試験、時計描画検査などがあります。我が国では改訂長谷川式簡易知能評価スケールの利用例が多く、見当識、記憶など9項目からなり30点満点で評価されます。20点以下が認知症の疑いありとなっています。ま

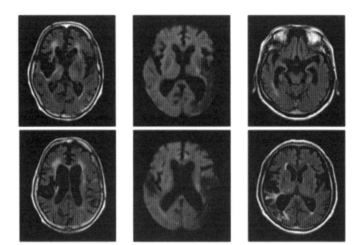

図6
血管性認知症の MRI
左図）70 歳代後半、女性：くも膜下出血および脳梗塞後遺症　中央図）80 歳代前半、男性：脳梗塞後遺症　右図）70 歳代前半、男性：脳梗塞後遺症

た、認知機能低下にしたがって、身体機能も低下するのが通常で、要介護度の重度化にしたがって、介護サービス、入所、入院（精神科措置入院を含む）も必要になるでしょう。

◎**高次脳機能障害**

高次脳機能障害を引き起こす原因としては、アルツハイマー型認知症などの変性疾患に起因する認知症、交通事故等の外傷による脳損傷、低酸素脳症、脳血管障害（脳梗塞、脳出血、くも膜下出血）、脳腫瘍などがあります。

高次脳機能障害は、厚生労働省の「高次脳機能障害支援モデル事業」を行うにあたり設けられた診断基準では、日常生活または社会生活に制約があり、記憶障害、注意障害、遂行機能障

害、社会的行動障害を高次脳機能障害と定義しています。

　簡単に言えば、片麻痺や意識障害などの神経障害は外部から
わかります。ところが、高次脳機能障害は「見えにくい障害」
といわれるように、記憶力、注意力、行動力などは外見や一見
しただけでは障害がないように見えて、実際には程度の差はあ
るものの、いろいろな障害があるのです。以下のように分類さ
れる障害は単独でみられることは少なく、複数の障害が重なっ
ていることが多いのですが、本人にとってどの程度に障害と
なっているのかについては千差万別といってよいでしょう。

・記憶障害：新しいことが覚えられない、思い出すことがで
　きない、言ったことをすぐ忘れる、同じ質問をする、物の
　置き場所を忘れます。
・注意障害：注意を適切に向けられない注意力低下状態。ぼ
　んやりしている、何かするとミスばかりする。分類は様々
　ですが、選択性注意（対象の選択）、持続性注意（対象へ
　の注意の持続）、転導性注意（対象の切りかえ）、分配性注
　意（複数の対象への分配）などに分けられます。
・遂行機能障害：目標設定、計画立案、実行が難しくなり、
　物事を段取りよく進められなくなる障害。例：作業に時間
　がかかる、２つ以上のことを同時にできない、就労も困難
　になります。
・社会的行動障害：感情を適切にコントロールすることが難
　しくなり、感情を抑えられなくなったり、怒りっぽくなっ
　たりします。逆に物事に興味がなくなり、自発的に行動で
　きなくなったりする障害。
・視空間認知の障害：代表的なものに左半側空間無視があり、

視野に入っているにもかかわらず、左側の物体に気がつかない症状がみられます。重症例になると、食事のときに左半分を残したり、歩くときに左側のものにぶつかったりします。したがって食事の際には、右側に食事を並べるなどの対応をします。右大脳半球損傷者の約4割に出現するといわれています。

・病識欠如：自分が障害を持っていることに対する認識が欠如している。障害がないかのように振舞ったり言ったりします。

　これらの諸症状は日常生活や社会生活の中で、初めて明らかになり、社会や家庭での生活に重大な支障をもたらすことになります。したがって早く気づいて専門医、相談・支援体制による確定診断、治療、サポートを受けることが大切です。

　高次脳機能障害を持つ方は周囲の様々な情報を受け取ることが苦手になるため、その方に合わせて生活空間を整えたり、対応したりする人（家族・スタッフなど）が適切な声かけや支援方法を統一したりすることが大切です。適切な対処法を繰り返し実行して、その結果生活のなかでできることがひとつずつ増えていきます。繰り返し行って習慣にしていくことは非常に手間がかかり根気がいります。すぐに結果を求めて本人を追い込んでしまうことがないよう、気をつけましょう。

◎てんかん

　てんかん（Epilepsy）とけいれん発作（Seizure）の使いわけは、けいれん発作を2回以上起こすとてんかんと呼んでいます。また、てんかん発作にはけいれんを伴わない発作（欠神発作な

ど）もあります。そして、脳卒中後2週間以内に起こる早期け
いれん発作（Early Seizure）とそれ以降に起こる遅発性けいれ
ん発作（Late Seizure）に分類されます。

　てんかんとは、てんかん発作（大脳皮質にある神経細胞の
異常興奮〈過剰放電〉によって起こる痙攣などの発作症状）を
反復する慢性中枢性疾患をさします。脳疾患の中では、認知症、
脳血管障害に次いで多い疾患です。我が国のてんかん患者数は
約100万人、有病率は人口の1％弱、生涯発病率は3％と推定
され、10歳未満と高齢者（70歳以上）に多いとされています。
一般に、思春期以前に発病するものには、真性てんかん（原因
不明）が多くみられます。これに対し、思春期以降のてんかん
初発例では、どの型のてんかんでも症候性てんかん（器質的病
変が存在）の可能性を考えねばなりません。ここでは、成人の
てんかん（特に高齢者のてんかん）を念頭において述べていき
ます。

　てんかん発作型は、

　1）両側大脳半球が一気に過剰放電（興奮）する全般発作、
　2）脳の一部から過剰放電（興奮）して始まる部分（焦点、
　　　局所）発作

の2つに大きく分類されます。

　全般発作は、脳の過剰反応が広範囲で同時に起こり、発作中
は意識を失うことが多く、全身痙攣が特徴で、高齢者にあまり
みられません。細分類では強直発作、間代発作、強直間代発作、
欠神発作、ミオクロニー発作、脱力発作、スパズム（点頭発作）
などが挙げられています。

　部分発作は、成人、特に高齢者に多く、脳の特定領域が過剰
興奮することで起こります。発作は比較的小さく、発作中の意

識はある場合とない場合があり、1）意識障害を伴わない単純部分発作（発作中の記憶あり）、2）意識障害を伴う複雑部分発作（発作中の記憶欠如）、3）意識障害を伴う二次性全般化発作（単純部分発作、複雑部分発作からの強直間代発作に移行することがある）に分類されます。

　痙攣性発作（ひきつけ）よりも非痙攣性発作（口もぐもぐ、無動一点凝視、自動症など複雑部分発作）が比率からいえば多いのですが、てんかん発作のなかでは痙攣性発作は目立ちます。全身痙攣は全般発作の代表的症状であり、持続時間は通常は30秒から3分間程度ですが、痙攣が5分以上続く症状を「てんかん痙攣重積状態（Status Epilepticus）」といいます。

　てんかん重積状態の定義（国際抗てんかん連盟/2017）は、全身性強直間代発作が5分以上続く場合や、焦点発作や欠神発作が10分以上続いた場合とされています。さらに、「発作型や持続時間によっては、神経細胞死、神経細胞障害、神経回路変化を含む長期的な後遺症をもたらす状態」であるとされ、この時点は後遺障害を防ぐためのより積極的な治療を導入する時期であるとしています。

　高齢発症のてんかんの約70％は、なんらかの器質的病変が原因であり、約30％は原因不明です。器質的病変としては脳血管障害（脳梗塞、脳出血、くも膜下出血）が最も多く、その他アルツハイマー型認知症（側頭葉てんかんが多い）などの神経変性疾患、頭部外傷、脳腫瘍、脳炎（自己免疫性てんかん）があります。

　高齢者の症候性てんかんの30～40％は脳卒中後てんかんであり、部分発作のことが多く、脳皮質障害を来す心原性脳塞栓症やアテローム血栓性脳梗塞が原因のことが多いとされていま

す。発作は脳卒中急性期にも起こり得ますし（Early Seizure）、後遺症として起こることもあります（Late Seizure）。高齢発症てんかんは、再発率が高いので初回発作から投薬を開始します。てんかん治療には抗てんかん薬、外科治療、免疫グロブリン療法（自己免疫性てんかん）、迷走神経刺激療法などがあります。

　抗てんかん薬は脳の過剰興奮を抑制して発作を起こりにくくする薬です。部分発作（焦点発作）の第一選択薬は、カルバマゼピン（商品名：テグレトール錠®）、ラモトリギン（ラミクタール錠®）、レベチラセタム（イーケプラ錠®）、ゾニサミド（ゾニサミド錠®）、トピラマート（トピナ錠®）、全般発作の第一選択薬はバルプロ酸（デパケン錠®）、エトスクシミド（ゾニサミド錠®）、クロナゼパム（リボトリール錠®）などがあります。第二選択薬はペランパネル（フィコンパ錠®）、ラコサミド（ビムパット錠®）など多数があります。痙攣重積への第一次治療薬はベンゾジアゼピン系ですが、第二次治療薬はレベチラセタム、ホスフェニトイン、バルプロ酸が挙げられています。

COLUMN

認知症と間違われるてんかん病態

　認知症とてんかんの症状は似通っていることが多く、その見極めは困難です。そこで、誤認を防止するための鑑別の留意点を挙げてみます。

1）複雑部分発作：意識が曇り奇異な動作を繰り返すため、認知症と間違えられることが多いのです。

2）一過性てんかん性健忘（Transient Epileptic Amnesia：TEA）：てんかん発作に伴って一時的に健忘症状を来します。この持続時間は通常は30～60分、時に数時間続くことがあります。一過性全健忘（Transient Global Amnesia：TGA）のうち、てんかん性のものをTEAと呼ぶようになりました。例えば、電車に乗って隣町へ行ったときに、その間の記憶がないといったエピソードを1年に何回か繰り返すことが特徴です。

3）非けいれん性てんかん重積（Nonconvulsive Status Epilepticus:NCSE）：側頭葉てんかんや前頭葉てんかんにみられます。明らかなけいれんがなく、急に話が通じないことが数十分から数時間続くときは、脳波検査（長時間測定）をして診断を確定させます。

4）発作後もうろう状態：てんかん発作後にぼんやりしたもうろう状態が続きます。呼びかけにも応じることはありません。てんかん後の意識障害です。

意識障害を反映して徐波がみられます。

5）発作間欠期にみられる記憶障害：健忘、エピソード記憶、意味記憶に障害が生じます。家族の顔がわからない相貌失認がみられることもあります。発作が頻発したり、激しい大発作の後に、海馬の機能が一時的に麻痺して生じていたりすると推測されています。

6）車の運転や失禁の特徴：高齢者が車の運転で事故を起こしたとき、認知症からか、てんかん発作からかの判断を求められることがあります。てんかん発作の場合には、法令では発作が消失した状態が2年間続くまで運転できません。

○認知症の場合

・逆走したり、アクセルとブレーキとを間違えたりするなどは、認知機能の低下を原因とします。

・トイレの場所がわからず、あたりかまわずドバっと全量失禁したりします。

○てんかん性の場合

・意識が曇っているために、惰性で蛇行運転してぶつかったりします。

・ハンドルをきったり、ギヤチェンジを適切にしたりすることができなくなります。

・複雑部分発作の場合は、自律神経発作が伴ったときに膀胱括約筋がゆるみ、着ている服が濡れる程度の失禁を来します。

第 2 章

専門医は脳梗塞をどのように診断するのか？

専門医は脳梗塞をどのように診断するのか？

　問診や診察で脳梗塞が疑われるときには、診断を確定するために脳画像診断を行います。

　脳梗塞の画像診断には、CT、MRIやMRA等の種々な検査があります。急性期においては、CTでは脳出血を否定できても梗塞の有無ははっきりしないことも多いのです。これに対してMRI、特に拡散強調画像（Diffusion Weighted Image：DWI）では確実に診断可能ですし、同時に行って血管を診断するMRAは閉塞血管の特定に有用です。

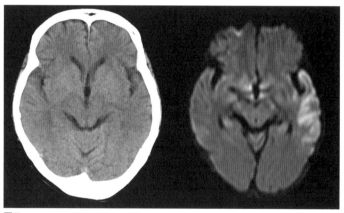

図7
脳梗塞急性期の CT と MRI
発症当日、来院時の単純 CT（左）と MRI 拡散強調画像（右）

　60代女性^{（図7）}の症例です。受診当日の朝は普通でした。踊りの稽古に行く予定だったが、遅いので友人が9時に電話をしたところ、会話は普通でした。稽古場に来たときには会話がかみ合わず、当院を受診。来院時、質問に対して「よくわからな

い」を繰り返す。歩行はややふらつきがあるが、自立していました。単純CT：異常なし。頭部MRI：左側頭葉に拡散強調画像（DWI）高信号域を認めた。MRA：左中大脳動脈（M1部）の閉塞があるが、末梢は部分的に描出されていた。発症後4.5時間以内であったのでtPA点滴静注を開始した。その後、同部（左M1部）はほぼ正常に開通した^{（図8）}。

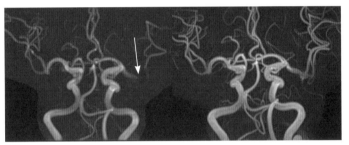

図8
発症当日、来院時の MRA（脳血管像）（左）と rt-PA 静注治療後の MRA（右）

　続いて80代女性^{（図9）}の症例です。構音障害、右口角下垂、右上肢脱力で救急搬送。左中大脳動脈閉塞（矢印）と左大脳半球の灌流不良が認められる。左図：MRA、右図：脳灌流画像（MTT/平均通過時間；左大脳〈向かって右側〉の白く見える部位の血流が遅い）（カラー表示では赤く見える）。

　全身検査として、血液検査で動脈硬化の原因となる高血圧や糖尿病、脂質異常症（コレステロールや中性脂肪が高いこと）はないかを調べた。

　不整脈はないか、心臓や頚動脈に剥がれて飛んで行くような塞栓源がないかなどを、心臓や頚動脈の超音波検査、経食道心エコー検査、心電図検査などを行って調べます。塞栓源がみつからない場合はEmbolic Stroke of Undetermined Source

（ESUS）・塞栓源不明の塞栓症といいます（別記）。

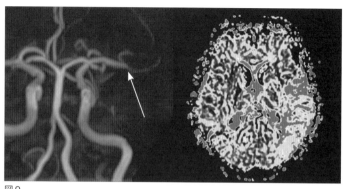

図9
脳梗塞の MRA と脳灌流画像。
左図：左中大脳動脈閉塞（矢印）。右図：脳灌流画像（MTT/ 平均通過時間；左大脳〈向かって右側〉の白く見える部位の血流が遅い）

◎脳神経内科、脳神経外科いずれの科も診療する

脳神経内科と脳梗塞診療

　神経内科と脳神経内科は同義語ですが、その使い分けは判然としていませんでした。診療科としての標榜診療科名は1975年以後は神経内科が認可され、定着していました。しかし、近年、脳神経内科を標榜する医療施設も出てきて、日本神経学会にて2017年以降は正式に脳神経内科に変更（2020年では約80％）されました。本書においても脳神経外科と対比する意味から脳神経内科の方を用いることにします。なお、脳神経内科も神経内科も英語ではともに Neurology（ニュロロジー）といい、専門の脳神経内科医は Neurologist（ニューロロジスト）といいます。

　脳神経内科は脳や脊髄、神経、筋肉の病気を診る内科です。体を動かしたり、感じたりすることや、考えたり覚えたりする

ことが上手にできなくなったときにこのような病気を疑います。神経内科という診療科名では精神科、心療内科と混同されやすいというのが脳神経内科に変更した大きな理由ですが、精神科は主に気分の変化（うつ病や躁病、双極性障害など）、精神的な問題（睡眠障害、摂食障害、パニック症、社交不安症など）を扱う科であり、心療内科は精神的な問題が原因で体に異常を来したような病気（心身症：胃潰瘍、気管支喘息、過敏性腸症候群など）を扱う科です。

　脳神経内科で診る神経症状としては、しびれや痛み、めまい、うまく力がはいらない、歩きにくい、ふらつく、つっぱる、ひきつけ、むせ、しゃべりにくい、呂律が回らない、ものが二重にみえる、頭痛、けいれん、手や頭のふるえ（振戦）、勝手に手足や体が動いてしまう、もの忘れ、意識障害などたくさんあります。

　具体的な病名としては頭痛、脳卒中（脳梗塞、脳出血、くも膜下出血）、脳血管障害（頚動脈狭窄症・未破裂脳動脈瘤・脳動脈解離など）、認知症、てんかん、パーキンソン病、本能性振戦、髄膜炎・脳炎などの中枢性感染症、多発性硬化症、神経難病を含む指定難病（333疾病/2019年7月現在）といった超急性期から慢性期疾患まで多岐にわたる病気を診療しています。

　日本人の疾患別死因の順位（2018年人口動態統計）は、第1位は悪性新生物（27.4％/373,457人）、第2位心疾患（15.3％/208,210人）、第3位老衰（8.0％/109,606人）、第4位脳血管疾患（7.9％/108,165人）、第5位肺炎（6.9％/94,654人）となっています。

　脳卒中（脳血管疾患）は死因としては第4位となりましたが、特に脳梗塞を発症する人は増加傾向にあることから依然と

して国民病であることには変わりありません。ただ脳卒中に関しては、脳神経外科が扱う疾患であるとの印象が強く、「手術適応がないので内科的に治療させていただきます」と説明すると、患者さんやその家族から複雑な表情をされることも以前はよくありました。

　しかし、脳梗塞発症4.5時間以内に投与できるtPAをはじめとする強力な内科的治療が徐々にでてきたため、脳神経内科のイメージがすっかり変わりました。脳卒中のなかでも手術適応のない脳出血は当然ながら脳神経内科医が診療し、患者さんや家族も疑問を持つ人はいないようになっています。

脳神経外科（脳外科）と脳梗塞診療

　脳神経外科が診療科（標榜科）名として定着しており、一般に脳外科とは略しますが、神経外科とはいいません。英語では脳神経外科はNeurosurgery（ニューロサージャリー）、専門の脳神経外科医はNeurosurgeon（ニューロサージャン）といいます。

　脳卒中で死亡する人は減っているにもかかわらず、入院治療を余儀なくされている人が多いのは、ひとたび脳卒中に罹ってしまうと、麻痺や、言葉の障害、意識がはっきりしないなど、社会復帰が難しい症状が後遺症として残るからです。また、脳卒中は「寝たきり」の最も多い原因です。

　脳卒中で入院して治療を受けている人は、「癌」の1.5倍、心臓病の3.5倍にも上ると言われています。脳卒中の入院患者はすべての入院患者の実に16％を占めています。この脳卒中の専門治療は、慢性期にも主に脳神経外科医と脳神経内科医の手に委ねられています。

　基幹病院などの総合病院や脳神経外科専門病院における脳卒中診療は、脳神経外科医、脳神経内科医、麻酔科医、循環器科医などによる総合診療体制が整っています。脳神経外科医と脳神経内科医の協力診療体制が理想的です。脳梗塞超急性期では、内科的治療法と外科的治療法を刻々選択していかねばなりません。急性期や維持期・生活期においても、治療法選択は両診療科の合議制がとられていることが患者さんにとって理想的です。最近では、診療科目名として脳神経外科のもとに脳卒中外科（脳動脈瘤クリッピング、各種血管バイパス手術など）、脳血管内治療科（脳動脈瘤内塞栓術、超急性期脳梗塞血栓回収術など）を標榜する病院もあります。

　我が国では現在、脳神経外科医が約8000人いますが、日本の脳神経外科医は手術だけをしているわけではありません。脳卒中救急診断から、手術的治療のみならず薬物療法を含む非手術的治療も行い、総合的かつ専門的な知識と診療技術を持って、脳卒中の診断・治療・予防を行っています。しかしながら、近年では脳卒中を主領域とする脳神経内科医が確実に増加しつつあり、脳神経外科医の守備範囲が狭まってきています。それによって両診療科の専門性や分担制が高まり、今後は脳卒中診療がより効率的になっていくと考えられます。

◎脳画像検査

X線（レントゲン）検査

　頭蓋単純X線撮影検査では、頭蓋骨や顔面骨の形状、大きさを確認し、骨折（線状骨折、陥没骨折）や骨の異常の有無を確認します。検査時間は短く、放射線量も少なく済みます。CT

で頭蓋骨骨折も描出されるので、脳卒中の初期診療ではX線検査は殆ど施行されていません。

　脳血管撮影検査は同じくX線撮影で、動脈に挿入したカテーテルから造影剤を注入してX線撮影することにより、脳の血管を詳細に調べます（後述）。

CT検査とMRI（およびMRA）検査

　脳を診断する上で欠かすことのできないCTとMRI/MRAですが、その違いをご存じでしょうか？　どちらも似たような装置に見えますが、実は原理が根本的に違います。CTは「X線」を、MRI/MRAは「強力な磁石」を使用しているのです。

　それぞれの具体的な特徴は、以下のようなものが挙げられます。

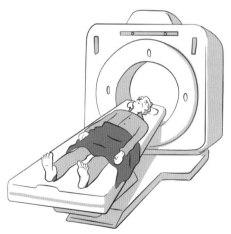

図10
CT・MRI/MRA検査

CT（コンピュータ断層撮影：Computed Tomography）

X線が体の周りを1回転して得られたデータを再構成することにより断面画像を見ることができます。

・放射線被曝がある。

・検査時間が短い（単純CT検査；5〜15分、造影CT検査；15〜30分）。

・予約なしですぐに検査可能。

・急性期出血性病変の診断が容易。

・造影剤を使用すれば脳血管や脳血流の検査も行える。

・骨が描出できるため骨折の診断ができる。

・脳断面像の画質はMRI検査より劣る。

MRI（磁気共鳴画像：Magnetic Resonance Imaging）、MRA（磁気共鳴血管画像：MR Angiography）：MRIを用いて血管像を描出する方法

磁場の中に体を置き、弱い電磁波を照射した反響信号を画像化したものです。CTよりも細部まで描出することができ、撮影方法を変えることにより早期脳梗塞を診断したり、脳血管の異常を見つけたりすることが可能となります。

・放射線被曝がない。

・検査時間が長い（30分程度）。狭い機械の内部に入って撮影するため、閉所恐怖症の方には辛い検査となりえます。

・基本的には予約制。

・急性期脳梗塞（ブレインアタック：Brain Attack）の評価が正確にできる。

・造影剤を使用することなく、血管を描出できる。

・骨は描出できない。

・大部分の心臓ペースメーカーや人工内耳などの電子機器

（体内金属）は磁場により誤作動することがあるため検査できない。

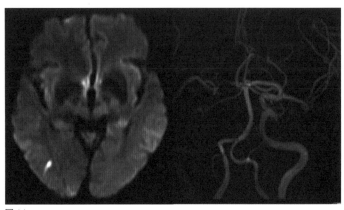

図11
アテローム血栓性脳梗塞のMRI拡散強調画像とMRA

　以上のようにそれぞれ一長一短があり、医師は症状、検査目的に合わせて検査を選んでいます。

　これは50代後半男性^{（図11）}の症例です。来院までの経過：左の手や足がしびれて、眼の症状もあった。かげろうが上がるようになり、そうして霧がかかったように見えなくなる。これが来るとしびれたようになる。眼は左から始まって、全体に霞みがかかるような感じがある。目の症状が出ると必ずしびれが出る。最終発作は来院5日前。以前は眼の症状はなかった。ここ最近は症状が強かったため来院。既往歴：高血圧（177/104, 96）、高コレステロール血症、高尿酸血症、閉塞性動脈硬化症。

　左図：MRI拡散強調画像　右後頭葉に高信号域を呈する小さな脳梗塞（皮質枝閉塞）。

　右図：MRA 右内頚動脈閉塞、右中大脳動脈も写りが悪い。

単純CTにおける脳梗塞早期所見とは？

急性期脳梗塞は、CTよりもMRIの方が診断能に優れていることはよく知られています。突然の神経脱落症状を認めた場合、急性期脳梗塞を疑ったとしても、脳出血を除外するために、まずCTが撮影される場合が多く、非特異的な症状に対して先ずはCTで病変を検索することになります。留意事項として、閉塞動脈（例：中大脳動脈）の高吸収像[図2]が認められることがあります。

脳梗塞の発病から数時間から24時間以内は頭部単純CTでは異常所見が現れにくく、あってもわかりにくいものです。ラクナ梗塞のような小さな梗塞巣は視認できません。数時間経過するとある程度の範囲の脳梗塞の領域は低吸収域として認められるようになります。

CTにおける早期虚血性変化（Early Ischemic Change／Early CT Sign）として、レンズ核の不明瞭化、島皮質の不明瞭化、皮髄境界の不明瞭化、脳溝の消失などの所見の有無を中大脳動脈領域の10か所を観察して点数化したものが、Alberta Stroke Program Early CT Score（ASPECTS）（0～10点）です。Early CT Sign（早期虚血サイン）が全くなければ10点（異常所見なし）、3か所にあれば7点、10か所にあれば0点（高度の虚血）となります。

ASPECTSは早期虚血変化の範囲（虚血コア）を減点法でスコア評価するのですが、脳梗塞巣のこの微妙なEarly CT SignをASPECTSで確実に捉えるのは相当に難しいかもしれません。また、CT性能、撮像条件によってスコア評価が異なってくる可能性もあります。しかし、NWCT（Narrow Window Computed Tomography）、CT-Perfusion（CTP）、超高精細CT

では、従来のMDCT（Multi-detector Row CT）に比べて早期虚血サインや主幹動脈の細かな皮質枝まで描出できるといわれています。

　また、DWI-ASPECTS（ 0 ～ 11点）はMRA-DWIの拡散強調画像を用いて上記に同じく10点法で評価するスコアです。CTよりもDWIが虚血域をよく描出しますが、困難な留意点もあり、両者のASPECTS併用が望ましいようです。現時点では、ASPECTSあるいはDWI-ASPECTSが 6 ～ 7 点以上であることが血栓回収療法の適応とされています。

MRI拡散強調画像とは？

　この画像は組織水分子の動きを示すもので、CT像では異常所見を呈さない時期に、MRI拡散画像では脳梗塞発症後、数分以内に起きる細胞内浮腫を捉えることが可能です[図12,13]。

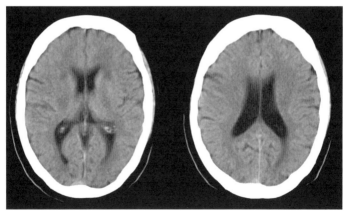

図12
脳梗塞超急性期のCT画像（異常所見を認めない）

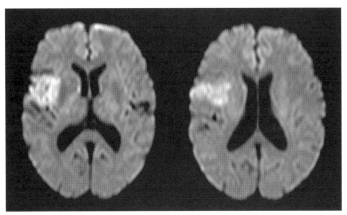

図13
図12と同時期の拡散強調MRI画像(異常所見を認める)

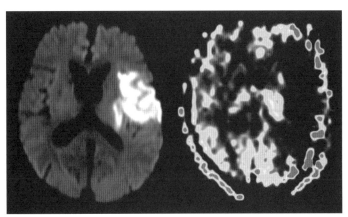

図14
急性期脳梗塞のMRI画像。左図は拡散強調画像、右図はASL灌流画像(Arterial Spin Labeling;T1-1800msec)(ASL法はMRI灌流画像の1つの方法で造影剤を使用せずに脳血流灌流状態を観察する撮像法で、血流低下領域を含めた脳血流を測定できる。腎機能低下患者などにも有用)

1）脳梗塞急性期には、細胞内浮腫が血管原性浮腫よりも優位なため、細胞内構築の改変や細胞内粘稠度の上昇が起こり、その結果、細胞内水分子の拡散低下を来し、病変が高信号となります。

2）脳梗塞慢性期には、細胞膜の破壊から血管透過性が亢進し、血管原性浮腫が優位となり、細胞内水分子の拡散亢進を来し、病変が等信号あるいは低信号となります。
　要するに、こうした画像特性を活かして、多発性脳梗塞で、新しい梗塞巣（高信号：白色）と陳旧性の梗塞巣（低信号：黒色）を鑑別することが可能となります[図14]。

脳血管撮影（脳血管の造影検査）

　脳血管撮影とは脳血管の状態を血管内に造影剤を入れて調べるレントゲン検査のことです。頭蓋骨を消去して血管のみを際立たせる方法をDSA（Digital Subtraction Angiography）（ディーエスエイ）といいます。この検査の目的、対象疾患、方法、危険率や重篤な合併症を重点的に説明します。本検査は、患者さんの疾患の診療上、必要性が高く、特に脳血管疾患の診断、治療においてとても重要な検査ですが、検査の有益性が危険率を上まわると判断した場合のみ検査をすることになります。担当医からよく説明を聞き、ご本人やご家族の皆さまで十分に話し合って検査をするかどうかを決定してください。なお、脳血管撮影検査は、検査として用いられる他に、脳動脈瘤、脳血栓・脳塞栓、脳腫瘍、脳動静脈奇形などに対する血管内治療（血管内手術）（Endovascular Therapy or Treatment：EVT／Management／Surgery）としても用いられます。脳梗塞に関する血管内治療については超急性期脳梗塞の外科的治療の項で

記述します。

　・目的、対象疾患：

　１）脳梗塞に関連することとして、頚部や脳の血管が細く
　　なったり、詰まったりしている箇所がないかを調べる。

　２）くも膜下出血や脳内出血に関連することとして、血管に
　　瘤（こぶ：動脈瘤）や血管の塊りなどの奇形（動静脈奇
　　形、動静脈瘻など）がないかを調べる。

　３）脳腫瘍に関連することとして、腫瘍を養っている栄養血
　　管がどのように入っているかを調べる。

　４）必要があれば、その他の開頭手術や穿頭術に先だって血
　　管の状態を調べる。

　・方法：

　大腿（通常は右側）の付け根（鼠径部）で動脈の触れるとこ
ろを局所麻酔し、動脈内に細い管（ガイディングカテーテル）
を挿入して、レントゲン透視によりカテーテルを脳に向かう内
頚動脈や椎骨動脈へ、さらに頭蓋内動脈まで進めます。目的の
部位まで進めたら、カテーテルから造影剤を注入し、レントゲ
ン撮影をして血管を写し出します。動脈硬化の強い人で、血管
が非常に強く屈曲しているため右大腿からカテーテルを進めら
れない場合には、左大腿や腕の動脈からカテーテルを挿入する
こともあります。

　動脈内に造影剤を注入する時、その動脈領域に、例えば眼の
奥、口や顎、顔面などに数秒間の熱感を伴うことがありますが、
心配ありません。検査時間は通常１時間前後ですが、血管をよ
り詳しく調べたり、血管内治療を行ったりする場合にはさらに
時間（数時間にも及ぶ）がかかります。

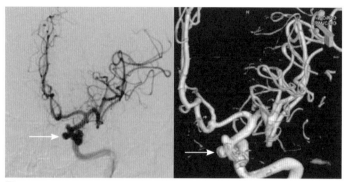

図15
左内頸動脈の動脈瘤（矢印）の脳血管撮影像
左図：通常の DSA 写真、右図：立体（三次元合成）像（3 次元立体血管像：
3D-CT アンギオ〈3D-CTA：CT Angiography〉）

　検査が終了したときにすぐにカテーテルを抜きますが、カテーテル挿入部の動脈からの出血を防止するため、終了後から約６時間大腿のカテーテルの挿入部を絆創膏や砂袋で圧迫し、ベッド上で安静にして、下肢を動かさない状態にしていただきます。

　・合併症：この検査による危険率（合併症の起こる可能性）は0.1〜１％程度ですが、重篤な合併症には次のようなことがあげられます。

　　１）検査が原因で脳梗塞を生じることが報告されています。検査中、カテーテルの壁に血栓ができたり、既存の血栓がカテーテル操作で剥離して、これが脳の血管につまることによります。その結果、手足の麻痺（動かなくなること）、失語（運動性失語：言葉が言えなくなること、感覚性失語：相手の言葉の意味がわからなくなること）、

失明、認知症、意識障害などを生じます。これらは一過性（一時的）であることが多いですが、後遺症として残る場合もあります。

2）造影剤アレルギーによって蕁麻疹を生じることがあります。ショック状態（血圧が下がったり、心臓の調子が悪くなったりすること）となった場合、死亡を含む重篤な状態になることが報告されています。

3）検査中に脳動脈瘤が再破裂したり、脳内出血を起こしたりすることが稀にあります。

4）カテーテルの挿入部（動脈穿刺部）より末梢側の足先に血液が行きにくくなったりして壊死に陥ることが稀にあります。

5）動脈穿刺部に皮下出血を生じると、その範囲にもよりますが、吸収されるまでに1～2週間を要する場合があります。

6）ごく稀（0.1％）な合併症として肺塞栓症（Pulmonary Embolism:PE）、コレステロール塞栓症、腎不全、穿刺部仮性動脈瘤、ヘパリン起因性血小板減少症（HIT）などが報告されています。

頚動脈エコー（頚動脈超音波検査）

超音波断層装置を用いて、頚部の皮膚の上から端子（プローブ）を用いて、頚動脈（心臓から脳へ血液を送る血管）に弱い超音波をあてて、その反射波を画像化したものです。血管内の動脈硬化病変による内膜隆起物（プラーク：Plaque）の有無を調べます。被曝や痛みなどの患者さんの負担がなく、脳梗塞の原因となるような頚動脈の病変や狭窄などがないかを判断する

ことが可能な検査です。

・検査方法：坐位あるいはベッドに仰向けに寝て枕を外した状態で、首の部分にゼリーをつけたプローブをあてて検査をしていきます。検査時間は15〜30分程度です。総頚動脈、頚部内頚動脈、頚部外頚動脈、頚動脈洞、椎骨動脈（一部）の動脈壁病変が検査できます。血液の流れる様子をカラーで表示したり、血液の流れる早さも検査したりできます。

・何がわかるのかもっと詳しく？

不安定プラーク、高度狭窄、解離を伴う不安定な粥腫（じゅくしゅ：アテローム）、大動脈解離などが描出されます。

1. 血管壁の厚さを測る（動脈硬化の有無）：動脈壁は正常者では内腔側からいって高、低、高エコーの３層構造に見え、内膜中膜複合体（Intima-Media Thickness：IMT）は内側の２層の合計です。IMTが1.1ミリ（mm）を超えると脳梗塞の危険因子とされています。IMTの年代別の正常値は40歳代：0.76 ± 0.18mm、50歳代：0.87 ± 0.23mm、60歳代：0.98 ± 0.22mm、70歳代：1.04 ± 0.25mm、80歳代：1.14 ± 0.17mmです。胸部大動脈解離で解離腔が頚動脈までおよんでいることがあり、その診断に頚動脈エコーが有用です。

2. 頚動脈狭窄症や頚動脈閉塞症の診断：これらの診断名から、脳を栄養する血管が細くなって詰まりそうになっていないか、細くなっている場合にはその程度はどのくらいなのか、手術の適応があるのかなどを判断することができます。

3. プラークの有無や性状：プラーク（Plaque）とはコレス

テロール、血小板、フィブリンなどからなる粥状の塊が血管壁に付着したものです。動脈硬化によって血管壁が厚くなり隆起している部分をプラークと呼びます。エコーではプラークの大きさや表面の形状、潰瘍形成や堅さなどを判断することができ、今後脳梗塞の原因となりやすいプラークかどうか確認することができます。

4. Jellyfish Sign（プラークのクラゲ様動き／頚動脈エコー）：心拍動に併せて、ちょうどクラゲが泳ぐように、上下や左右に可動性を有するプラークのことをいいます。このようなプラークの多くは内部の粥腫が不安定で、不安定プラーク（別称"Soft Plaque"、"Mobile Plaque"、"High Risk Plaque"、"Vulnerable Plaque"、浮動性血栓など）と総称され、プラーク壁（Fibrous Cap）の破綻により高率に脳梗塞を発症したり、また外科的血行再建術を行う際に脳梗塞を併発したりします。基本的にはこのようなプラークに対しては内膜剥離術が選択されますが、近年はProtection Device（防護装置）の向上により頚動脈ス

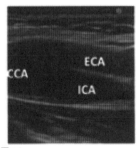 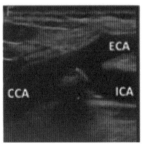

図16
頚動脈エコー像。総頚動脈（CCA）から外頚動脈（ECA）と内頚動脈（ICA）に分岐する部位
左図：正常超音波像。右図：プラークの存在する頚動脈の超音波像。

テント留置術（Carotid Artery Stenting：CAS）が行われる例も増えています。ただし、狭窄近位部石灰化と不安定プラークはCAS術中術後の脳梗塞の危険因子とされています。

経食道心エコー検査

　脳梗塞を発症したものの、なぜ脳梗塞になったかはっきりしない場合、経食道心エコー検査を行います。患者さんの心臓内に可動性プラークや血栓が無いか、弁に異常が無いかは、右心房-右心室隔壁に交通（卵円孔開存、心房中隔欠損など）が無いかなどは治療方法に大きく関わります。心臓内血栓のできやすい場所は、通常のエコー検査（「経胸壁」で行う）では観察が困難です。そのため、細いエコー機器を飲み込んでもらって食道から検査を行う「経食道」心エコー検査（Transesophageal Echocardiography：TEE）（所要時間は30分以内）の必要が出てくるのです。

　この検査では、右心房に空気で作ったバブルを注入して、それが左心房に通り抜けるのを目で確認することができれば、穴が開いていると判定しています[図17]。また本検査は大動脈アテローム硬化や大動脈解離の診断に有用です。

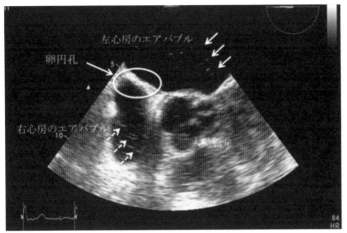

図17　経食道心エコー検査（TEE）奇異性脳塞栓症の原因である右左シャント疾患（卵円孔開存、心房中隔欠損症、肺動静脈瘻など）が画像診断できる。本例は右心房内エアバブルが卵円孔経由で左心房内へ流入（移動）している。

　卵円孔開存が見つかった場合、足の静脈に血栓ができていないか、肺梗塞を起こした後がないかについても調べて、再発予防法を考えていきます。卵円孔開存閉鎖術機器として脳卒中予防用経カテーテル閉鎖デバイス（Amplatzer PFO Occluder）が適応となっています。

◎機能画像診断のためのSPECTとPET

　機能画像診断では、脳血流や脳代謝を検索します。脳の機能が低下している部分では血流も低下していることから、脳の血流が低下している部位を探ります。

　脳の血流低下は、初期の認知症や軽度認知機能障害でもみられます。脳血流低下部位は認知症の原因によって異なるため、脳の血流低下のパターンを確認することは、認知症の原因を診断するのに役立つのです。

　CTやMRIで一見正常のように描出されているような場合でも、SPECTやPETによって機能的異常が発見可能です。

SPECTとは、シングル・フォトン・エミッションCT（Single Photon Emission Computed Tomography）の略語で、体内に注入した微量のRI（放射性同位元素、放射性物質）の分布状況を断層画面で見る検査のことです。体内から放出される放射線の分布を対外から画像化する際、検出器の前にコリメーターという器具を置き、体の周りを回転させて断層画面を作成します。

　SPECTは脳の血流動態の評価に優れており、特にアルツハイマー型認知症をはじめとする認知症の診断や鑑別に有用であり、日常診療で広く行われています。比較的典型的な所見としてアルツハイマー型認知症では頭頂側頭連合野、後部帯状回、楔前部の血流低下が、レビー小体型認知症では頭頂側頭連合野に加えて内側後頭葉の血流低下が、前頭側頭型認知症では前頭葉に強い血流低下がみられます。

　PETはポジトロン・エミッション・トモグラフィー（Positron Emission Tomography：陽電子放射断層撮影）の略語で、ポジトロンCTともいわれる核医学診断装置のことです。その原理は、陽電子（ポジトロン）放出アイソトープ（放射性フッ素18Fを有するFDG）を体内に注入すると、体内の陰電子と結合してガンマー線（γ線）を発生する性質を利用して、それを検出器で測定し、コンピュータで処理して断層画像化するものです。アメリカではFDG糖代謝異常が認知症診断の基準となっています。

　脳は活発に活動しているため、エネルギー源として大量のブドウ糖が必要となります。そのため、ブドウ糖に似せた検査薬「FDG」を与え、その取り込まれた量を撮影することで脳の活動状態を把握することができます。こうしたことからアルツハイマー型認知症やてんかんの検査に使用されています。

　アルツハイマー型認知症では、脳の特定の場所の活動量が減りブドウ糖の取り込み量が減少します。その部位ではブドウ糖をうまく利用できなくなっているのです。つまり、PETではFDGの集まりが悪い状態で映し出されるので、初期の段階で発見することが可能となります。一方、てんかんの場合はアルツハイマー型認知症とは逆に、脳の一部が異常興奮することで発作が起こるので、PETではFDGが集中している部分が映し出されます。

　アルツハイマー型認知症では側頭頭頂葉連合野の代謝低下が見られます。ブドウ糖の取込の度合いが記憶や理解力に関係する部位で低下するのがこの病気の特徴です。

　我が国における医薬品FDGは、FDG-PETが保険適用された2002年から3年後の2005年に製造承認されて供給が開始されました。これにより、サイクロトロンを持たず医薬品FDGを使用してPET検査を行う施設、いわゆるデリバリー PET施設が急増して、2013年には170施設を越えており、国内PET市場の成長ドライバーとなっています。

　最近、アミロイドβ蛋白（Aβ）に集積するF-18やC-11のようなPETで利用する放射性核種で標識しておき、投与された薬剤の集積部位をPETで非侵襲的に検出して脳内のAβ蓄積量を画像化するアミロイドイメージングについて、ADの早期診断に向けての臨床研究が展開されています。

　SPECTはPETに比べて画像解像度では劣りますが、核種の費用が安く（保険適用が多い）、標識できる各種の薬剤によりPETより診断できるものも多く、施設的な制限もないなどの理由で、広く施行されています。SPECTは特に脳血流の描出に利用されています。

PETは画像解像度では良いが、FDGが極短半減期であるためサイクロトロンの併設が必要であり、施設的な制限があるので、SPECTほど一般的には行われていません。日本ではPETの臨床研究が進むなか、一般的にはSPECTによる脳血流測定が診断に広く用いられています。PETは特に脳の代謝機能の描出に利用されます。（最近FDGについてはメーカー供給が可能となっています。）

　3D-SSP（スリーディエスエスピー）とはどんな検査？
　ミシガン大学（現シアトル　ワシントン大学）の蓑島聡先生が、90年代初頭より統計学的画像解析法を開発し、世界で初めて学術雑誌「ランセット」にアルツハイマー病で後部帯状回の代謝低下がみられることを報告し、3D-SSP（3D-Stereotactic

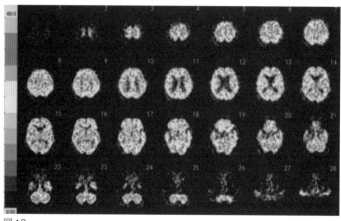

図18
アルツハイマー型認知症（80代男性）のSPECT画像。全体的な脳血流はほぼ保たれていますが、側頭葉と頭頂葉に血流低下を認めます。血流低下は右側がやや強いようです。
（日本大学医学部神経内科学　中嶋秀人教授提供）

Surface Projections）（まだ統一した日本語の用語名なし）解析が確立しました。

　3D-SSPはMRIとSPECTによる一種の合成画像のようなもので、SPECTの診断精度を上げるために開発された核医学検査であり、血流低下や増加を正常者から求めたデータベースと比較して、統計学的に評価する画像診断です。

　次にアルツハイマー患者のSPECTと3D-SSP画像を示します。

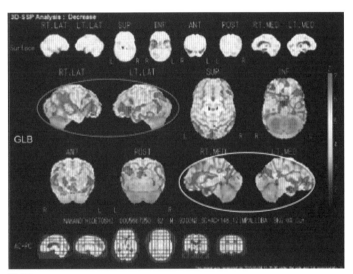

図19
アルツハイマー型認知症（80代男性）の3D-SSP画像
Rt LAT（右外側）で側頭−頭頂葉が血流低下しているのがわかる。左に比べて有意（上の丸で囲んだ部分）。RtMED（右正中）、LtMED（左正中）で前部帯状回の低下が強く見られます（下の丸で囲んだ部分）。
（日本大学医学部神経内科　中嶋秀人教授提供）

◎脳波検査（Electroencephalography：EEG）

「脳の検査といえば？」と質問すると、「CTやMRI」と答える

人が多いと思います。確かに脳の形をみるにはCTやMRIが有効です。しかし脳が実際に活動している様子をみるにはそれだけでは不十分です。

　脳が活動するときは電気（電位）が発生しますが、この脳細胞の電位変化を頭の皮膚上で時間的推移とともに動的に検出するのが脳波検査です[図20,21]。脳波は脳機能検査として広く行われており、脳血管障害、脳腫瘍、頭部外傷（後遺症）、てんかん、意識障害、脳死判定などの疾患や病態が対象となります。「けいれん」などを生じるような異常な電気活動はないか、「意識障害」のとき脳がどのような活動をしているかなどを調べていきます。

　脳波を記録するために頭に22個、両手に1個ずつ電極をつけていきます（国際10-20法、10 ～ 15分）。電極をすべてつけ終わったら、部屋を暗くして脳波を記録していきます（10 ～ 30分）。脳波はリラックス状態で記録するのが望ましい検査です。決して痛い検査ではないので、力を抜いて楽な気持で受けてください。

　なお、救急現場では、1）迅速に脳波が測定できるコードレス脳波電極（ヘッドセット）も使用されます。2）また心停止蘇生後など重篤な神経傷病患者や新生児の集中治療室では、電極の数を減らして脳波の振幅をモニターする脳波振幅統合（Amplitude-Integrated EEG：aEEG）モニターが使用されています。

　近年、痙攣を伴わずに意識障害や行動異常が続く非痙攣性てんかん重積（Nonconvulsive Status Epilepticus：NCSE）が注目されています。高齢者では、認知症と誤診されていることも少なくありません。非痙攣性てんかん重積の診断には、脳波検査

が必須ですが、30分程度の通常脳波の記録時間内に異常脳波が出ないことがよくあります。このため、24 〜 48時間以上の持続脳波モニタリングが推奨されますが、電気的ノイズの多い集中治療室で国際10-20法による持続脳波モニタリングを行うには大変な労力を要します。ヘッドセットやaEEGは、専任技師がいなくても迅速かつ簡便に装着できるように電極数を減らすとともに、電気的ノイズを減らす工夫がされています。電極が少ない分、感度は落ちますが、脳波異常が広範囲に及ぶてんかん重積や心停止蘇生後などでは、薬剤の効果判定や予後評価の上でとても役に立ちます。

　脳波はデジタルデータとして記録され、見やすくなるよう加工されて表示されるので、脳波を専門としない医療者にも比較的容易に解釈できます。また、施設によっては、4日間の入院でビデオ撮影による行動観察と脳波同時記録も可能になっています。

　脳波所見判読の基本的事項についてまとめておきます。

1）正常成人では安静時閉眼時はアルファ（α）波（波の周波数：8 〜 13Hz）が主体で、開眼するとベータ（β）波（13Hz 〜 30Hz）主体となり、これをα波抑制といいます。

2）デルタ（δ）波（4Hz未満）とシータ（θ）波（4Hz以上8Hz未満）を徐波といいます。

3）棘波（スパイク／Spike：20 〜 70ms）、鋭波（シャープウェーブ／Sharp Wave：70 〜 200ms）、棘徐波複合などの異常波は発作波とか突発波といいます。

4）脳波賦活法には過呼吸、光刺激（以上はルーチン）、その他睡眠や薬剤投与があります。

5）過呼吸で高振幅徐波が増えるのをビルドアップ（Buildup）といい、若年者ほど著明です。

6）正常人では点滅光の周波数と一致（あるいは調和）する波は後頭優位、左右対称に出現し、これを光駆動（Photic Driving）反応といいます。

7）側頭葉てんかん（精神運動発作、鉤発作、déjà vu）では入眠期、軽睡眠期に側頭棘波や棘徐波複合（Spike-and-Slow-wave Complex）が出現しやすくなります。

8）クロイツフェルト・ヤコブ病では周期性同期性放電が特徴的です。

9）発作波や発作の誘発薬剤（薬剤誘発性発作を来す）があります。

10）大発作の発作時には棘波の、小発作では３Hz棘徐波の群発がみられます。

11）び漫性（Diffuse）α は高年者、低振幅徐波は外傷後遺症患者によくみられます。

12）脳腫瘍ではLazy Activity、焦点性異常波（多形性 δ や θ）、左右差がよくみられます。

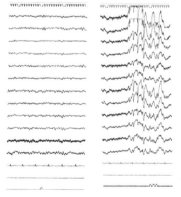

図20　光刺激（閃光刺激周波数15〜20ヘルツ）。左：光刺激する前、右：光刺激の最中

13）脳梗塞では部位、範囲、年齢などで脳波所見は異なります
　　が、抗てんかん薬服用の必要性の判断に有用です^{（図22}
　　〜 24）。

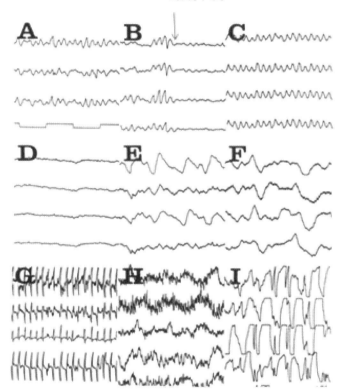

図21　脳波の各種パターン（同一スケール）
A：正常脳波、B：閉眼から開眼した時のアルファ（α）波抑制、C：び漫性αパター
ン（Diffuse α Pattern）、D：低電位速波（Low Voltage Fast Pattern）、E：左右走、
F：多形成デルタ波（Polymorphous δ）、G および H：大発作時、I：棘徐波複合（Petit
mal Variant）

14）脳波の平坦化（6時間以上持続）は脳死判定の必須条件である。平坦脳波測定中は「脳波よ出てこい」と強く願うことです。

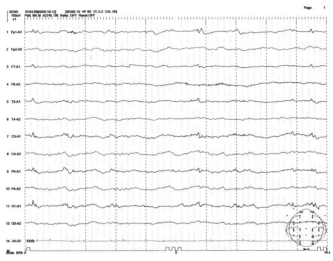

図22
80代女性。発作がないときの脳波：各誘導に左右差なし

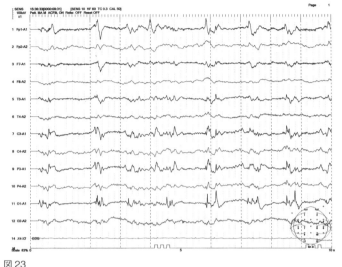

図23
図22と同じ患者さんの脳波。発作（右不全片麻痺、左への眼球共同偏視、四肢・頸部に間代性けいれん）後まもなくの脳波：各誘導に左右差（左に徐波）あり

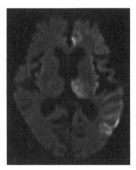

図24
図22と同じ患者さんのMRI。左側頭葉・視床・前頭葉に拡散強調画像で高信号域（脳梗塞）を認める

◎動脈硬化度検査-ABI（動脈壁厚さ）検査と
baPWV（動脈壁弾力性）検査

ABI検査は「Ankle Brachial Index」の略で、baPWV検査は「Brachial-Ankle Pulse Wave Velocity」の略です。

これらは手と足の血圧を比較し、脈波の伝わり方を調べて、動脈硬化による血管の老化などの度合（血管の硬さ）や早期血管障害を血管の状態として数値化するものです。

加齢や生活習慣病の進行とともに動脈硬化が進むと、心筋梗塞や脳卒中など生命予後に大きな影響を及ぼす疾病を引き起こす可能性が高くなります。動脈硬化とは、動脈血管の壁にコレステロール等の脂質が付着することで血管が硬くなり、内部が狭くなる状態のことをいいます。動脈硬化を引き起こす危険因子として次のようなものが挙げられます。脂質の異常、喫煙、糖尿病、肥満、高血圧などです。動脈硬化の進行を放置すると、例えば心臓に酸素や栄養を供給している冠動脈に起きれば狭心症や心筋梗塞、それから脳の血管がもろくなれば脳出血、詰まれば脳梗塞、足の動脈に起これば下肢の壊死につながる可能性があります。血圧と脈波を同時に測定することにより、足の血管の詰まり（ABI）や血管の硬さ（baPWV）を知ることができます。

・ABI検査で何がわかるの？

ABI検査（足関節上腕血圧比）は足首と上腕の血圧を測定し、その比率（足首収縮期血圧÷上腕収縮期血圧）を計算します。同種の検査に心臓足首血管指数（Cardio-Ankle Vascular Index：CAVI）があります。

　動脈の内膜にコレステロールを主成分とする脂質が沈着して内膜が厚くなり、粥状硬化ができて血管の内腔が狭くなる「アテローム動脈硬化」の進行程度、血管の狭窄や閉塞などが推定できます。

　動脈硬化が進んでいない場合、横になった状態で両腕と両足の血圧を測ると足首の方がやや高い値を示します。しかし、動脈に狭窄や閉塞があると足首の方の血圧は低下します。動脈の狭窄や閉塞は下肢の動脈に起きることが多いとされるため、上腕と足首の血圧の比によって狭窄や閉塞の程度を数値化できます。

・baPWV検査で何がわかるの？

　baPWV検査（上腕−足首間脈波伝播速度）は、心臓の拍動（脈波）が動脈を通じて手や足にまで届く速度を測定します。動脈壁が厚くなったり硬くなったりすると動脈壁の弾力性がなくなり脈波が伝わる速度が速くなります。

　腕と足の4箇所のセンサー間の距離と脈波の到達所要時間を計測し、計算式（両センサーの距離÷脈波の到達所要時間）にあてはめて得られた数値が高いほど動脈硬化が進行していることを意味します。

・ABI、baPWV検査の方法は？

　ベッドの上に仰向けの状態で両側の腕と足首に、血圧計の帯（カフ）、心電図の電極、心音マイクを装着します。ABIとbaPWVは同時に測定します。検査時間は10分程度です。

・検査結果の判定

　ABIの測定値が0.9以下の場合は、症状の有無にかかわらず動脈硬化が疑われます。下肢の比較的太い動脈が慢性的に閉塞し、足が冷たく感じたり、歩くとお尻や大腿の外側などが痛む「閉塞性動脈硬化症（ASO）」が進行すると、足先が壊死してしまうこともあります。下肢血管エコー検査やMRI検査（下肢静脈MRV）を行い、血管の状態をさらに詳しく調べる必要があります。

　年齢によって異なりますが、baPWVの測定値が1400cm /sec以上の場合は、動脈硬化が進行しており、くも膜下出血や、脳梗塞、狭心症や心筋梗塞などの病気にかかりやすくなっていると言われています。

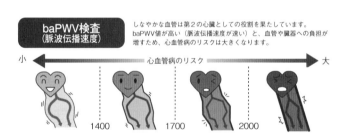

図25
baPWV 検査

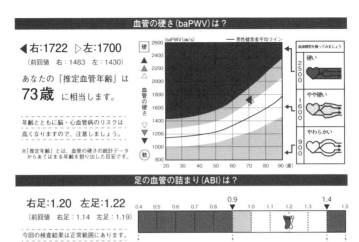

血管の硬さ（baPWV）は？

◀右：1722 ▷左：1700

（前回値 右：1483 左：1430）

あなたの「推定血管年齢」は

73歳 に相当します。

年齢とともに脳・心血管病のリスクは
高くなりますので、注意しましょう。

※「推定年齢」とは、血管の硬さの統計データ
からあてはまる年齢を割り出した目安です。

足の血管の詰まり（ABI）は？

右足：1.20　左足：1.22

（前回値 右足：1.14 左足：1.19）

今回の検査結果は正常範囲にあります。

※ABIはまに豊から足首までの血管の詰まりを表す指標です。また、図はイメージであり実際の状態を表すものではありません。

図26
baPWV と ABI 検査

第 3 章

脳梗塞の臨床病型

脳梗塞の臨床病型

　脳梗塞は、血管閉塞の機序によって血栓性、塞栓性、血行力学性に分けられていますが、臨床病型としては、国際的に広く普及しているNINDS-Ⅲ（National Institute of Neurological Disorders and Stroke, 1990）では、アテローム血栓性脳梗塞、心原性脳塞栓症、ラクナ梗塞、その他、の脳梗塞の4種類に分類されています[図27]。

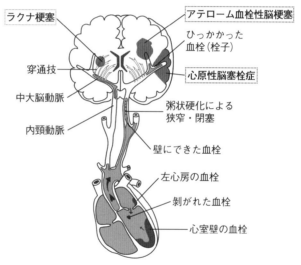

図27
脳梗塞の主なタイプ。アテローム血栓性脳梗塞、心原性脳塞栓症、ラクナ梗塞と、内頚動脈起始部の粥状硬化症、心房細動などでできやすい心臓内血栓の関連性を示しています

　また、脳梗塞急性期の別の古典的かつスタンダードな病型分類としてTOAST分類（The Trial of Org 10172 in Acute Stroke Treatment）があり、5つの病型に分類されています[図28]。

脳梗塞の病型分類（TOAST分類）

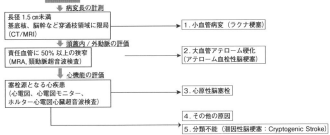

図28
脳梗塞急性期のTOAST病型分類。1）小血管病変（ラクナ梗塞）、2）大血管アテローム硬化（アテローム血栓性脳梗塞）、3）心原性脳塞栓症、4）その他の確定的な原因（凝固異常、動脈解離、血管炎など）による脳梗塞、5）分類不能の脳梗塞（潜因性脳梗塞：Cryptogenic Stroke／現在は、塞栓源不明脳塞栓症と呼称）

　一般的には臨床病型分類として、①アテローム血栓性脳梗塞、②心原性脳塞栓、③ラクナ梗塞の主要3型が有名です。本書では、脳梗塞の臨床病型カテゴリーとして下記の順で記載することにしました。

　1）一過性脳虚血発作（TIA）
　2）アテローム血栓性脳梗塞（大血管アテローム硬化）
　3）心原性脳塞栓症
　4）塞栓源不明脳梗塞（ESUS）（潜因性脳梗塞）
　5）ラクナ梗塞（小血管病変）
　6）その他の原因による脳梗塞
　7）MRIの診断で問題となる脳梗塞類似病変

　血管閉塞（狭窄）の部位による症候を考慮した分類としは、1）内頸動脈、2）中大脳動脈、3）前大脳動脈、4）椎骨脳

底動脈系（椎骨動脈、脳底動脈、後大脳動脈）に分けられます。

　病型や閉塞部位の判定は、神経症状、発症様式（突発性か緩徐進行性）、心疾患の有無、リスクファクター(危険因子)・バイオマーカー(生物学的指標)などの臨床情報を前提とし、各種の画像検査を経て確定診断に至ります。

　リスクファクターとは、血圧、血清総コレステロール、糖尿病、飲酒、喫煙、身長、メタボリックシンドローム、慢性腎臓病、いびき、抑うつ、頚動脈内膜中膜複合体の厚さ、足関節上腕血圧比（ABI）などです。

　血液バイオマーカーとは、血清高感度 C 反応性蛋白（hsCRP）、血清リノール酸などの各種脂肪酸、血清アルカリフォスファターゼ、血清γ-GTP、インスリン抵抗性（空腹時の血糖値とインスリン値から算出される HOMA-IR）、D-dimer、心不全のマーカーである NTproBNP（N-Terminal Pro-Brain Natriuretic Peptide）などです。

　※ D-dimer：血液凝固の過程で凝固したあとのフィブリンがプラスミンによって溶解されるとき産生される fibirin ／ fibrinogen 分解産物の１つで、先行する凝固・血栓の状態を示唆します。これが高値になると深部静脈血栓症、肺血栓塞栓症、血液凝固亢進状態（播種性血管内凝固症候群）などの血管内血栓の存在が疑われます。その他、外傷、術後、重症感染症、大動脈解離、妊娠・出産、悪性腫瘍などで上昇します。

　※ NTproBNP：心臓に負担がかかると NTproBNP 値が上昇します。心臓病、脳梗塞、脳出血になる危険率が３〜６倍に上昇することがわかっています。

１）一過性脳虚血発作（TIA）

　一時的に起こる脳梗塞様の発作を「一過性脳虚血発作」（Transient Ischemic Attack：TIA）と呼びます。軽い症状だからといって見過ごしてはいけない危険な発作です。現今では、一過性脳虚血発作（TIA）＝急性脳血管症候群（Acute CerebroVascular Syndrome：ACVS）＝急性虚血性脳卒中（Acute Ischemic Stroke：AIS）＝脳梗塞として治療を開始します。また、一過性脳虚血発作は、脳卒中発作が切迫している状態として、かなり以前から切迫脳卒中（Impending Stroke）と呼ばれていました。本書では以下、TIAを用います。

　TIAの原因としては、脳梗塞と同様に非心原性と心原性に大別されますが、以下のように分類されます。それぞれについては後述します。

　１）アテローム血栓性TIA（15%）

　　　大動脈弓、頚部動脈（内頚動脈、椎骨動脈）、頭蓋内主幹動脈の狭窄や閉塞

　２）心原性TIA（15%）

　　　心房細動、急性心筋梗塞、左室血栓、人工弁

　３）ラクナTIA（25%）

　　　穿通枝の細動脈硬化

　４）その他のTIA

　　　血液凝固異常、血管れん縮、血管壁異常、塞栓源不明

　症状としては片側の運動障害、視力視野障害、言語障害、めまいなど脳梗塞と同様の症状が、一時的に現れますが、血流が回復すれば治ります。眼動脈に血栓が詰まると、短時間、片目の視野の全体あるいは一部が見えなくなります（一過性黒内障）。

実際には、2分～数十分以内（通常は30分以内）で回復することがほとんどですが、24時間以内に血栓が自然に溶けて、血流が回復し、神経症状が消失すればTIAと診断されます。

　発作は、頚動脈にできたアテローム血栓がはがれた極小な血栓（微小栓子）が脳へ飛ぶことにより、ごく短時間、神経症状となって現れると考えられています。その他に心臓など他の部位にできた血栓が原因となることもあります。これらの微小栓子の検出には経頭蓋超音波ドプラー法（Trans-Cranial Doppler：TCD）が有用とされています。

　症状が短時間で消失するのは、詰まった血栓が小さいため、溶けて血流が再開するからです。

　患者さんは治ったのだと安心しますが、この発作は脳梗塞の前兆で、放置すると本格的な脳梗塞となりますので、そのままにしておいてはいけません。

　TIAが起きるのは、脳梗塞が発症しやすい状態になってい

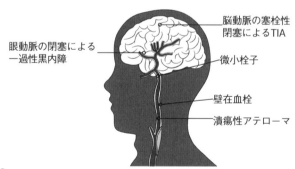

図29
一過性脳虚血発作（TIA）の発生機序（例：頚部内頚動脈アテローム性狭窄の場合）
頚部内頚動脈起始部にアテロームプラーク（表面が潰瘍性）壁在血栓による狭窄を来し、壁在血栓の一部が剥がれて微小栓子となって脳動脈や眼動脈に詰まって、TIAや一過性黒内障を来す（実臨床例は図30）

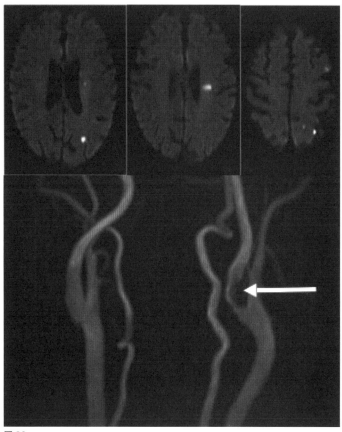

図30
新鮮梗塞の MRI 拡散強調画像（DWI）と左内頚動脈起始部の潰瘍性アテロームプラーク狭窄 MRA 像
70 歳代、男性。一過性の右顔面違和感（右口角が下がる）と滑舌が悪い。MRI にて左大脳半球に 4 か所（以上）に拡散強調画像で高信号域を呈する新鮮梗塞画像、MRA にて左内頚動脈起始部に狭窄（アテローム硬化性）。右大脳半球および右内頚動脈起始部は異常所見なし。上：MRI 拡散強調画像（DWI）。左大脳半球の散在性梗塞。下：MRA 像。左内頚動脈起始部のアテロームプラーク狭窄（矢印）

るためです。治療を受けずに放っておくと約10％が1年以内に、約30（20〜40）％が5年以内に本格的な脳梗塞の発作を起こすといわれています。特にTIAの発作から2日〜1カ月以内が危険です。なかでも、アテローム血栓性脳梗塞の危険信号とされていますので、この症状を自覚したり、そばにいる人が気づいたりしたなら、迷わず、すぐに専門病院を受診しましょう。TIAは救急疾患なのです。

　TIA発症後2日以内の脳卒中発症リスク評価として、「ABCD^{2}スコア」が用いられることがあります。5項目（年齢、血圧、神経症状、持続時間、糖尿病）7点満点で、スコアが高いほど脳梗塞発症のリスクが高くなります。

　脳卒中ガイドラインによると、TIAを生じた場合は、「崖っぷち警告」と認識して速やかに発症機序を探索して評価し、直ちに治療を開始することが強く勧められています。

　非心原性TIA治療は血液をサラサラにする抗血小板薬のアスピリン（160-300mg/日）の投与が強く勧められています（グ

A	Age（年齢）	60歳以上	1
		60歳未満	0
B	Blood（血圧）	SBP140以上またはDBP90以上	1
C	Clinical（神経症状）	一部の筋力低下	2
		麻痺を伴わない言語障害	1
D	Duration（持続時間）	60分以上	2
		10〜59分	1
D	Diabetes（糖尿病）	あり	1

表6
TIAにおけるABCD^{2}スコア。TIAから2日以内の脳卒中発症リスクを評価するもので0〜3点：低（1.0％）、4〜5点：中（4.1％）、6〜7点：高（8.1％）である

レードA）。また、短期間であれば抗血小板薬2剤併用（例えばアスピリンとクロピドグレル）の使用も勧められています。

　心原性TIAのうち非弁膜症性心房細動が原因の場合はDOACおよびワルファリン投与が勧められ、他の心疾患や腎機能障害がある場合はヘパリン持続静注とワルファリン投与が勧められています。

　TIAの治療は脳梗塞と同様に個々の病態にあわせて調整する必要がありますので、主治医とよく相談してください。

　TIAから脳梗塞へのリスクは、ABCD^{2}スコア3点がカットオフポイント（分割点あるいは病態識別値）です。これについて脳卒中ガイドラインでは、ABCD^{2}スコアが3点以上かつ

	ABCD^2	ABCD^3	ABCD^{3-I}
年齢≧60歳	1	1	1
BP≧140/90mmhg	1	1	1
構音障害	1	1	1
麻痺	2	2	2
持続時間：10-59分	1	1	1
≧60分	2	2	2
DM	1	1	1
7日以内のTIAの既往		2	2
同側頚動脈≧50%狭窄			2
DWIで高信号			2
Total	0 - 7	0 - 9	0 -13

表7
ABCD^2、ABCD^3、ABCD^{3-I}スコアの比較表
ABCD^{3}スコアはABCD^{2}スコアに7日以内のTIAの既往の有無を追加したもので、0〜3点：低、4〜5点：中、6〜9点：高リスクと評価する。ABCD^{3-I}スコアはさらに同側頚動脈≧50%狭窄と急性期拡散強調画像（DWI）で高信号域の2項目の画像項目を追加したもので、0〜3点：低、4〜7点：中、8-13点：高リスクと評価する

72時間以内のTIAは緊急入院が妥当であるとしています。さらに、ABCD^{2}スコアが6～7点は1年以内の再発が多いとしています（グレードB）。また、アメリカ心臓協会（American Heart Association：AHA)の声明書では、「ABCD^{2}スコア」3点以上かつ発症72時間以内のTIAは緊急入院が妥当としています。さらに、「ABCD^{2}スコア」に加えて「ABCD^{3}スコア」と「ABCD$^{3-1}$スコア」が掲載されています。

2）アテローム血栓性脳梗塞
（大きな血管の動脈粥状硬化による脳梗塞）

血液中のコレステロールなどが過剰に増えて、血管壁に沈着すると、プラーク（アテローム硬化症：柔らかい粒々が付着したゴム板状：粥腫、粥状腫）というコレステロールの固まりを作って血管腔を狭めていきます。プラークが何らかの原因で破壊（潰瘍形成）され、そこを塞ぐために血栓性機序によって血の塊（血栓）が次々と付着して、血管を詰まらせるのが「アテローム血栓性脳梗塞」[図32]です。日本人もメタボリックシンドロームに当てはまる方が増えていますが、その方たちに起こりやすいタイプの脳梗塞です。なお、アテローム血栓症（Atherothrombosis：ATIS）は、脳血管疾患（脳梗塞）、冠動脈疾患（心筋梗塞）、末梢動脈疾患（第3の梗塞「足梗塞」）に共通する全身性の血管性疾患を指す概念です。とくにこの3疾患は互いにオーバーラップすることが多く、多血管病（Polyvascular Disease：全身性動脈硬化性疾患）であるという認識が大切です。

脳の太い動脈や、脳に血液を運んでいる頚部の太い動脈（内頚動脈、椎骨動脈)、大動脈弓の動脈硬化が原因で起こります。

これらの太い動脈の起始部が閉塞すると広範な脳梗塞となり、末梢部の皮質枝閉塞では狭い範囲の脳表面の梗塞を来します。高血圧、糖尿病、脂質異常症（高脂血症）、肥満、慢性閉塞性肺疾患、喫煙といった生活習慣病が危険因子となります。中大脳動脈の閉塞では、基底核の複数の穿通枝領域の梗塞（線条体内包梗塞：Striatocapsular Infarction）を来すことがあり、１本の穿通枝閉塞によるラクナ梗塞よりも予後が不良となりやすいのです。

また、脳の外の血管である頚部内頚動脈の動脈硬化病変が原因で、その動脈硬化巣（プラーク）から剥離した塞栓子が末梢（遠位）の脳内動脈に詰まることによる梗塞を「動脈-動脈塞栓」

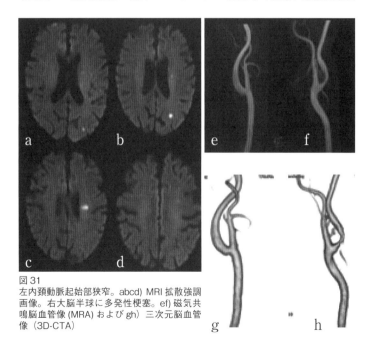

図31
左内頚動脈起始部狭窄。abcd) MRI 拡散強調画像。右大脳半球に多発性梗塞。ef) 磁気共鳴脳血管像 (MRA) および gh) 三次元脳血管像（3D-CTA）

（Artery to Artery Embolism）・「動脈原性塞栓症」といい、塞栓性機序ではありますが、アテローム血栓性脳梗塞の分類に含めるのが通常です。そして、治療も抗血小板薬や脳細胞保護薬が第1選択となります。

アテローム血栓性脳梗塞の症状は、梗塞の起こる部位や大きさなどによって様々で、軽い片麻痺だけの症例から、昏睡状態に陥る重篤な症例まであります。プラーク内出血あるいはプラーク塞栓により、急激な主幹動脈閉塞を来した場合には、心原性脳塞栓症との判別が難しくなります。

アテローム血栓性脳梗塞の多くは重症となります。また、血管が細くなっている場合、症状が数日かけて徐々に悪くなっていくこともあります。発症が緩やかで、側副血行（バイパス）が形成される場合には、比較的小さな梗塞の患者さんであれば症状も軽くてすみます。

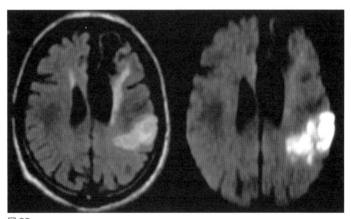

図32
アテローム血栓性脳梗塞のフレア（FLAIR）画像（左図）と拡散強調（DWI）画像（右図）。80歳代男性。高血圧・糖尿病内服治療中。起床時より構語障害、右片麻痺が出現しており救急来院。MRI（図）で左頭頂側頭葉に梗塞およびMRAで左内頸動脈閉塞像を認めた

　多くは片側の顔面や手足が動かせない、感覚が低下するといった症状が主体となります。他にも、聞いた言葉が理解できなかったり言葉が出なかったりする（失語）、日常的な動作や行為ができない（失行）、視野の片側が欠けるなどの症状が現れます。

　安静時に発症することが多く、睡眠中に起こり目が覚めて発症に気づくことも少なくありません。

　治療は、細くなった血管が元通りになるわけではありませんが、血液をサラサラにする抗血小板薬・抗凝固薬あるいは脳細胞を保護する薬・コレステロールを下げるスタチンやEPA（エイコサペンタエン酸；Eicosapentaenoic Acid）という薬を組み合わせて使用します。これにより症状の再発・進行を予防しますが、さらに生活習慣病の厳格な管理をすることが必要になります。

３）心原性脳塞栓症（心臓の病気を原因として生じる脳梗塞）

　心臓でできた血栓は、フィブリンという凝固タンパクで固められていますので、大きくて溶けにくいという特徴があります。これが血流にのって脳血管に流れ込み、血管を塞いでしまうのが「心原性脳塞栓症」です。診断のためには心臓あるいは心臓経由の塞栓源を証明することが重要です。

　心臓内腔に血栓ができる一番多くて最重要の原因疾患は心房細動（Atrial Fibrillation：AF）（心房が細かく痙攣する）です。心臓の拍動リズムが乱れる不整脈を来し、高齢者に多くみられます。心房細動が起こると、心腔（心房、心室）内で血流が滞り、血栓（血の塊）ができやすくなり、なかには直径数cmにもなります。心房がほとんど収縮しないで、ぶるぶる震えている

（1分間の心拍数が300回以上；400～500回にも）だけになり、血液を心室に送る力が弱くなって固まりやすくなるためです。

　心房細動は高齢者に多い不整脈の1つで、頻脈のほか、動悸や息切れ、ふらつき、めまい、疲労感・脱力感、胸部不快（もやもや）感などの自覚症状があります。心房細動の引き金になるのは高血圧、糖尿病、狭心症、心臓弁膜症、肺や甲状腺などの疾患、肥満、ストレスなど、高齢になるほど発症しやくなります。

　心房細動を起こす人は年齢とともに増え、70代では10～20人に1人が心房細動を持っていると報告されています。そして心房細動の人は1年間に約20人に1人が脳梗塞を発症し、さらにそれは脳梗塞の中で最も重症（心原性脳塞栓をノックアウト型脳梗塞と呼称することがある）であることが知られています。心房細動患者は、脳卒中を合併すると認知症のリスクが2.7倍高まること、脳卒中を伴わなくても認知症リスクが高まることが報告されており、適切な心房細動治療が認知症予防につながることが期待されています。

　我が国は、世界でも類を見ないスピードで超高齢社会になっていっています。よって、高齢者の割合の多い心原性脳塞栓症の患者さんは社会の高齢化とともに増加を続けています。

　心房細動以外の心原性脳塞栓症の原因としては、左心系由来としては心臓内で血液の逆流を防ぐ弁が正しく開閉しなくなる「心臓弁膜症、とくに僧帽弁狭窄症」、人工弁置換術、心臓の筋肉に酸素と栄養を届ける冠状動脈が詰まる「急性心筋梗塞」、左室血栓、心臓の筋肉に異常があって不整脈などを招く「拡張型心筋症、肥大型心筋症」、感染性心内膜炎、先天性の卵円孔

開存などがあります。右心系由来では心房中隔欠損症、卵円孔開存、肺動静脈瘻があります。その他、大動脈原性脳塞栓症を来し得る上行大動脈～大動脈弓部の粥腫性病変（アテローム）が挙げられます。

　心臓内にできる血栓は大きくなりやすいこともあって、心原性脳塞栓症は、比較的太い動脈の閉塞が急速に生じるため、発症様式は突発完成型で、側副血行路の発達は不良で、閉塞動脈の灌流域に一致した皮質優位の広範な梗塞を来しやすいのが特徴です。ほとんどの場合、日中の活動時に突然起こるので、手足の運動麻痺や感覚障害、意識障害などが現れます。また、発症時に最も症状が重いのも特徴の1つです。すなわち、意識障害を伴う重篤な神経症状を呈することが多く、致死的経過をとることも少なくありません。

　脳動脈硬化とは関係なく起こり、他のタイプと比べて梗塞巣が大きい傾向があります。したがって、重症になる症例が少なくないのです。

　急性期に栓子が粉砕、溶解することによって起こる再灌流が半数以上にみられ、顕著な血管性浮腫と出血性梗塞を来しやすいのも特徴的です。出血性梗塞はアテローム血栓性脳梗塞よりも心原性脳塞栓症に多くみられます。なお、出血性梗塞は亜急性期に側副血行路の発達や新生血管の増生に伴って生じる場合もあります。出血性梗塞は脳梗塞の中に出血を起こしたり、脳梗塞とは別の場所に発生したりして、さらに重症化することも稀ではありません。

　それで、心房細動のある方は脳梗塞を予防するために原則としてワルファリンという血液をサラサラにする薬を飲むことが勧められていました。適切な量のワルファリンを服用すること

により、脳梗塞の発症が約60%減るとされています。

　しかし最近では、ワルファリン以外の新しい抗凝固薬が4種類も使用可能になっていて（DOAC：ドアックと呼ばれます）、ワルファリンと同等、あるいはそれを上回る効果、すなわち出血などの副作用の減少効果があることが証明されています。

　さらにこれらの薬は、ワルファリンのように、たびたび病院で採血検査する必要がなく、納豆などが食べられないといった食事制限もありません。

　心原性脳塞栓症は脳梗塞の中でも特に恐ろしい病気ですが、一方で詰まった血栓を溶かす治療であるtPAによる血栓溶解療法（後述します）の有効性が高く評価されてもいます。

　日本で行われる血栓溶解療法の60〜70%は心原性脳塞栓症であると報告されています。さらに、tPA療法で効果がなかった場合、カテーテルにより血栓を除去する治療を追加することで、症状が良くなる場合があります。

　心原性脳塞栓症の最大の危険因子である心房細動は、脳ドックで行われる心電図検査で調べることができます。心房細動には、3段階あって、1）発作性：症状がでても24時間以内におさまり、それを繰り返す、2）持続性：一週間前後持続する、3）慢性：1年以上続く、に分類します。持続性が最重症で、発作性は年5%の割合で持続性になるとされています。

　しかし、発作性の場合は短時間の心電図では見つかりませんので、小型の携帯心電図を体に装着して24時間測定するホルター心電図検査を行います。また、実際に心臓内に血栓が存在するかどうかは心臓エコーや経食道心エコーでわかることがあります [図33]。

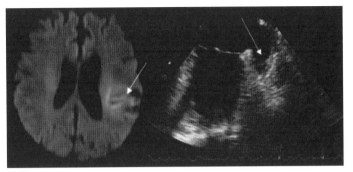

図33
心房細動に起因した心原性脳塞栓症。左図：MRI 拡散強調画像。左大脳に脳梗塞が出現しつつある（矢印）。右図：左心耳内に血栓を認める（矢印）。直ちに tPA 療法を行い、症状は速やかに改善した

　繰り返しになりますが、普段の生活の中で、動悸を感じ、脈がバラバラになっているようであれば、循環器内科を受診してみてください。特に、心房細動があれば、脳梗塞を防ぐためにワルファリンか、あるいは新しい抗凝固薬を飲む必要がないかどうかを医師によく訊いてみてください。

　また、心房細動のある方に脳梗塞を疑う症状（突然生じる半身の麻痺、しびれ、言語障害、眼がみえにくくなる、めまいなど）が出現した場合は、脳卒中治療は一分一秒を争いますので、躊躇せず脳神経の専門病院を受診してください。

４）塞栓源不明脳塞栓症（ESUS）（潜因性脳梗塞）

　虚血性脳卒中（脳梗塞）の25 ～ 30%（約４人に１人）は原因が特定できない（潜因性脳卒中：Cryptogenic Stroke）病態名ですが、その大部分は塞栓性脳梗塞なので、塞栓源不明の脳卒中（Embolic Stroke of Undetermined Source：ESUS〈イーサス〉Hart　RG ら ,2014)）とか潜因性脳梗塞と呼称されるように

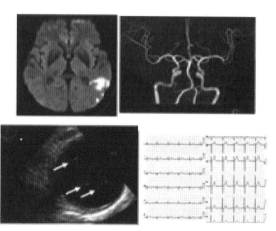

図34
塞栓源不明脳梗塞症（ESUS）の症例
本例ではMRA、経食道超音波、心電図、その他の検査で異常所見はみられなかった。
最近では植え込み型心電図記録計による長時間心電図モニターも可能になっている

なりました。なお、新型コロナウイルス感染症で血栓形成が促進されて脳梗塞が起こりやすいと報告されています。

　塞栓源不明とはいっても、想定される塞栓源としては、頭蓋外・頭蓋内主幹動脈狭窄（狭窄を来さない程度のプラークや内膜びらん）、大動脈プラーク、心疾患（潜在性発作性心房細動〈心房細動は検出されていないが実際には存在する〉、卵円孔開存、心房中隔欠損、肺動静脈瘻）、悪性腫瘍などが想定されています。

　ESUSの確定診断のために頭頚部CT、頭頚部MRI/MRA、血液（フィブリンモノマー複合体、D-dimer（ダイマー）、脳性ナトリウム利尿ペプチド、遺伝子検査など）、レントゲン、12誘導心電図、心臓モニター、24時間あるいは長時間心電図モニター・植込み型心電図記録計（潜在性心房細動の追求など）、

経胸壁心エコー、経食道心エコー、頚部血管エコー、下肢静脈エコーなどの種々の検査を選択して行っています。

　ESUSの塞栓源の代表疾患の１つとされる大動脈原性脳塞栓症の症例では、超高精細CTにより大動脈弓部にプラークが発見され、潰瘍形成と思われる所見も観察された症例も報告されていて、超高精細CTは病態把握や病型診断においてかなり有用とされています。すべての人にこれらすべての検査が必須というわけではありませんが、多種類の検査を施行しても塞栓源不明の診断に終わるケースが少なくありません。

　ESUSの診断には以下の4つは除外します。
①ラクナ梗塞、脳深部の15mm未満の脳梗塞ではない。
②アテローム血栓性脳梗塞でない（病変と関連のある責任血管に50％以上の狭窄がない）。
③TOAST分類（107ページ）でハイリスクの塞栓源心疾患（発作性心房細動、卵円孔開存など）がない。
④その他の原因として確立したもの、動脈解離、血液凝固異常（ATⅢ欠損症など）がない。

　治療薬および再発予防薬として、抗血小板薬と抗凝固薬の比較試験として、1）アスピリンとDOACの比較、2）ダビガトランとアスピリンの比較、3）心原性ESUSと動脈原性ESUSの比較試験が行われてきたり、また試行中ですが、現時点では心原性塞栓症と同様に、抗血小板薬、ワルファリンやDOACなどが使用されたりします。

癌に合併する脳梗塞

悪性腫瘍（癌）が塞栓源となって起こる脳塞栓症（腫瘍塞栓）はESUSの1つです。

癌があると凝固亢進状態を来し脳卒中を起こしやすくなります。実際、癌で亡くなられた方の約15%に脳血管障害が認められ、出血と梗塞の頻度はほぼ同じであったと報告されています。

癌があると血液が固まりやすくなり、心臓の弁に固まり（疣贅）ができたり、下肢の静脈に血栓ができたりする（別記：エコノミークラス症候群）ことで、脳梗塞を起こしやすくなります。下肢の静脈にできた血栓がなぜ脳梗塞を起こすかについては、前章で説明しました。

その他、血液が固まりやすいため、血管のいたるところで小さな固まりができる（微小血栓）、癌自体が小さな固まりとして脳の血管に詰まる（腫瘍塞栓）、といったメカニズムでも脳梗塞が生じます。

新しい脳梗塞が多発し(図35)、血液検査でD-dimerという項目が高い場合、体に血栓（心房内血栓など）がある可能性を考えますが、時に、癌の存在を疑って全身の検査をすると実際に癌が発見される場合があります。癌によって血液凝固機能亢進（血液過凝固状態）や非細菌性血栓性心内膜炎を来して同時期多発脳梗塞を起こすのをトルーソー症候群（Trousseau,19世紀、フランスの神経内科医）あるいは癌関連脳梗塞と呼びます。なお、悪性腫瘍に伴う神経筋疾患を傍腫瘍性神経症候群

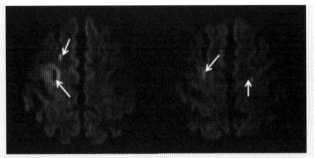

図35
多発性腫瘍塞栓脳梗塞の MRI(拡散強調画像)
脳梗塞に類似し、腫瘍塞栓が疑われる多発性高信号病変（矢印）を認める

(Paraneoplastic Neurological Syndrome：PNS) といいます。

　原因となるのは肺癌、乳癌、子宮癌、消化器癌、腎臓癌、前立腺癌などの固形癌が多いとされています。

　治療は、急性期にヘパリンなど血液をさらさらにする点滴の抗凝固療法が有効です。しかしながら、癌を治療しなければ血液の固まりやすい状況は根本的に改善しないため、癌そのものに対する治療が最も大事になります。

5）ラクナ梗塞（細い穿通枝血管が詰まって生じる脳梗塞）

　直径1mm未満（200ミクロン以下という記載もみられます）の脳内の極めて細い動脈（穿通枝／穿通動脈）が詰まってできる長径15mm以下の小さな梗塞を「ラクナ梗塞」といいます。

　ラクナ梗塞は基底核、内包、視床、深部白質、脳幹などの脳深部に発生します。神経症状は病巣と反対側の顔や手足の運動性あるいは感覚性の麻痺症状が主体となります^(図36)。なお、手口感覚症候群（一側の手掌のしびれと同側の口周囲のしびれ）は視床のラクナ梗塞を疑うとされています。ラクナ梗塞の半数は、睡眠中や起床時などの安静時に発生するとされています。たいていは段階的に症状が現れ、少しずつ進行していきますが、突然発症して急激に悪化する場合もあります。

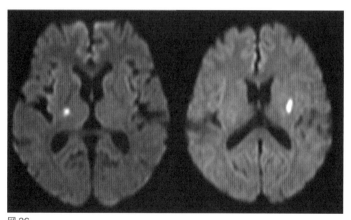

図36
ラクナ梗塞（左図と右図は別の患者さん）のMRI拡散強調画像。白く円形や楕円形に写っているのがラクナ梗塞。左図の患者さんは、70代男性。朝食の際に左手で持っていたコーヒーカップの中身をこぼした。一晩様子を見たが症状に改善なく、翌朝、"左手でコップを持ちにくい"、"左足を引きずるような歩行"などを主訴に来院。右内包後脚にラクナ梗塞。右図の患者さんは、60代男性。高血圧症および糖尿病の加療中。起床時に、右手の巧緻運動障害と言葉のもつれに気付いた。左内包のラクナ梗塞

　最初は強い麻痺を生じることがあるものの、意識はしっかりしていてリハビリの効果も出やすく、元気に自宅に帰られる方が多い脳梗塞です。ラクナ梗塞は病巣が小さいため、梗塞が生じても、特に症状がみられない無症候性の症例もしばしばみられます。病巣が小さいので予後は一般に良好です。しかしながらラクナ梗塞に気付かないうちにその数が増加していって、血管性認知症の原因の1つになりますので、定期健診や対策が必要となります。

　穿通枝の詰まる原因や機序は、高血圧を基盤とする穿通枝の脂肪硝子変性や穿通枝分岐部の微小アテローム形成とされています。高血圧などで、細い動脈に強い圧力がかかり続けると、血管壁が痛み、徐々に厚くなってきます。すると、血管の内腔が狭くなり、最終的に詰まってしまうのです。

　高血圧の管理が十分でなかった時代には圧倒的に多いタイプでしたが、現在ではアテローム血栓性脳梗塞が増加しているため、その差はほとんどなくなっています。

　高血圧の他にも、糖尿病や血液中の赤血球の割合が増えて血栓ができやすくなる高ヘマトクリット血症などが誘因となることもあります。

　高血圧、糖尿病、脂質異常症、慢性腎臓病などが合併する方も多いので、脳出血の患者さんにラクナ梗塞が合併することや、ラクナ梗塞の患者さんに脳出血の既往（微小出血：マイクロブリード）を認めることは決して稀ではありません。

　また、明確な発作がないままラクナ梗塞が何箇所にも発生し、少しずつ症状が進行していく多発性ラクナを来すこともあります。この場合には、血管性認知症、血管性パーキンソニズ

ム、言語障害、歩行障害、嚥下障害などの症状が現れます。

睡眠中や起床時など、半数は安静時に発生するとされています。たいていは段階的に症状が現れ、少しずつ進行していきますが、突然発症して急激に悪化する場合もあります。

最初は強い麻痺を生じることがあるものの、意識はしっかりしていてリハビリの効果も出やすく、元気に自宅に帰られる方が多い脳梗塞です。

予防のためには血圧の管理が最も重要ですが、他の脳梗塞と比べれば再発率も低く、「扱いやすい」脳梗塞といえるかもしれません。

ラクナ梗塞の超急性期には、発生4.5時間以内であればtPA療法が推奨されます。また急性期には抗血小板薬内服とオザグレルナトリウム点滴が行われますが、他に抗血小板薬や脳保護薬などを利用し、効果が実証されている治療方法があります。再発予防には、抗血小板薬の服用と高血圧対策を中心にした生活習慣病の厳格な管理が大切です。

現在はこのラクナ梗塞の割合は徐々に減少し、反対に重症かつ再発率の高いアテローム血栓性脳梗塞や心原性脳塞栓症が増加を続けています。

COLUMN

分枝粥腫型梗塞（BAD）とは？

ラクナ梗塞は、本来穿通枝の中途や先端優位の詰まりによるもので直径15mm以下の梗塞ですが、穿通枝の分岐部から起始部の太い部位の粥状硬化による詰まりで起こる梗塞です。したがって通常のラクナ梗塞よりも大きく、直径15mmを超える梗塞【大脳放線冠部・内包部、脳幹（橋）】となることが多く、梗塞は長軸方向に伸展します。これをBranch Atheromatous Disease（BAD）（分枝粥腫型梗塞／分枝粥腫病変を伴う脳梗塞）、一般にBAD（バッド）と呼びます[（図37）]。BADを来す穿通枝としては外側レ

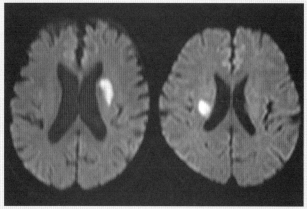

図37
BAD梗塞の２例のMRI拡散強調画像。左図と右図は別の患者さんです。白く不整形に見えるのがBAD。左図の患者さんは、80代男性。呂律困難にて来院、MRI拡散強調画像で左被殻〜放線冠領域に３断層面（スライス）以上の高信号域を認めた。MRAでは頭蓋内主幹動脈に有意な狭窄や閉塞なし。右図の患者さんは、70代女性。左半身の感覚異常と左手の巧緻運動障害で発症。MRI拡散強調画像で右放線冠に長径20mmの楕円形の高信号域を認めた

ンズ核線条体動脈、橋傍正中枝動脈、前脈絡叢動脈、視床線条体動脈などが挙げられています。

　この脳梗塞は、ラクナ梗塞に比べ、より根元から血管が詰まるため比較的大きな脳梗塞（長径15mmを超える）を生じ、強い麻痺などの重い後遺症が残ることが多くあります。

　BADは、アテローム血栓性脳梗塞とラクナ梗塞の中間に位置します。ただ，発症したときは症状が軽く、ラクナ梗塞と区別できず、いまだ有効な治療戦略も確立されておらず、入院後に治療を行っているにもかかわらず麻痺が進行するので（約3人に1人）、患者さんにとっても医師にとっても非常に辛いタイプの脳梗塞です。

　ラクナ梗塞の患者さんに比べ、BADの患者さんでは糖尿病、脂質異常症、肥満の割合が高いといわれています。MRAでも穿通枝はみえないので、どの穿通枝がどのあたりで詰まっているのか判然としませんが、穿通枝の根本の部分や枝分かれした基の動脈が詰まったと考えます。

　しかしながら、MRIで3スライス以上の梗塞であることなど、BADが少しでも疑われる場合は、入院時からBADとして治療します。つまり、絶対安静とし、血栓溶解療法（tPA療法）、抗血栓薬（抗血小板薬や抗凝固薬）、脳細胞の保護薬、スタチンというコレステロールを下げる薬などを用いて全力で症状の進行防止を図ります。

6）その他の脳梗塞

　前記の3病型に該当しない4つ目（その他）の脳梗塞として、血圧が急に下がったときなど、脳へ行く血液が減少するために起こる「脳血行力学性（動態）脳梗塞（境界領域梗塞)」、くも膜下出血に続発する脳血管れん縮、エコノミークラス症候群や車中泊血栓症、急性大動脈解離、脳静脈洞血栓症、もやもや病、がん（癌）、大動脈炎（血管炎）、播種性血管内凝固症候群（DIC）や抗リン脂質抗体症候群などの血液凝固異常、ミトコンドリア脳筋症、線維筋形成不全などの特殊な原因で起こる脳梗塞があります。

・脳血行力学性脳梗塞

　血行力学性機序脳梗塞のうち多いのは、頚部あるいは脳主幹動脈の狭窄あるいは閉塞のため、脳循環不全（灌流圧低下）を来すことによるものです。

　一方、脳循環不全を起こす全身性因子として、低血圧症、心不全、血液粘度変化(貧血など)、および低血糖などがあります。稀ですが、血糖降下剤薬（インシュリン注射を含む）の使用者が脳卒中を思わせる片麻痺を来すこともあります。

　血行力学性脳梗塞では、それぞれの動脈の灌流領域の境界域に梗塞を生じることがあります。このような場合、境界領域または分水嶺梗塞（Border Zone Infarction, Watershed Infarction）[図38] や終末動脈領域梗塞（Terminal Zone Infarction）と呼ばれます。梗塞の部位は皮質〜皮質下が主体となります。なお、境界領域梗塞には、血行力学性機序に加えて塞栓性機序の関与も示されています。

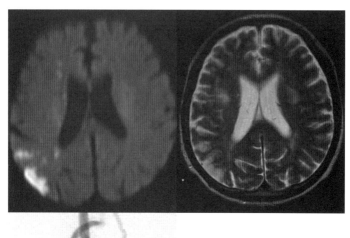

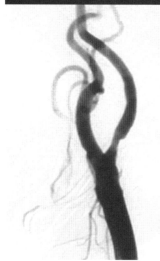

図38
境界領域梗塞（アテローム血栓性）の
MRIと頚動脈撮影像

　これは70代前半の男性の症例です。呂律困難と左下肢筋力低
下にて発症した。翌日来院。一過性脳虚血発作の既往あり。拡
散強調画像DWI^{（図38左）}にて、右中大脳動脈－後大脳動脈境界
領域および深部の終末動脈領域に小さな高信号病巣の多発を認

める。T2WI^{（図38右）}でも同部位に高信号を認めるが、陳急性病巣も描出され責任病巣の判定が困難。頚動脈撮影像^{（図38下）}にて右内頚動脈起始部に狭窄性病変を確認。

　症候は一過性であることが多いのですが、何回も繰り返されると非可逆的な脳梗塞発作に移行する可能性が強いので要注意です。

　症候は、下図に示した内頚動脈系の梗塞か椎骨脳底動脈系の梗塞かによって異なります。内頚動脈系では、片麻痺（運動、感覚）、言語障害（失語症）、視力・視野障害、てんかん（けいれん等）などです。椎骨脳底動脈系は多様で、内頚動脈系症状に加えて、めまい、平衡障害、失神、複視、悪心・嘔吐などが現れます。

　特殊な病態として、鎖骨下動脈盗血症候群^{（図39）}といって、左の鎖骨下動脈の起始部に狭窄や閉塞を来すと、左手の激しい

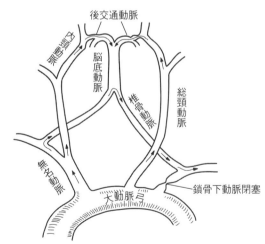

図39
鎖骨下動脈盗血症候群を来す機序を示す模式図（本文参照）

133

運動などで脳へ行くはずの血流が逆行して鎖骨下動脈に流れ込む（盗血）ために、脳血行不全となり、例えば失神を来すというものが挙げられます。

・くも膜下出血後の脳障害・脳血管れん（攣）縮・脳梗塞
　脳動脈瘤が破裂して、くも膜下出血（Subarachnoid Hemorrhage：SAH）を起こしたときに、発症数日〜２週間後に遅発性虚血性神経脱落症状（Delayed Ischemic Neurologic Deficits：DIND）もしくは遅発性脳虚血（Delayed Cerebral Ischemia：DCI）が起こり、遅発性脳障害（Delayed Brain Injury：DBI）がかなり高頻度に起こります。

　くも膜下出血に起因する脳障害を来す原因は、血管側の要因として脳血管れん縮（攣縮）（Cerebral Vasospasm：スパズム）があり、脳側の要因として早期脳損傷（Early Brain Injury：EBI）、大脳皮質拡延性脱分極／抑制（Cortical Spreading Depolarization/Depression：CSD）があります。ただし、脳血管攣縮単独では必ずしも遅発性脳虚血や遅発性脳障害が起こるわけではありません（後述）。

　EBIはくも膜下出血発症直後から生じる脳障害のことで、出血から72時間以内に起こる様々な機序による脳障害全般のことで、くも膜下出血の主たる転帰不良・死亡原因となります。

　脳動脈瘤が破裂すると頭蓋内圧（ICP）が突然上昇し、脳灌流圧（CPP：平均血圧 − ICP）が低下します。重症の場合には、脳循環はほとんど止まってしまいます。動脈瘤壁内外の圧較差が減少すると、出血の勢いが弱まり止血されますが、一方でCPPの低下から全脳虚血に陥ります。臨床的には意識消失を来し、重症例ではCTやMRIで広範に全脳浮腫および脳梗塞の所

見を呈することがあります。意識消失やこのような画像所見は、遅発性脳血管攣縮や転帰不良のリスク増大に関連します。

　出血が止まると脳脊髄液の緩衝作用によりICPが低下して脳血流が元に戻りますが、引き続いて微小循環障害をはじめとする様々な機序による脳傷害が進行します。一酸化窒素を介した血管拡張作用や血小板抑制作用が障害されて、局所脳血管の収縮と血小板凝集、白血球接着が促進され、微小血管攣縮と血小板凝集による微小血管の血栓性閉塞が生じます。また、マトリックスメタロプロテアーゼ9の活性化等により血管基底膜が損傷され、脳血液関門の破綻から血管原性浮腫を生じます。さらに炎症が進行すると脳血液関門の破綻と微小血管攣縮をもたらします。遅発性脳血管攣縮の原因物質の1つであるエンドセリン-1もこの早期虚血や炎症に反応して放出され、EBIにも関与すると考えられています。

　CSDは比較的最近提唱された現象で、虚血や低血糖などのストレスによる大脳皮質の神経細胞やグリア細胞の脱分極の波が三次元的に大脳皮質に広がっていく現象をいい、皮質脳波の減衰としてとらえられます。正常な大脳皮質ではCDSが到達すると脱分極に伴い大脳皮質の血流が増加しますが、病的な大脳皮質では抵抗血管は収縮し、脳血流が低下します（Spreading Ischemia）。虚血に先行する現象であり治療の標的、またモニターとして重要な所見です。CSDは片頭痛、脳卒中、脳外傷、くも膜下出血、片頭痛などで観察され、病態に大きく関連すると考えられます。広がる速度は毎分2〜5mmで、片頭痛では前兆である閃輝暗点が広がる速度とも一致しており、その原因と考えられています。

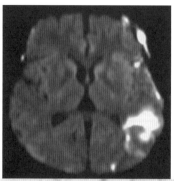

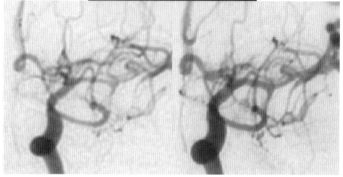

図 40
くも膜下出血（破裂動脈瘤）の拡散強調画像（上図）。30代後半男性。くも膜下出血（破裂動脈瘤）で発症。術後神経症状なく経過していた。7日目にTCD（Transcranial doppler：経頭蓋超音波ドプラー法）の著明な上昇が認められたが症状なく経過観察とした。8日目に感覚性失語症が出現し拡散強調画像で梗塞を認めた。塩酸ファスジル（Fasudil Hydrochloride ／商品名：エリル）動脈内投与（下左図：投与前、下右図：投与後）を行い、症状は増悪せずに軽度の感覚性失語を残した

　遅発性神経脱落症状は従来から主として遅発性脳血管攣縮によると考えられてきましたが、画像では脳血管攣縮を伴わない神経症状を来すこともあります。遅発性神経脱落症状は、脳主幹動脈の血管攣縮に加えて、上記の早期脳損傷、微小循環障害、大脳皮質拡延性抑制、微小血栓などの種々の要因が複合的に関

与するものと考えられています。米国脳卒中協会診療指針では、脳血管攣縮とDCIの定義を見直した結果、「脳血管攣縮を伴うDCI」と「脳血管攣縮を伴わないDCI」とが区別され、症候性脳血管攣縮という用語は使用されなくなっています。

遅発性脳血管攣縮とは、くも膜下出血発症後4日～14日病日に動脈瘤破裂部位を含めてその近位部および遠位部の動脈径が細くなることです。動脈径は可逆性狭窄でやがては元通りに拡がるのですが、細くなっている期間が長いと脳梗塞を来すことになります。脳動脈瘤の手術自体は成功したのに、のちに遅発性虚血性神経脱落症状（脳梗塞）を来して重篤な後遺症を来したり、死亡されたりすることも決して稀ではありません。

症状を呈する遅発性の症候性血管攣縮の発生頻度は約40%（神経症状を呈さない、すなわち軽い血管攣縮は全例に起こると考えられています）で、その内の約80%までがくも膜下出血後3週以内に起こり、破裂脳動脈瘤の予後を左右する重要な因子です。血管攣縮の程度と広がりはくも膜下出血の程度と相関し、出血がひどいほど血管攣縮は強く、また、広範囲に起こります。

脳血管攣縮自体や、それを含む様々の要因によって起こる脳障害に対する予防や治療は、適切な循環血液量の管理（脱水を避ける）・体温管理（高熱を避ける）・栄養・血糖・電解質調整（とくに低ナトリウム血症を避ける：中枢性塩類喪失症候群に対してはナトリウムの補充や鉱質コルチコイド投与）を含む全身管理、薬剤（塩酸ファスジル、シロスタゾール、エダラボン、オザグレルなど）投与、血管内治療（パパベリンや塩酸ファスジルの選択的動注療法、経皮的血管形成術）などを組み合わ

せて行います。従来から実施されてきたトリプルエッチ療法（Triple-H therapy：Hypertension, Hypervolemia, Hemodilution）といわれる昇圧・循環血液量の増加・血液希釈療法は、脳血管攣縮の予防には根拠がないとされ、現在は正常血圧・正常循環血液量の管理が基本です。ただし、遅発性脳虚血症状を呈した際にはトリプルエッチ療法に準じて昇圧と輸液負荷を行い上記の血管内治療を考慮します。

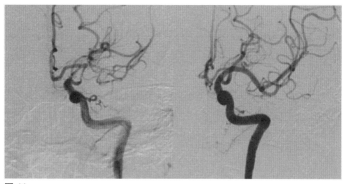

図41
30歳代後半男性の脳血管撮影像。くも膜下出血（原因不明）で発症。脳梗塞を来すことなく軽快退院した。脳血管写像：左中大脳動脈系の血管れん縮を起こしたとき（左図）、血管攣縮が元通りに拡がったとき（右図）

・エコノミークラス（ロングフライト）症候群、
車中泊血栓症に伴う脳梗塞

　エコノミークラス症候群（急性肺血栓塞栓症）という言葉を一度は耳にしたことがあるかもしれません。飛行機などで狭い座席で身体を動かすことなく長時間座ったままでいると、足の静脈にうっ滞が起こって血栓ができることがあるということから、この病名がつけられています。しかし、エコノミークラスだけとか飛行機だけとかではなく、脚を十分に動かさない姿勢

や座った姿勢で脚を曲げた状態が続くことや長時間の車椅子使用が誘因となることがあり、災害での避難生活での車中泊が原因の場合は車中泊血栓症などと呼ばれるようになってきています。

　足の静脈内にできた血栓が剥がれると、通常は血液の流れに乗って肺に達し、肺の血管に詰まって肺血栓塞栓症という病気を引き起こします。これは血栓が足の静脈（深部静脈血栓症）−下大静脈−右心房−右心室−肺動脈（肺血栓塞栓症）と流れていくからです。肺血栓塞栓症の症状としては、息苦しさ、胸部圧迫感・胸痛、冷汗、めまい、失神などで、突然死の原因にもなりえます。もし心房に小さな穴（卵円孔）が開いていると、血栓が右心房−左心房−左心室−大動脈−脳の動脈と流れて、脳梗塞を生じることがあります。

　このように静脈内血栓が動脈塞栓を起こして生じる脳梗塞を「奇異性脳塞栓症」（Paradoxical Cerebral Embolism）と呼びます。ところで、心房に小さな穴が開いていることは珍しいことでしょうか？　いいえ、実は胎児には心房に卵円孔という穴が開いていて、右心房から左心房へ血液が流れているのです。

　この穴は生まれた後に塞がるのですが、成人でも４人に１人（20％程度）は塞がらずに残っています。これを卵円孔開存といいますが、この穴はほとんどの場合は５㎜以下と小さいもので通常は塞がっています。咳や息こらえなどをしたときのみ穴が開くので、通常の心臓超音波検査などで発見することは困難です。このような人は脳梗塞を生じやすいのです。

　卵円孔開存があってもなくても、肺血栓塞栓症や脳梗塞を予防するために、下肢深部静脈血栓症の防止策として、長時間の

座り作業を避けたり、足関節背屈動作をこまめに励行しましょう。

　患者さんの心臓内に血栓が無いか、弁に異常が無いかは、治療方法に大きく関わります。心臓内血栓のできやすい場所は、通常のエコー検査（「経胸壁」で行う）では観察が困難です。そのため、細いエコー機器を飲み込んでもらって食道から検査を行う「経食道」心エコー検査（Transesophageal Echocardiography：TEE）の必要が出てくるのです^{（図17）}。

　この検査では、右心房に空気で作ったバブルを注入して、それが左心房に通り抜けるのを目で確認することができれば、穴が開いていると判定しています。

　卵円孔開存閉鎖術に用いられる機器として脳卒中予防用経カテーテル閉鎖デバイス（Amplatzer PFO Occluder）が適応となっています。

　肺血栓塞栓症も脳梗塞も恐ろしい病気です。長時間の立ち仕事、座り仕事、避難生活（自然災害等）などでは、足に血栓を作らないよう脚の屈伸運動、あるいはつま先やかかとを交互に上げるなど適度に足を動かすというような運動を意識して時々行い、水分をしっかりとるようにしてください。

　日本循環器学会・日本心臓病学会・日本高血圧学会では、震災時の経験を踏まえ、強いストレスによる急性心筋梗塞、心不全、エコノミークラス症候群などの避難所における循環器疾患の防止のために、「災害時循環器疾患の予防と管理」について学会声明（2018年）を発表しています。具体的には、１．睡眠の改善、２．運動の維持、３．血栓予防、４．良質な食事、５．体重の維持、６．感染症の予防、７．内服薬の維持、８．血圧

の管理、9．禁煙のすすめの各項目に分けられ、発症予防のための具体的な注意点などが詳しく述べられています。

　なお、国際血栓止血学会および日本血栓止血学会は10月13日を世界血栓症デーとしています。日にちの謂われは、血栓症が血液の停滞、血管内皮障害、血液凝固亢進を提唱したルドルフ・ウイルヒョウ（Rudolf Virchow 病理学者）の誕生日ということです。

・脳動脈解離による脳梗塞

　皆さんの周りには、30 ～ 50歳代で、生活習慣病などなく、健康そうに見えるのに、突然脳梗塞になられた人はいないでしょうか？　その人は、ヨガをしたり、咳をしたり、くしゃみをした後、また、頚部を過伸展したり無理に回旋するなど頚部マッサージやカイロプラクティックの後で脳梗塞になってはいませんか？

　実は血管（動脈）の壁は3層構造（内膜、中膜、外膜）になっています。血管はよく水道管に例えられますが、水道管を傷めないため内側に滑らかな2枚のテープ（内膜、中膜）が重ね張りしてあるような感じです。

　動脈硬化とは、そのテープに傷がつき、そこにヘドロがくっついていくようなイメージです。

　ヘドロでそこが詰まるとアテローム血栓性脳梗塞となり、ちぎれたヘドロが先に流れていって詰まれば、塞栓性脳梗塞（動脈-動脈塞栓症）となります。また、頭頚部外傷や転落事故で椎骨動脈損傷（解離）を来すこともあります。

　ところで、これとは別にこの水道管内側のテープがささいな

きっかけ（ヨガ、咳、など前述）で剥がれ、外膜とテープ（中膜・内膜）の間に血液が流れ込んで、1）動脈が閉塞ないし狭窄を来す、またはあるいは同時に、2）動脈瘤のように膨らんだ外膜壁が破れてしまいます。それによって、1）では脳梗塞が生じることがあります^(図42)。これを血管（動脈）解離による脳梗塞といい^(図43,44)、若年世代に起こる脳梗塞としては最も多いと考えられています。2）では、その瘤が血管外に裂けてくも膜下出血を生じることになります。

　椎骨動脈という血管の解離では延髄部の梗塞の頻度が高く、めまい、しびれ、ものが飲み込めない、声がかれる、細目になるといった症状が突然現れます。

　動脈解離による脳梗塞の予後は比較的良好な場合が多く、解離も自然に改善することも多いので、動脈瘤ができていなければ内科的に治療（血圧管理，抗血栓療法など）を行います。場合により、動脈瘤をコイルで塞栓することがあります^(図45)。なお、動脈解離は頭蓋外内頚動脈、頭蓋内椎骨動脈および脳底動脈に多いのですが、頭蓋内内頚動脈・中大脳動脈・前大脳動脈・後大脳動脈にも起こり得ます。

　予防は困難ですが、咳、くしゃみ、ヨガ、力を入れた後などに急に起こる「めまい」は要注意ですので、おかしいと感じたら最寄りの脳神経の専門病院を受診してください。

　以上の脳梗塞の他に、もやもや病、大動脈炎、血液疾患などの特殊な原因で起こる脳梗塞もあります。

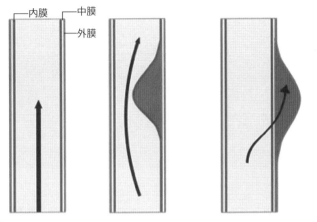

図42
動脈解離。左：正常、中央：動脈内腔狭窄（脳梗塞）、右：動脈瘤形成・破裂（くも膜下出血）。動脈壁の3層（外膜、中膜、内膜）が解離（黒い部分は壁内血腫）。動脈壁の内部が裂けて、1）血管内腔側に生じた壁内血腫により血管狭窄（閉塞）を来して脳梗塞を来す、2）血管外部方向に貯留した壁内血腫が外膜側に裂けてくも膜下出血を来す

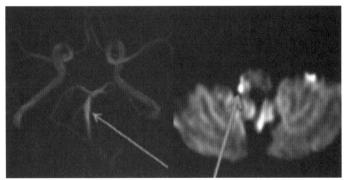

図13
動脈解離を生じた椎骨脳底動脈(矢印)と延髄梗塞（矢印)

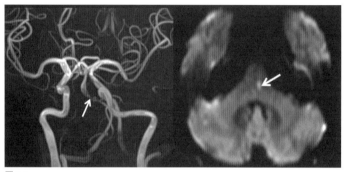

図 44
脳底動脈の壁解離（矢印）と脳幹梗塞（矢印）
50 代女性。4 日前一過性のふらつき、3 日前回転性めまい、複視を来したが軽快。
本日夕食準備中にめまい、嘔気、複視を来し救急来院。両側の眼球運動障害、右注
視時に眼振増悪

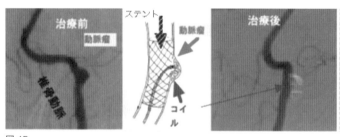

図 45
解離性椎骨動脈瘤の血管内手術
ステントを解離腔を含むように親動脈壁に留置して、ステントのメッシュより動脈
瘤内にカテーテルを進め、コイルで動脈瘤を塞栓する（左図：治療前の血管写、中
図：略図、右図：治療後の血管写）

COLUMN

急性胸部大動脈解離
(Acute Thoracic Aortic Dissection)

大動脈解離とは、「血液が大動脈内膜の破綻部分から外膜方向に向かって入り込み、中膜のレベルで大動脈を長軸方向に引き裂きながら進行した結果、大動脈が本来の動脈腔（真腔）と解離腔（偽腔）との2腔になった状態」と定義されています。急性胸背部痛の患者では急性冠症候群（急性心筋梗塞症）、急性胸部大動脈解離（Stanford A型）、急性肺動脈血栓塞栓症、緊張性気胸、特発性食道破裂などが緊急手術の対象となります。

診断は張り裂けるような胸背部痛で特に痛みが移動する場合には「もしかして大動脈解離かもしれない」と疑うことが重要で、胸部単純X線、心電図に加えて造影CT、経胸壁心エコー検査、経食道心エコー検査を行います。本書で強調しておきたいのは、本疾患では意識消失や胸から背部に降りてくるような胸背部痛に加えて、総頚動脈や鎖骨下動脈の起始部が狭窄や閉塞を来して虚血性脳卒中症状を合併することがあることです。血液生化学バイオマーカーとしてD-dimerの上昇（0.5ug/mL以上）が診断の助けとなることがあります。診断が確定したら、先ずは解離の進行を防ぐため直ちに収縮期血圧を100~120mmHgまで降圧します。治療は急性期（2週間以内）、亜急性期（2週間以降3か月程度）、慢性期（3ヵ月以降）に基本的に人工血管置換術が施行されます。

・脳静脈洞血栓症による脳梗塞

　脳の動脈が詰まって発症する脳梗塞はよく知られている疾患ですが、脳から心臓へ戻る経路である静脈や静脈洞が詰まって発症する脳静脈血栓症や脳静脈洞血栓症は、比較的まれな疾患です。血流が滞る（停滞する）ために脳が急速にむくみ、脳静脈循環障害による脳梗塞や出血性脳梗塞^{（図46）}を引き起こし、頭痛、嘔吐、けいれん、さらには運動障害、意識障害などの症状が出現します。

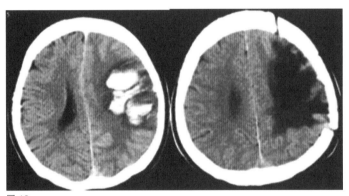

図46
脳静脈洞血栓症による出血性脳梗塞
左図：左前頭葉の脳梗塞域に多発性脳出血合併。右図：減圧開頭術後、杖歩行で自宅退院

　特に昏睡状態、神経症状の急速な悪化および局所症状がある場合は、予後が不良と報告されており、死亡率はおよそ30％と言われています。50歳未満の若年者に比較的多く、原因は感染症、糖尿病、脱水、妊娠、産褥期、経口避妊薬、外傷、開頭手術後、悪性新生物、血液凝固能亢進状態、血栓症素因、抗リン脂質抗体症候群などが挙げられていますが、原因がわからない場合も少なくありません。

急性期治療は、抗凝固療法が第一選択とされています。脳静脈洞血栓症や頚部の内頚静脈血栓症に対して、血管内治療（局所血栓溶解術、血栓回収療法やステント留置術など）が報告されています。

脳微小出血（Cerebral Microbleeds:CMBs）

脳微小出血はMRIのT2*（ティーツースター）撮像法でヘモジデリン沈着が小球形（点状、円形）の陰影として検出され（図47）、患者さんが過去に症状を伴わない小さな出血を起こしたかどうかがわかります。

脳微小出血は一般成人の約5％に存在しますが、脳卒中を発症した患者さんではその頻度が高まり、脳梗塞患者の約30％、脳出血患者の約60％に存在します。また、高齢になるとその頻度が高まることも知られています。

脳微小出血が生じる原因は、高血圧性最小動脈病変（Hypertensive Microangiopathy）や脳アミロイドアンギオパチー（血管症）（Cerebral Amyloid Angiopathy：CAA）です。高血圧性微小動脈病変にはもちろん高血圧が関与しますが、脳アミロイドアンギオパチーは脳血管に限局してアミロイドが沈着する病態で、血管症についてはアルツハイマー病との関連が知られており、実際にアルツハイマー病患者の23％に脳微小出血が存在すると報告されています。なお、脳アミロイドアンギオパチーは脳微小出血の他、皮質下出血、皮質微小梗塞（Cortical Microinfarction：CMI）、限局型脳表ヘモジデローシスの原因となります。

脳微小出血は脳卒中の危険因子であることが知られていますが、日本人を含む東アジア人では脳卒中の中でも主に脳出血のリスクが高くなると報告されています。

脳梗塞の予防（特に二次予防）には抗血栓薬（抗血小板薬や抗凝固薬）が用いられ、抗血栓薬と脳微小出血の

関連も報告されていますが、脳微小出血が存在する患者さんが実際に抗血栓薬を服用し続けると脳出血の危険性が高まるのかどうかは現状では不明です。ただし、脳出血の既往のある患者さんでは抗血小板薬としてはアスピリンよりもシロスタゾールが、抗凝固薬としてはDOACが選択されることが多いでしょう。

　また、脳微小出血を認めてもtPA療法（血栓溶解療法）の禁忌の理由にはならないといわれており、脳梗塞発症時にこの脳微小出血が認められてもtPA療法静脈注射（血栓溶解療法）をしても差し支えはありません。ただし脳微小出血の数が多いと、投与により重大な合併症である脳出血が発生する頻度が増加する傾向があるようです。

　脳微小出血の主な危険因子は高血圧であり、脳微小出血が脳ドックで見つかった場合や、脳疾患検査で見つかった場合には、血圧管理を主体とする動脈硬化リスク因子を一層厳重に管理することが肝要です。

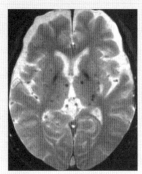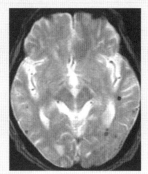

図47
脳微小出血の MRI T2* 強調画像。出血によるヘモジデリン沈着部が小さな点状の低信号域 (黒点：2 〜 10mm) として描出されている

7）MRIの診断で問題となる脳梗塞類似病変

　日頃、患者さんの脳画像を読影していて問題になる病変が2つあります。

・大脳白質病変

「白質病変と脳梗塞は同じですか？」

「白質病変と脳梗塞は似たような所見を呈しますが、梗塞と考えてもよいのでしょうか？」という質問を非専門医の先生から受けることがあります。

　白質病変は日常の読影でよく目にする所見で、脳梗塞と同一視しがちですが、この2つは別物とみなすべき病変です。

　もし患者さんに白質病変を脳梗塞だと説明すると、患者さんによっては「頭が真っ白になった」とショックを受けられる方がおられます。MRI画像上変化が見られ、白質病変と脳梗塞を見分けるのが困難な時期もありますので、疑わしい場合は時間を空けての再検査が必要です。

白質病変をどのように診断すればよいのでしょうか？

　白質病変は2つの部位でみられます。1つは側脳室周囲で、MRI上は脳室周囲高信号域（PVHI）と呼ばれているものです。水頭症の場合に見られるのと同じ側脳室周囲です。しかし、水頭症急性期に見られる変化は脳室内圧亢進に続き上衣層の透過性が変化するため、脳室周囲に水分が過剰に貯留して起こる変化です。

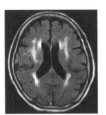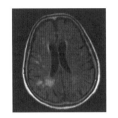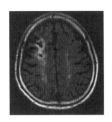

図48
大脳白質病変と無症候性脳梗塞のMRIフレア画像（70〜80歳代）。左）白質病変、中）白質病変、右）無症候性脳梗塞。白っぽく見える箇所が病変。内部が黒くなっている箇所は脳梗塞

　もう1つの部位は大脳半球脳深部白質です。高齢者の場合には、両方に病変がみられることが多いようです。

　高齢者に多く認められる白質病変 (図48) は、びまん性白質変化（Leukoaraiosis：Leuko〈白質〉araiosis〈粗になる〉、リューコアレオーシス）で、水分貯留によるものではなく、主として加齢に伴う変化と考えられています。

　MRI上は、側脳室周囲、皮質下白質において、T2強調画像やFLAIR画像（以下フレア画像）で点状、斑状、びまん性の高信号として認められます。

　高齢者のMRIを見なれないと脳梗塞との区別が難しいかもしれません。多くの場合、少し古い脳梗塞であれば、T1強調画像で梗塞に該当する部位が壊死のためレンコンの穴のように抜けて見えます。

　以前は高度の側脳室白質病変はアルツハイマー病と関連する病変と考えられていましたが、現在では加齢や高血圧などと関連する変化と考えられています。

　高齢者では、正常な場合でも加齢に伴ってこの病変が増加・増大しますので、年齢相応の大きさであれば病的な意義付けをしない方がよいのです。

しかし、白質病変の程度が高度の場合には、脳梗塞とは違って微小動脈病変による循環障害を疑うことになります。

そのような場合には、脳卒中の危険因子(高血圧、脂質異常症、糖尿病、喫煙など)の治療や生活習慣の改善が必要です。

まだはっきりした根拠はありませんが、白質病変の顕著な高齢者を多く診ていると、転倒を繰り返す傾向があります。

稀に、脳梗塞なのか多発性硬化症などの白質病変なのか、診断に苦慮する症例に遭遇することがあります。

そのような際には、3カ月以上空けて再検してみると、多発性硬化症では消失することが多いですが、変化が無ければ陳旧性白質変化と考えてよいと思います。

・ラクナ梗塞と血管周囲腔拡大との鑑別

この両者の鑑別点を表示しました^(表8)。

ラクナ梗塞は高血圧の患者さんに多くみられます。脳深部へ行く穿通枝の閉塞による小さな梗塞（穿通枝梗塞）です。大脳基底核・視床・橋に多く認められます。ラクナ梗塞は、T2強調画像で高信号、T1強調画像で低信号を示す境界明瞭な小さな円形病変として描出されますが^(図49)、診断に当たっては、拡大した血管周囲腔との区別が問題となります。

血管周囲腔とは発生学的に見ますと、脳を栄養する動脈が脳表から脳内に穿通する際に随伴して引き込まれたくも膜下腔のことです。ラクナと似た像を呈しますが、よく見るとしばしば左右対称性の分布を示し、フレア画像で低信号を示します。

また、ラクナ梗塞の方がより大きく（3〜15mm）、わずかに辺縁が不整ですが、血管周囲腔は長軸に平行な面では細い線状となることが鑑別点となります。ときに両者を区別できないこ

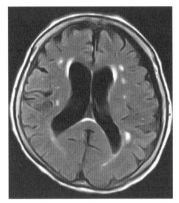

図49
80代女性のラクナ梗塞のMRI・フレア画像
両側大脳半球にいくつかの点状の高信号病変を認める

ともあります。

　ラクナ梗塞は、後に大きな梗塞に移行する可能性があり、脳梗塞の危険因子として位置づけられています。そのため、無症状であってもラクナ梗塞と診断されれば、場合により降圧薬と抗血小板薬を投与されることがあります。

	ラクナ梗塞	血管周囲腔拡大
大きさ	3㎜以上	3㎜未満
形状	スリット状, 楕円形	円形、線状
部位	基底核の上方2/3	基底核下方1/3
T1強調画像	脳実質より低信号	不明瞭
T2強調画像	脳実質より高信号	脳実質より高信号
プロトン画像	脳実質より低信号	脳実質より低～等信号
フレア画像	脳実質より高信号＊1	脳実質より低信号～等信号
拡散強調画像	脳実質より高信号＊2	不明瞭

表8
ラクナ梗塞と血管周囲腔との鑑別点
＊1　ただし内部が軟化巣となった陳旧性ラクナは辺縁のみ薄く高信号で内部は低
　　　信号となります
＊2　亜急性期以降は等～低信号。亜急性期は高信号から Pseudonormalization（偽
　　　正常化）を経て低信号へと変化し、慢性期には低信号となります

COLUMN

一過性全健忘とは？

「一過性脳虚血発作」と似た名称の「一過性全健忘
(Transient Global Amnesia；TGA)」という病気があります
ので、紹介しておきます。

　記憶がなくなることを「健忘」といいますが、一過性
全健忘とは、前ぶれなく突然一時的に記憶が消えて新た
な記憶ができなくなり、質問を繰り返しますが、24時間
以内に自然に正常に戻る病気です。

　例えば、ついさっきまで普通にしていた人が、突
然、自分の置かれている状況がわからなくなり、「ここ
どこ？」「今、私は何をしていたか？」「今日は何月何日
か？」と周囲の人に質問し始めます。

　周囲の人が「どうしたの？　今日は〇月〇日でしょ」
と説明すると、「ああそうだったっけ」と一旦は納得す
るものの、数分後には「今日は何月何日か？」と同じ質
問を繰り返し、何度教えてもすぐに忘れてしまうため、
周囲が驚いて病院へ連れて行くケースです。

　何度も同じ質問を繰り返す、というのが特徴的な症状
ですが、経過観察のみで24時間以内に症状が回復する
ため、多くの場合で特別な治療は必要ありません。

　病院に着いたときには既に症状が回復していることが
多く、本人は発作中のことは覚えていないため、周囲の
人への問診により診断がつくこともあります。

　記憶障害を発症するため、アルツハイマー型認知症を
始めとした認知症を心配して受診される場合もあります

が、いわゆる認知症との関連性はないと考えられています。

　一過性全健忘は「記憶障害のみを呈する」ことが重要であり、その他の神経症状（運動障害、言語障害、失行〈道具が使えない〉など）を伴っている場合は、脳梗塞などの危険な疾患を合併している可能性が高く、すぐに専門病院を受診する必要があります。

　近年、MRI検査で脳の中の海馬という記憶を司る部位に脳梗塞と類似した可逆性の異常信号（拡散強調画像で高信号）を認める症例が報告されており、これは海馬の障害による疾患であると考えられていますが、脳虚血とかてんかん発作などによるものかなどそのメカニズムについてはいまだに明確ではありません。なお、よく似た病名の一過性てんかん性健忘（Transient Epileptic Amnesia：TEA）は前ぶれがある、短時間である、再発しやすい、などが特徴とされています。

　一過性全健忘は50〜60代の中高年に多く、発症率に性差はありません。ほとんどの場合、後遺症もなく回復し、再発も少ない（再発率4％弱）ことから予後良好な疾患であると考えられています。

　発症率は1年間で10万人あたり5〜10人程度で、それ程まれな疾患というわけではありません。また、てんかん、頭部外傷（脳震盪）や飲酒、睡眠薬服薬などにより同様の症状が起こりうることも知られています。

　一過性全健忘の患者さんが来院されたときには、詳細な問診と診察のうえ、脳梗塞など危険な疾患の可能性を除外するために頭部MRI検査を始めとした詳細な検査を

行います。

　しかし、検査により脳梗塞などの可能性は除外できても、例えば高血圧、糖尿病、脂質異常症、不整脈など脳梗塞の危険因子が判明する場合もありますので、検査の機会と捉えてください。

深部静脈血栓症（DVT）および
肺血栓塞栓症（PTE）への対策

　エコノミークラス（ロングフライト）症候群や車中泊症候群、卵円孔開存と奇異性脳塞栓症については前述（138ページ）しましたが、ここでは深部静脈血栓症と肺血栓塞栓症について補足しておきます。

　深部静脈血栓症（Deep Vein Thrombosis：DVT）とは体の深部にある静脈に血栓ができるもので、多くは下腿〜大腿部で起こり、初期には血栓発生部の痛み、むくみ、表在性静脈拡張、変色、ホーマンズ徴候（立位におけるうっ血色、足関節の背屈により腓腹筋部に疼痛）などがみられます。

　その血栓が肺に流れ込んで肺血栓塞栓症（Pulmonary Thromboembolism：PTE／肺動脈に血液の塊が詰まる病気）を起こすと、胸痛や、呼吸困難（息切れ、息苦しさ、胸部違和感）を来します。重症の場合は失神、ショック状態を来してしばしば致命的になります。

　PTEの原因の殆どはDVTであり、PTEはDVTの続発症ともいえるので、この2つは連続した病態と見なされて併せて静脈血栓塞栓症（Venous Thromboembolism：VTE）と総称されています。

　既述のように、エコノミークラス症候群や車中泊血栓症もVTEの原因となるわけです。また、癌は血栓症の危険因子であり、癌患者は非癌患者よりもVTEの発生率は4〜8倍高くなります。

　診断は、1）片側下肢が腫れている（両側性は約10％）、2）Wellsスコアが中確率〜高確率である、3）血漿D-ダイマー測定で高値（0.5μg/mL以上）を示す、4）超音波検査（下肢静脈エコー）で静脈内血栓や血液逆流を認める、5）造影剤CTやMRIで静脈内血栓を認める、などです。

　脚（下腿、大腿）の血栓形成に対する予防や対策として、1）段階的弾性ストッキング、2）間歇的空気圧迫法、3）薬物療法（抗凝固療法：ヘパリン、ワルファリン、直接経口抗凝固薬〈(Direct Oral Anticoagulant：DOAC) ／ダビガトラン、エドキサバン、リバーロキサバン、アピキサバン〉）、4）下腿運動や下腿マッサージなどが実施されてきました。肺血栓塞栓症の危険が予想される場合に、下大静脈フィルター（永久留置型と回収可能型とがある）を留置することもあります。重症例では、tPA血栓溶解静注療法や、血管内カテーテルを用いた血栓除去手術も行われます。

　脳卒中ガイドラインでは、近年の大規模研究の結果を汲んで、段階的弾性ストッキングの急性脳卒中患者に対する深部静脈血栓症や肺塞栓の予防効果は認められていない、間歇的空気圧迫法は深部静脈血栓症の予防に勧められる、皮膚への有害事象に留意する、などとしています。

　このように、見直されていますが、これまで長期臥床を余儀なくされる場合、長時間の手術を行う場合、弾性ストッキングや空気式圧迫装置を用いて血液のうっ滞を

防ぐ必要性については、引き続き今後の課題となっています。

　なお、保険診療においては、弾性ストッキングや間歇的空気圧迫装置を使用してDVTの予防に努めた場合は、「肺血栓塞栓症予防管理料」が算定できます。

COLUMN

椎骨脳底動脈のBPAS（ビーパス）撮像法

　BPAS（Basi-Parallel Anatomical Scanning）は撮影後にネガポジ反転することで椎骨動脈〜脳底動脈の外観像（血管構造）を画像化する方法です[図50]。

　MRAと違い血流の影響を受けず、血管そのものが見えるため、椎骨脳底動脈解離、動脈瘤、解離による血栓化（動脈閉塞）、巨大動脈解離の（偽腔を含めた）全体像を観察するのに適しています。よく見られる椎骨動脈低形成ではその外観も細く描出されます。どのメーカーのMR装置でも撮影できます。

　椎骨動脈がMRAで描出されずBPASで描出されれば、解離もしくは血栓形成が起きていると判断されます。椎骨動脈の分枝、例えば後下小脳動脈(PICA)の閉塞ではMRAではPICAが描出されませんが、BPASでは描出されます。

　椎骨脳底動脈の走行の把握のためにもBPASは有用です。例えば動脈硬化で血管の拡張・蛇行が強い場合、MRAでは乱流による信号欠損で狭窄、閉塞様に見えることがありますが、BPASでは実際の血管腔が描出されます。

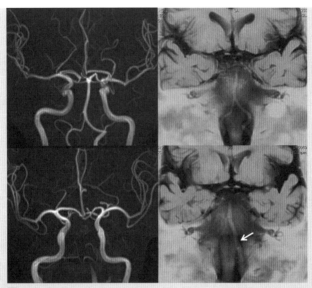

図50
上図：正常例の MRA(左）と BPAS（右）。下図：脳底動脈解離による脳底動脈起始部閉塞の MRA（左）と BPAS（右）。矢印は閉塞部位

第4章

脳梗塞の治療いろいろ

脳梗塞の治療いろいろ

　脳梗塞治療は内科的治療と外科的治療に大別されますが、いずれの治療法も、目的は脳梗塞に陥る範囲をできるだけ最小限にくいとめることにあります。

　また、脳梗塞は発症してから短期間（超急性期、急性期の1週間）の内に、再発したり進行したりする危険性が高いので、それらを予防しようという狙いもあります。

　同時に、手足の麻痺や言語の障害がある場合には、早期からリハビリテーション（理学療法、作業療法、言語聴覚療法）を始めることが非常に重要です。

　脳梗塞発症時から期間は経時的に、超急性期（発症〜24時間）、急性期（24時間〜1週間）、亜急性期（1週間〜1カ月）、慢性期（1カ月〜）といいます。そして回復期リハビリテーションは亜急性期の途中から実施し、生活期・維持期は慢性期の別称となります。

　脳梗塞の超急性期治療のポイントは、血栓溶解療法（内科的治療）と血栓回収療法（外科的治療）です。脳が梗塞になるのを最小限にくい止めるために、発症からできるだけ早期にこれらの治療を開始する必要があります。早期治療開始の必要性を理解しやすいように、最初に、「ペナンブラ」と「Time is Brain（時は脳なり）」について説明します。

◎ペナンブラ（Penumbra／半影帯）とは？

　ペナンブラの定義は「機能的には障害され、梗塞に至る危険がある虚血にさらされた組織であるが，再開通やその他の方法により救済可能な組織であり、救済されなければ、新たに梗塞

巣を形成し、それは時間とともに拡大する」（Donnan 2007）領域とされています。言い換えれば、脳血流は低下しているが脳細胞は壊死（完全梗塞）するまでには至っていない状態であり、再灌流による治療が有効な段階です。

　脳動脈が詰まると、その支配領域の血流は停止あるいは減少します。虚血コア（中心部：Ischemic/Necrotic Core）は完全梗塞となって神経細胞は比較的早期に壊死しますが、周辺領域（Ischemic Penumbra）は周囲からの側副血行があるため、不完全梗塞の状態となり神経細胞は比較的長時間生存しています。その間に閉塞した動脈の血流が再開（再灌流：Reperfusion）すれば、不完全梗塞は完全梗塞になることなく元の神経機能を回復しうるとされています。虚血中心部（コア／梗塞領域／完全虚血部位：もう助からない）周辺の可逆的（細胞死を免れている）虚血領域のことをペナンブラ（半影帯／不完全虚血部位：まだ助かる）といいます。ペナンブラは天文学用語で「太陽黒点外周部の半暗部」、あるいは「日食や月食の半影部」を意味します。虚血中心部は脳梗塞に陥ると血流が再開しても脳機能は不可逆性であり元に戻りませんが、ペナンブラ領域は可逆性で、血流が再開すると脳梗塞になるのが防止できる可能性があります。なお、血流再開時に出血性梗塞が起こることがあることを十分に留意しておく必要があります。

　ここで脳梗塞と脳血流の関係について基礎的な事項を挙げておきます：1）男性の脳は1300-1400g、女性の脳は1200-1300gです。2）正常脳血流（全脳）：50-60ml/100g脳/分、大脳皮質：70-80ml/100g脳/分、白質：20-30ml/100g脳/分です。3）局所血流が17-18ml/100g脳/分以下の状態が2週間以上続くか、あるいは10-12ml/100g脳/分以下の状態が2-3時間続くと脳梗

塞になります。４）一定の血流以下の虚血では、約３時間で病態は完成し、脳梗塞になる部位と生き延びる部位（ペナンブラ）に分かれます。５）ペナンブラを放置したままにすると1-2日で脳梗塞に陥ります。６）なお、ペナンブラと脳梗塞に陥る部分との血流閾値の差は5-10ml/100g脳/分です。

　脳梗塞急性期の治療目的は、ペナンブラの虚血状態をいかに速やかに改善させるかにあり、悠長な時間を費やすことは許されません。発症から治療開始までの許容時間を治療開始可能時間（Therapeutic Time Window）（治療開始時間枠）といいます。

◎Time is Brain（時は脳なり）

　脳へ血流を供給する比較的太い動脈が急性閉塞を来したために脳梗塞になった場合、患者さんの多くは非常に重篤な症状になります。発症から4.5時間以内であればtPA静注療法、発症から16 〜 24時間以内であればカテーテルによる再開通（再灌流）治療が可能です。これらの内科的治療、外科的治療はいずれにおいても、治療開始までの時間が短いほど転帰がよいことがわかっています。

　「Time is Brain（時は脳なり）」はベンジャミン・フランクリンの名言「Time is Money（時は金なり）」をもじったもので、「時間を失うことは脳を失うことだ」という考え方であり、一刻どころか分秒を競うことが脳を救うことになるという意味です。さらに「Time is Thrombolysis（時は血栓溶解）」「Time is Thrombectomy（時は血栓回収療法）」「Door-to-Thrombolysis（Door to Needle Time Below 20 minutes：到着から血栓溶解まで20分以内）」という言葉もあり、それぞれ一刻も早く血栓を溶かしたり、血栓を回収して再開通を目指すという意味です。

　超急性期治療を即刻に実施できる病院を見つけておきましょう。救急車を呼べば適切な病院に搬送されますが、それでも日頃から、各自治体の救急体制について、関心をよせておくことは大切です。脳卒中の診療は、院外協力体制、院内協力体制が必須なのです。

「ドクターヘリ（Doctor-Heli)」はドクターヘリコプター（Doctor-Helicopter）のことで、専門科医師（フライトドクター）および看護師（フライトナース）が同乗しています。「Stroke Telemedicine」、「Tele-Stroke-Advanced：Telesa」、「Telestroke Network」「Primary Stroke Center/Tele-PSC」とは、電話とかスマートデバイス（スマートフォンやタブレットフォン）による病状報告や画像転送システムによって患者さんの移送中に容態をリアルタイムに交信したりツイートしたりできる遠隔医療システムのことで、その実施度は現時点では、遠隔医療やオンライン診療をも含めて自治体による差異はありますが、今後急速に展開されていくはずです。

　一方、上記の遠隔地を含めて市中発症脳卒中と院内発症脳卒中（In-Hospital Stroke）の比較研究もなされています。院内発症例では速やかに対応できる反面、多くのまた重症の併存疾患や悪性腫瘍などが多くみられるという側面があります。

表9　脳梗塞治療法の用語

・画像ミスマッチ（Mismatch）：急性期脳梗塞患者の各種治療適応を判断するためのMRI画像所見の比較。DWI-FLAIR Mismatch、DWI-PWI Mismatch、Clinical-Core Mismatchなど。
・抗凝固療法：心原性脳塞栓症に用いる（ヘパリン、DOAC、ワルファリン）
・抗血小板療法：非心原性脳梗塞に用いる（アスピリン、クロピドグレル、シロスタゾール、プラスグレル）
・血栓溶解療法：Thrombolytic Therapy（with tPA）/ tPA（静注）療法。発症から原則として4.5時間以内に開始する。
・血管内治療：Endovascular Therapy（EVT）。以下の呼称は異なるが、X線透視下にマイクロカテーテルを使った血管内治療は発症から8〜24時間以内なら施行可能。ただし、6時間以内に開始するのが望ましい。 　#血管内手術：Intravascular Surgery 　#血栓回収療法：Thrombectomy 　#機械的血栓回収療法、経皮的血栓回収術：Mechanical Thrombectomy（MT）、Endovascular Thrombectomy（ET）：カテーテルを使って血栓を取ってくる再灌流治療法（Endovascular Reperfusion Therapy） 　#経皮的血管形成術：Percutaneous Transluminal Angioplasty（PTA）：バルーンカテーテル（カテーテル先端部に風船バルーンが付いている）を用いて血管（特に動脈）を拡張させる手技（血管形成術）
・静注血栓溶解療法（rt-PA）：遺伝子組み換え組織型プラスミノーゲンアクチベーター（Recombinant Tissue-Plasminogen Activator）の静注による血栓溶解療法（intravenous thrombolysis:IVT）本書ではtPAやtPA療法と略記。
・日本脳卒中学会認定施設：一次脳卒中センター（Primary Stroke Center:PSC）、血栓回収脳卒中センター（Thrombectomy-Capable Stroke Center:TSC）、包括的脳卒中センター（Comprehensive Stroke Center:CSC）。脳梗塞発症後、速やかにtPAやカテーテル治療が行える施設。 ・日本脳神経血管内治療学会：日本脳神経血管内治療学会認定医（専門医、指導医）制度を実施する。
・推奨グレード：診療ガイドラインにおける推奨度。（397ページ）
・ADAPT法：A Direct Aspiration first Pass Technique. 吸引型血栓回収機器（Penumbraシステム）の吸引カテーテル（Penumbraカテーテル）内に掃除機のように血栓を吸引する手技

- ASPECTS：Alberta Stroke Program Early CT Score（0〜10点）。CTにおける早期虚血性変化評価法（0点：高度虚血、10点：異常所見なし）。なお後頭蓋窩用にはpc-ASPECTS（10点満点）が用いられます。

- CAS： Carotid Artery Stenting（CAS）．頚動脈ステント留置術

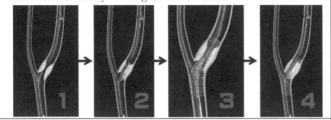

- CEA：Carotid EndArterectomy．頚動脈内膜剥離術（切除術・摘除術）

- CREST試験(2010)：Carotid Revascularization Endarterectomy Versus Stenting Trial．頚動脈狭窄症において、症候性、無症候性ともにCEA施行群、CAS留置群に治療成績に有意差はみられなかった。

- DAPT療法：Dual Anti-Platelet Therapy.抗血小板薬の2剤（アスピリンとクロピドグレルの組み合わせなど）の併用療法

- DEFUSE 3：試験（2018）：最終健常確認時刻から6-16時間経過した内頚動脈または中大脳動脈M1閉塞による急性期脳梗塞（RAPID評価で救済可能梗塞を認める症例）を対象に内科的治療と血栓回収療法を比較した。90日後のmRS 0-2は血栓回収群45%に対しコントロール群17%、死亡率は血栓回収群 14%に対しコントロール群 26%といずれも血栓回収群が有意に良好な成績であった。

- DAWN試験（2018）：最終健常確認時刻から6-24時間経過した18歳以上、NIHSS＞10の急性期脳梗塞（RAPID評価で救済可能梗塞を認める症例）を対象に内科的治療とTrevoカテーテルを用いた血栓回収療法を比較した。中間解析で有意さを認めたため登録は中止された。90日後のmRSおよび機能自立いずれにおいても血栓回収群で優位性が示された。

- DEFUSE 3試験とDAWN試験の結果を受け、AHAガイドラインでは最終健常確認時刻から6-16時間以内の症例では機械的血栓回収療法の施行が強く推奨され、最終健常確認時刻から24時間以内でもDAWNの基準を満たす症例では血栓回収療法が妥当であることが追記された。

- IVR：Interventional Radiology（画像下治療）。放射線診断技術の治療的応用。血管内治療もこれに含まれる。

- J-ASPECT研究：包括的脳卒中センター（Comprehensive Stroke Center：CSC）に関わる診断群分類別包括評価（DPC）データを用いた脳卒中の前向き登録研究。

・J-STARS：Japan Statin Treatment Against Recurrent Stroke. アテローム血栓性脳梗塞に対してはプラバスタチン（メバロチン錠®、アメル錠®）内服で再発抑制効果を認めた。また、頚動脈内中膜厚（Intima-Media Thickness：IMT）の肥厚抑制を認めた。

・LVO：Large Vessel Occlusion. 脳主幹動脈（内頚動脈、中大脳動脈〈M1およびM2〉、脳底動脈）閉塞

・mRS：modified Rankin Scale.修正ランキンスケール。退院時もしくは90日後における転帰。☞179ページ

・NASCET：North American Symptomatic Carotid Endarterectomy Trial.頚動脈狭窄症の治療適応を、症候性では50％以上の狭窄率、無症候性では80％以上の狭窄率とした。

・NIHSS法：National Institutes of Health Stroke Scale. 脳卒中重症度評価法。☞390ページ

・PTA： Percutaneous Transluminal Angioplasty。経皮的血管形成術（上記）

・PTAS：Percutaneous Transluminal Angioplasty and Stenting PTAにステント留置術を併せ行う。

・PT-INR： Prothrombin Time-International Normalized Ratio. プロトロンビン時間国際標準化比

・Sapphire（サファイア）研究：Stenting and Angioplasty with Protection in Patients at High Risk for Endarterectomy Trial. 頚動脈内膜剥離術（CEA）と頚動脈ステント留置術(CAS)の比較研究で、CEA高リスク群とCASのとの長期成績は同等であった。

・TICI scale：Thrombolysis in Cerebral Infarction Scale(Grading system). tPA療法および血栓回収療法による再開通（再灌流）を5段階（Grade0,1,2a,2b,3）評価し、Grade2b,3を有効な再開通とする。

・THAWS試験：Thrombolysis for Acute Wake-up and Unclear-onset Strokes に対して、tPA療法（アルテプラーゼ 0.6 mg/kg）による急性睡眠中発症脳梗塞および発症時刻不明脳梗塞への血栓溶解治療でtPA療法が有効とした本邦の治験。

・tPA静注療法：IV tPA／Intravenous Recombinant Tissue-Type Plasminogen Activator（本書ではtPA療法と略）

・WAKE-UP試験：Efficacy and Safety of MRI-based Thrombolysis in Wake-up Stroke. MRI画像ミスマッチ（DWI-FLAIR Mismatch）が認められる発症時刻不明脳梗塞へのtPA療法が有効としたヨーロッパの治験。

内科的治療

　脳梗塞は内科的治療が主体ですが、発症からの時間によって治療内容が変わってきます。

◎超急性期治療

　脳動脈が血栓で詰まると、その動脈が栄養を供給している領域の脳は時間が経つほどに障害が進み、ついには神経細胞が死んで（壊死）、回復不能になります。

　そこで、脳の細胞が壊死に陥るまでに脳血管を詰まらせている血栓を溶かし、血流を再開させて脳の働きを取り戻そうというのが、超急性期「血栓溶解療法」です。超急性期内科的治療の項では、遺伝子組み換え組織型プラスミノーゲンアクチベーター（Recombinant Tissue-Plasminogen Activator）の静脈内投与によって血栓を溶かす静注血栓溶解療法（tPA療法）（グレードA）について解説します。

◎静注血栓溶解療法（IV tPA／tPA療法）

　脳梗塞の最も理想的な治療は、「詰まった血管を再開通（再灌流）させて脳細胞を救うこと」ですが、「言うは易く行うは難し」で、かつては有効な治療法がなかなか見つかりませんでした。

　ところが、tPAという血栓を溶かす薬[図51,52]を使うと、使わない場合と比べて、ほとんど後遺症なく自宅に帰ることができる割合が明らかに増えることが証明されました（グレードA）。しかし、この薬は発症から4.5時間以内でないと使用できません。というのは、血管閉塞の時間が長くなると、血管壁が脆くなって破れて脳出血を起こす危険があるからです。

したがって、発症から4.5時間以内に治療しなければいけないと決められているため、発症から遅くとも3.5時間（できれば3時間）以内の病院到着が必要です。早ければ早いほどよいことを強調されております。発症時刻不明な場合の本療法の適用については後述します（175ページ）。

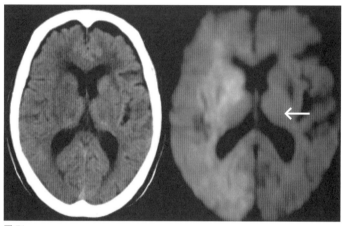

図51
脳梗塞早期虚血性変化。CT（左図）とMRI拡散強調画像（Diffusion-Weighted Image：DWI）（右図）。本例では右脳にEarly CT Signs（79頁）（レンズ核の不明瞭化、島皮質の不明瞭化、脳実質のX線吸収値のわずかな低下、脳溝の消失）がみられる。DWIでは通常の撮像法（T1強調画像、T2強調画像、FLAIR画像）では梗塞巣の信号変化がみられない超急性期においても、発症後30分〜1時間頃より細胞性浮腫を高信号（矢印）として描出しうる

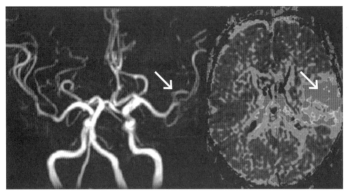

図 52
脳血管画像（MRA）と脳灌流強調画像（Perfusion Weighted Image：PWI）
70 歳男性症例。午後 8 時半頃カラオケ中に突然、言語障害が現れ、右手のマイク
を落とした。救急来院。運動性失語（言語理解はできるが発語はできない）、右手
足の軽い運動麻痺が認められた。MRA では左中大脳動脈の描出不良（矢印）、PWI
では左大脳（前頭葉から頭頂葉）の血流低下、灌流遅延（矢印：ペナンブラ領域）
を認める。tPA 静注療法を開始し、投与後約 1 時間後より発語がみられ、翌日には
症状はほぼ消失した

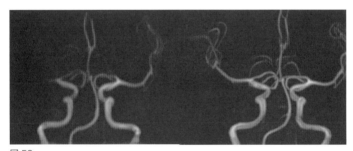

図 53
70 歳代女性。左不全片麻痺で発症。右中大脳動脈閉塞。発症後３時間で tPA 療法開始。
左：開始前 MRA　右：開始３時間後 MRA：右中大脳動脈は開通している

　tPA は血栓を溶かす力が非常に強く点滴注射で投与されます。
脳梗塞の発症後4.5時間以内に使用することにより、後遺症の
程度を大幅に軽減することが可能です。

具体的には脳梗塞の患者さんにtPAを使うと、約1/3の方が後遺症のほとんどない状態に回復します。日本では2005年の10月よりこの治療が保険適応になりました。

　しかしこの薬にはリスクもあるのです。壊死巣に血栓を溶かす薬を使って血の流れを回復させると、壊死巣に出血を起こす（出血性脳梗塞）危険性も高まるので、この治療の選択には慎重でなければなりません。

　身体の中にもともとあるプラスミンという酵素は、前駆体であるプラスミノゲンから作られ、血栓を溶かす作用があります。

　tPAは、プラスミノゲンの作用を増強することで血栓を強力に溶かす酵素です。これまでの血栓溶解薬と違って、遺伝子組み換えにより作ったtPA製剤で、血栓自体に作用して血栓を溶かすため、血栓溶解療法に適した薬です。

　脳梗塞が起こった時間がわかる患者でも、その他の条件に合うかどうかの検査をする時間が必要となりますので、起こってから遅くとも3.5時間以内を目安に病院に到着する必要があります。したがって、脳卒中の症状が出たらすぐに救急車を呼んで、症状を救急隊員（救急救命士）に的確に説明し、専門施設に搬送してもらうことが大切です。受け入れ病院は、病院到着前に病院として知っておくべき事項を把握し、準備を整えておくことが肝要となります。

　tPAは体重で投与量（我が国では0.6mg/kg）を換算します。海外では0.9mg/kgと投与量が異なります。静脈注射により最初に総量の10%を急速投与し、残りを約1時間かけて投与します。

　投与開始後24時間は出血の危険性が高いので、厳重に経過を観察します。また、治療開始後24時間以上は患者さんの状態

をよく観察できる病棟で経過観察を継続します。

　tPAの投与には様々な条件をクリアする必要があり、そのため脳梗塞で病院に来られた方の5％（100人に5人）程度しか、この治療は選択されていません。

　さらに、ルールを守っても6％（100人に6人）程度の確率で症状が悪くなるような脳出血を生じます。

　tPAが血栓溶解薬として承認された後に、その安全性と有効性について全国調査がされました。

　その結果によると、tPA治療を行うことにより、3カ月後に身の回りのことが介助なしに行えるようになった患者さんの割合は33.1％でした。つまりtPAを投与することで、3人に1人は日常生活をご自分で行うことができるようになりました。

　一方、症状が出るような頭蓋内出血（症候性頭蓋内出血）が出現する割合は、36時間以内が3.5％、3カ月後が4.4％でした。3カ月以内の全死亡率は13.1％、症候性頭蓋内出血による死亡率は0.9％でした。

　tPAによる血栓溶解薬は、うまくいけば劇的に症状がよくなる一方で、症状がよくならなかったり、出血などのために悪くしたりする可能性がある治療法であることを知っておいていただかなければなりません。

tPA療法の適応

　遺伝子組み換え組織型プラスミノゲンアクチベーター（Recombinant Tissue Plasminogen Activator：rt-PA、アルテプラーゼ：Alteplase・商品名グルトパ、アクチバシン）を用いた治療法は2005年（10月）から保険適応となりました。当初は発症

３時間以内でしたが、現在（2012年９月以降）では4.5時間以内の投与開始となっています。施設基準や投与方法などについて、厳格な適正治療指針の遵守が義務づけられています。

1）治療開始可能時間：本療法は、発症から4.5時間以内に治療可能な虚血性脳血管障害患者に対して行う[図53]。
2）発症後4.5時間以内であっても、治療開始が早いほど良好な転帰が期待できる。
3）このため、患者が来院した後少しでも早く（遅くとも１時間以内に）本療法を始めることが勧められる。
4）脳梗塞全体の約２割を占める発症時刻不明脳梗塞の場合は、最終健常確認時刻をもって発症とする。ただし次項の場合は、この限りでない。
5）発症時刻が不明な場合でも、MRI画像のミスマッチを認める場合（例えば頭部MRI拡散強調画像の虚血性変化がFLAIR画像で認められない場合）には発症4.5時間以内の可能性が高い。このような症例に本療法を行うことを考慮してもよい。（後述）

　患者さんの発症時の神経症状の重症度の評価には、旧版NIHSS（National Institutes of Health Stroke Scale：０点/最軽症〜42点/最重症）が使用されています。最重症では運動失調が評価できないので最重症は40点となります。（付録7参照）

tPA療法の投与禁忌事項・慎重投与事項

　本療法の適応外の既往歴として、非外傷性頭蓋内血種、１カ月以内の脳梗塞、３カ月以内の重篤な頭部脊髄外傷や手術、３

週間以内の消化管出血あるいは尿路出血、２週間以内の大手術あるいは頭部以外の重度な外傷が挙げられています。ただし、１カ月以内の一過性脳虚血発作は適応外とはなりません。

tPAは、血栓を強力に溶かすことで劇的に症状を改善させることがある一方で、合併症として出血をひき起こすことがあり、投与に際しては十分な注意が必要とされます。患者さんに投与できるかどうかについて、いくつかの前提条件があります。既に述べましたが、まず、脳梗塞が起こってから4.5時間以内の投与開始が必要となります。

発症時刻がはっきりしない場合には、患者さんが最後に正常だったことを確認できた時間が最終確認時間となります。その時間から4.5時間以上経っていたら、残念ながら投与することができません。この場合、よくあるのが起床時に麻痺などに気づいた場合（Wake-up Strokeといいます）にどうするかですが、新指針では後述のようにMRIミスマッチ（DWI-FLAIR Mismatch）が認められた場合は、発症後4.5時間以内の可能性が高いとして、本療法の開始ができることになりました（グレードC1）。症状が急激に良くなっている人や、症状がとても軽い人には、あえて出血性合併症の危険性を冒してまで投与を勧められません。

また、投与を考えても良いが、副作用その他が出現しやすく、良い機能の改善が必ずしも期待できない場合は「慎重投与」事項とされています。一カ月以上経過した脳梗塞の既往やNIHSSスコア26点以上は慎重投与になっています。また、81歳以上（以前は75歳以上）の高齢者では、脳梗塞の既往のある人が多いこと、出血リスクである白質病変を合併する率が高いなどか

ら同じく慎重投与になっています。

これらの「慎重投与」の場合でも様々な条件が定められており、これらの条件に当てはまるときに、最終的には患者の家族によくその「リスク（危険）」と「ベネフィット（利点）」を説明して同意をもらったうえで、投与することを慎重に判断することになります。

再開通現象の評価方法：TICI scale：Thrombolysis in Cerebral Infarction Scale（Grading System）

tPA療法や血栓回収療法による再開通現象の6段階評価法です。grade2b,2c,3を有効な再開通（再灌流）と評価します。

Grade　0　灌流なし
　　　　　1　再開通はあるが末梢灌流の改善がほとんどないもの
　　　　　2a　閉塞血管支配領域の半分以下の灌流
　　　　　2b　閉塞血管支配領域の50％以上の領域の灌流
　　　　　2c　末梢まで灌流されるが描出速度に左右差がある
　　　　　3　末梢までの遅延のない再灌流（完全再開通）
（注　流速の評価が困難であった場合は2cの評価はせず、再灌流の範囲を理由に３と判断する）

修正ランキンスケール（modified Rankin Scale：mRS）

血栓溶解薬効果判定や機能予後（日常生活動作）評価は、90日後の状態（障害の程度）を修正ランキンスケール（J. Rankin 1957）を用いて行います[表10]。評価（スコア）は、０：無症状、１：臨床上の障害なし、２：軽度障害、３：中等度障害、４：

中等度より重度の障害、5：重度障害、6：死亡の7段階とすることが決められています。

modified Rankin Scale：mRS	
0	完全回復：全く症候（自覚症状および他覚徴候がともに）がない
1	（何らかの）症候はあっても明らかな障害はない：日常の勤めや活動は行える。発症以前から行っていた仕事や活動に制限はない状態である
2	軽度の（身体）障害：発症以前の活動がすべて行えるわけではないが、自分の身の回りのことは介助なしに行える。日常生活は自立している状態である
3	中等度の（身体）障害：何らかの介助を必要とするが、歩行は介助なしに行える。通常歩行、食事、身だしなみの維持、トイレなどには介助を必要としない状態である
4	中等度から重度の（身体）障害：歩行や身体的要求には介助が必要である。通常歩行、食事、身だしなみの維持、トイレなどには介助を必要とするが、持続的な介護は必要としない状態である
5	重度の（身体）障害：寝たきり、失禁状態、常に介護と見守りを必要とする。常に誰かの介助を必要とする状態である
6	死亡

表10
修正ランキンスケール（判定基準）
modified Rankin Scale：mRS
※mRS 0~1が完全自立と評価され、mRS 0～2が自立生活可能レベルと評価される。
※介助とは、手助け、言葉による指示および見守りを意味する。
※歩行は主に平地での歩行について判定する。なお、歩行のための補助具（杖、歩行器）の使用は介助には含めない。
※死亡時の記載事項：死亡日、死因（1.原疾患、2.その他）、剖検（1.なし、2.あり/所見記載）

修正ランキンスケール（mRS）と
バーセルインデックス（Barthel Index:BI）

　mRSはもっぱら脳卒中後遺症の転帰判定に使用されています。

　mRSは、1）自立程度を評価し、以前の活動度と比較している、2）機能的な状態を測定しているが、発語障害や視野欠損のような微妙な神経脱落症状は反映されにくい、3）簡素なために評価者によるばらつきもでやすい、などの問題もあります。そのためADL（Activities of Daily Living：日常生活動作）に重きを置いた Barthel Index（BI）の併用が推奨されています。

　主治医意見書を書くときに、mRS-4は要介護4、mRS-5は要介護5と判断できるので便利であり、介助なしで歩ければ要介護4ではないことになります。要介護1～3および要支援の要介護度判定にはBIが具体的で良いとされます。

　なお、要介護度判定では身体的なADL（mRSやBIによる）評価と認知機能評価が必要なので、機能的自立評価法（Functional Independence Measure：FIM/18項目を7段階評価し、FIM総点は126点〈最も軽い〉～18点〈最重症〉）も有用（FIM評価は患者同意が必要）です。

　BIは脳卒中後遺症を含めて広く使用されているスケールの1つです。評価表があり、排便、排尿、整容、トイレの使用、摂食、移乗、移動能力、着衣、階段昇降、入浴の10項目（100点満点）評価です。BI評価ではADLは

かなり一貫した段階になる傾向があり、同じ点数の患者は同様の障害のパターンがみられます。具体的な項目からなっており高齢者の総合評価や比較的軽症患者の自立度の判定に有用とされています。

急性期脳梗塞におけるMRI画像ミスマッチ

　MRI画像の拡散強調画像において描出された虚血域（虚血中心部：コア）はすでに梗塞に陥っており基本的に回復が困難な領域です。一方、その周辺領域はペナンブラ域で血流再開によって回復する可能性が大きい領域です。DWI-FLAIRミスマッチやDWI-PWIミスマッチの所見があれば、tPA療法は発症（最終健常確認時刻）から4.5時間以内、血栓回収療法は発症から16〜24時間以内であればそれぞれの適応となります。

１）拡散強調画像・FLAIR（フレア）画像（DWI-FLAIR）ミスマッチ

　拡散強調画像（Diffusion Weighted Imaging：DWI）は非常に鋭敏な画像であり梗塞像が描出されているのに、FLAIR画像（Fluid-Attenuated Inversion Recovery：FLAIR）では梗塞変化がない時期があります。これをDWI-FLAIRミスマッチ（Mismatch）といいます[図54]。拡散強調画像の高信号域は脳梗

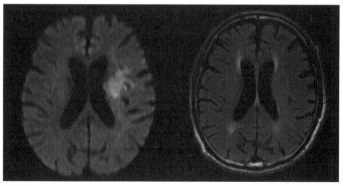

図 54
DWI-FLAIR ミスマッチ。発症時刻不明の脳梗塞例で DWI（左）では虚血性変化（脳梗塞）が認められるが、FLAIR（右）では認められない

塞の超急性期（30分以内）の組織障害（細胞性浮腫）を反映するものですが、FLAIR画像は水の信号を抑制したT2画像で、FLAIR画像における高信号域は細胞性浮腫に続く血管性浮腫を示すもので、拡散強調画像よりも少し（4〜6時間：この時間に個人差がある）遅れて検出されます。DWI-FLAIRミスマッチが認められている場合は発症4.5時間以内と推定されています。

2）拡散強調画像・脳灌流画像（DWI-PWI）ミスマッチ

　拡散強調画像（DWI）で既に梗塞に陥っている部分のみが異常信号を呈し、その周辺のDWIでは正常なペナンブラの領域が、PWI（Perfusion Weighted Imaging）では灌流遅延領域として描出されるのをDWI-PWI Mismatchといいます[図55]。このDWI-PWIミスマッチはDWI-FLAIRミスマッチと同様に早期の血流再開によって回復が期待できる領域とみなされています。

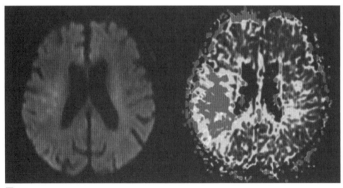

図55
DWI-PWI（MTT）ミスマッチ。発症時刻不明の脳梗塞例で拡散強調画像（DWI、左）ぐは虚血性変化（脳梗塞）がわずかに認められるが、灌流画像（MTT、右）では灌流遅延領域が明らかに広範に認められる。このミスマッチ領域は早期再灌流により神経機能回復が期待できる

◎急性期治療と亜急性期治療

　脳梗塞（脳動脈の急性閉塞）が発症した場合、少しでも後遺症を軽くして社会生活に復帰するためには、詰まった血管を一刻でも早く確実に再開通させる治療が必要です。

　現在、第一選択となっている治療法はtPAという点滴から投与する薬剤です。ただし、この治療法は発症後4.5時間以内に治療を開始しないといけないなどの制約があることは既に述べました。tPA適応のない患者さんや、tPAを投与したけれど効果がみられなかった患者さんの治療法として選択されるのが、カテーテルによる血栓回収療法です。これについては後に外科的治療のところで述べます。

　大部分の患者さんには、梗塞巣の拡大防止や再発予防を目的とした、血液をサラサラにする抗血小板・抗凝固療法、フリーラジカルスカベンジャーと呼ばれる脳細胞保護療法、脳血栓症に伴う運動障害の改善にオザグレルナトリウム（商品名：カタクロット、キサンボン、オザグレル）、あるいは抗脳浮腫剤の投与、酸素の投与、発熱、血圧のコントロール（基本的には下げない）といった治療が行われます。

血液をサラサラにするアスピリン！

　動脈硬化のために脆くなった血管壁は、血液の圧力で傷つきやすいものです。そこへ血小板が集まり、しばしば血小板による血栓ができて、脳血栓を生じます。

　そこで、脳梗塞の再発予防のために、薬を使って血小板が集まるのを抑える試みをします。これが抗血小板療法です。主に、白色血栓の多いラクナ梗塞やアテローム血栓性脳梗塞に対して有効とされます。

脳梗塞や心筋梗塞を予防するための「血液サラサラのアスピリン！」はご存じの方も多いと思います。ただし、脳梗塞の場合は、基本的に一度脳梗塞になった方の再発予防として使います。

　この100年を超える長い歴史を持つ薬は、熱を下げたり、痛みを抑えたり、血液をサラサラにしたりと幅広い効用があります。さらに最近では、癌の予防効果があるのではないかという研究成果が発表されています。

　実はこのアスピリンは、脳梗塞を発症したばかりの方への治療薬としても用いられています。

　前述のようにtPAは、詰まった血栓を溶かすことで症状を劇的に改善する薬ですが、多くの制約があります。一方、アスピリンは、血栓を溶かして症状を劇的に改善する効果は期待できないものの、心原性脳塞栓症以外の多くの方に投与可能なため、脳梗塞急性期の治療薬として世界中で用いられています。

　また、そのまま服用を継続すれば、慢性期の再発予防薬にもなるという長所もあります。一方で、胃・十二指腸潰瘍に注意する必要があり、多くの場合胃薬を併用していただきますが、今後も当分の間はこの安くて安全なアスピリンの活躍が約束されているといってよいと思います。

　とはいうものの、アスピリンを含んでいる薬は解熱鎮痛薬として薬局で誰でも処方箋なしで買えますが、脳梗塞の予防になるならと自己判断で服用したりせず、医師に相談することを強くお勧めます。

　アスピリンの効果が不十分な場合、日本では長い間、塩酸チクロピジン（商品名：パナルジン）という薬が用いられてきました。まれに重い副作用が出るため、最近では副作用の

少ないクロピドグレル硫酸塩錠（商品名:プラビックス錠／25mg,75mg）という薬が広く使われています。また、ラクナ梗塞の再発予防効果が唯一あるとされ、血液をサラサラにする作用に加えて血管を拡げる作用があるシロスタゾール（商品名：プレタール）（内服薬）もあります。

　現在、少量の採血をすることでVerifyNow（ベリファイナウ：抗血小板薬の調整に用いる測定キット）を用いて、アスピリンと硫酸クロピドグレルについては、効果を測定することが可能です。しかし、シロスタゾールは効果をみる方法はありません。

　脳卒中治療ガイドラインでは、アスピリン（商品名：バファリン、バイアスピリン）160 ～ 300mg/日の経口投与は、発症早期（48時間以内）の脳梗塞患者の治療法として強く勧められるとしています。また、亜急性期までであれば、アスピリンにクロピドグレルを併せて使用することも、心原性脳塞栓症を除く脳梗塞もしくは一過性脳虚血発作患者の治療法として勧められています。また、慢性期の抗血小板療法については、シロスタゾール、クロピドグレル、アスピリンのいずれかを使用することや、チクロピジンを使用することを推奨しています。

COLUMN

冠動脈疾患予防のための抗血小板療法

　循環器内科に通院中の患者さんが脳出血やラクナ梗塞を起こしたり、心房細動が原因で心原性脳塞栓症を起こしたりするなど脳と心臓には関連があります。冠動脈疾患があると、脳血管障害の発症は常に意識しておかなければなりません。

　冠動脈疾患の有意狭窄病変枝数でいえば、０枝、１枝、２枝、３枝病変の患者さんのそれぞれの頚動脈狭窄の合併率をみても、重症であれば頚動脈狭窄の頻度も高まるという関係があります。

　これらのことから、動脈硬化性疾患は全身性アテローム血栓症と捉えることが重要で、冠動脈疾患患者さんに対する動脈硬化の危険因子の管理や抗血小板療法は、ひいては脳血管障害に対する治療につながると考えられます。

　逆に、脳から心臓に病気を起こすこともあります。中枢神経系は循環や血圧を制御しており、脳幹障害での血圧の変動、くも膜下出血での心電図変化の出現、脳血管障害でのたこつぼ型心筋障害の発症、情動身体ストレスでのたこつぼ型心筋障害の発症などが知られています。

　虚血性心臓病に対する抗血小板療法を考えるときには、急性期か慢性期か、一次予防か二次予防か、冠動脈ステント留置後かどうかなどで、使い分けがあります。

　循環器疾患における抗凝固・抗血小板療法に関するガイドラインの虚血性心疾患慢性期の安定労作性狭心症を

取り挙げますと、アスピリン、ワルファリン、クロピド
グレル、チクロピジン、プレタール、サルポグレラート
などの投与による治療があります。

　最近は冠動脈ステント留置を行う症例が多くなってお
り，ステント留置後の抗血小板療法が注目されています。
ガイドラインでは、プレタールについてステント留置後
の心血管イベント再発予防に有効である可能性が記され
ています。

血栓の形態

血栓とは血管内にできた血の塊で、血栓のできた部位の血管がつまる（血栓症）こともあるし、血栓が剥がれて末梢血管を塞ぐ（塞栓症）こともあります。その結果、詰まった血管に血流や栄養を供給されている臓器や組織は虚血〜壊死（梗塞）となります。心臓や肺の血管が詰まれば心筋梗塞や肺梗塞、脳の血管が詰まれば脳梗塞です。

血栓には白色血栓、赤色血栓、混合血栓などがあります。白色血栓は血管に傷が生じたその場所ででき、フィブリンに絡まった血小板の凝集が主体になっていて、顕微鏡で見ると白っぽく見えます。心筋梗塞、脳梗塞などを引き起こします。

赤色血栓は、管が狭くなったり閉塞したりすることで、血流が滞った場所にできます。赤色血栓は、血小板、赤血球、白血球からなり、赤血球がフィブリンの中に多く取り込まれるため赤く見えます。主に静脈系で発症し、血液凝固の関与が大きいとされます。下肢の深部静脈血栓症が代表的です。混合血栓は白色血栓、赤色血栓両方が混在しており、高脂血症などに多くみられます。

なお、日本ナットウキナーゼ協会は、血栓症で亡くなる人が最も多い1月の大寒にあたる1月20日を2（ツ）0（マル）＝「血管が詰まる」の語呂合わせで「血栓予防の日」、この日から2月19日までの1カ月間を「血栓予防月間」としています。

脳細胞を保護する療法

脳に血液が届きにくくなる脳虚血の状態では、障害された脳細胞や脳血管からさらに脳細胞を傷つける物質が多く作られ、より多くの脳細胞が死んでしまいます。

この悪い物質の１つである「フリーラジカル」（活性酸素）から脳を守る薬として、脳保護剤（フリーラジカルスカベンジャー）である抗酸化薬のエダラボン（商品名：ラジカット／注30mg、点滴静注バッグ30mg）（注射液・注射剤）が日本で開発され、脳梗塞急性期の治療薬として広く用いられています。

　脳梗塞にはいろいろなタイプがありますが、エダラボンは、すべての脳梗塞に用いることができます。また、１日２回の点滴投与ですが、単独で使用しても効果があることが証明されています。

　エダラボンは、一般に発症後24時間以内であれば使うことができますが、発症後３時間以内であれば、特に高い効果があります。投与期間は14日以内とされています。

　ただし、脱水、高度の意識障害、感染症を併発しているような方にエダラボンを使用する場合は、腎障害、肝障害、血液障害などの副作用に注意する必要があります。その他、心疾患のある患者さん、高齢者には、慎重投与とされています。

　現在、脳に発生したフリーラジカルの量を簡単に計測する方法が研究されています。これが可能になれば、エダラボンの使用量を患者さんに合わせて決めることができ、より高い治療効果を得られると期待されています。

日本で使われるオザグレル・アルガトロバン

　脳梗塞の急性期治療では、まず血栓を溶かして、詰まった血管を再開通させる血栓溶解療法を行えるかどうかを第一に考えます。しかし、この治療は前述のように現時点では脳梗塞になった人の5％程度にしか使えません。

　使えない人には、抗血小板薬のアスピリンを使うかどうかを

190

検討します。アスピリンには点滴製剤もありますが、日本では使用できません。

　ところが、日本にはオザグレルナトリウム（トロンボキサンA2合成酵素阻害薬）という点滴用の血液をサラサラにする抗血小板薬があります。脳梗塞では、半身の麻痺を発症するとともに飲み込みが難しくなる人も多いので、初日からは薬の服用が難しい場合があります。

　このような場合、点滴製剤は非常に便利です。発症5日以内の非心原性脳梗塞にはオザグレルナトリウム点滴静注療法が適応となります。さらに、オザグレルナトリウムにはアスピリンにない脳血管を拡げる作用があり、脳循環を改善してくれる可能性があります。したがってオザグレルナトリウムはくも膜下出血後の脳血管攣縮にも適応があります。

　これにより、脳梗塞の進行を防いでくれる効果が期待されます。実際、オザグレルナトリウムを使った場合と使わなかった場合を比べると、使った場合、運動障害が明らかに改善されることが確認されています。

　ただ、どの脳梗塞にも使えるわけではなく、発症後5日以内の、動脈硬化を原因とするアテローム血栓性脳梗塞やラクナ梗塞に用いられます。

　実は日本には、もう1つアルガトロバン（選択的トロンビン阻害薬。商品名：スロンノンHI、ノバスタンHI、アルガロンなど）という注射薬があります。

　血液を固めるために、血小板と凝固因子が主に働きます。オザグレルナトリウムは血小板の働きを抑えますが、アルガトロバンは、トロンビンという凝固因子の働きを阻害することで血液をサラサラにし、脳血流を改善します。脳梗塞の中でもアテ

ローム血栓性脳梗塞、分枝粥腫型梗塞（BAD）の方に主に使用します。

　発症後48時間以内のアテローム血栓性脳梗塞の治療に用いることができ、基本的に1週間続けて使用しますが、3日目から投与量を減らすことと、今後の再発予防のためには抗血小板薬を服用することが必要です。病状によりますが、早い時期からこれらの抗血小板薬を併せて服用することが多いと思います。

　急性期の抗血小板療法として、脳卒中ガイドラインでは、

1）アスピリン160〜300mg/日の経口投与は、発症早期（48時間以内に開始）の脳梗塞患者の治療法として強く勧められる（グレードA）。

2）抗血小板薬2剤併用、例えば（アスピリンとクロピトグレル）は、発症早期の心原性脳塞栓症を除く脳梗塞もしくは一過性脳虚血発作（TIA）患者の、亜急性期までの治療法として進められる（グレードB）

3）オザグレルナトリウム160mg/日の点滴投与は、急性期（発症5日以内に開始）の脳血栓症（心原性脳塞栓症を除く脳梗塞）患者の治療往として勧められる（グレードB）

が挙げられています。

　現段階で非心原性脳梗塞（アテローム血栓性脳梗塞、ラクナ梗塞、分枝粥腫型脳梗塞など）の再発予防上、最も有効な抗血小板薬療法（本邦で使用可能なもの）はアスピリン（商品名：バイアスピリン、バファリン）75〜150mg/日（グレードA）、クロピドグレル（商品名：プラビックス／25mg,75mg）75mg/日（グレードA）、シロスタゾール（商品名：プレタール）200mg/日（グレードB）、チクロピジン（商品名：パナル

ジン）200mg／日（グレードB）であるとされています。

　なお、これらの抗血小板薬はラクナ梗塞にも推奨（グレード
B）されています。ただし、急性期の治療には、患者さん1人
ひとりの病態に合せて治療薬の組み合わせを決めて行く必要が
あります。

心房細動に伴う脳塞栓症の抗凝固療法

　血栓は、主にフィブリン（線維素）という成分と血小板から
できています。フィブリンが主体のフィブリン血栓は、心臓弁
膜症や心房細動（不整脈）がある人に発生しやすく、心原性脳
塞栓症の原因となります。

　抗凝固療法は、薬を使って、このフィブリンの働きを抑制し
て、心原性脳塞栓症の再発を予防しようという治療法です。

　急性期にはヘパリンという点滴薬が用いられます。ヘパリン
には、急性期の詰まりかかった血管が完全に塞がってしまうの
を防いだり、血栓が大きくなって梗塞部位が広がったりするの
を防ぐ効果があります。

　1～2週間経って病状が安定してきたら、内服薬のワルファ
リンに切り替えます。この薬は、血液を固める凝固因子に直接
作用するのではなく、凝固因子の生成を促すビタミンKの働き
を抑えることで、その力を発揮します。ビタミンKを多く含む
青汁、クロレラやビタミンKを産生する納豆菌を含む納豆を摂
取すると、ワルファリンの本来の力を発揮できなくなり、血液
が固まる方向へ働きます。

　ワルファリンは、退院後も再発防止のために飲み続けるこ
とが多いのですが、薬の服用を続ける場合は、定期的に検査
を受けて効果や副作用の出現をチェックしなければなりませ

ん。その後、直接経口抗凝固薬（Direct Oral Anticoagulants：DOAC）とよばれる新しい薬が次々と登場しました（2011年にダビガトラン（プラザキサ®）、2014年までにリバーロキサバン（イグザレルト®）、アピキサバン（エリキュース®）、エドキサバン（リクシアーナ®）（後述）。

		疾患	点数
C	Congestive heart failure	心不全	1
H	Hypertension	高血圧	1
A	Age≧75years	75歳以上	1
D	Diabetes mellitus	糖尿病	1
S₂	Stroke or TIA	脳梗塞・TIA	2
	合計		

表11
$CHDS_2$スコア。抗凝固薬処方に際して考慮する脳梗塞発症リスクの評価方法

　非弁膜症性心房細動治療（薬物）ガイドラインでは、「$CHADS_2$スコア」[表11]が2点以上の場合には、DOACまたはワルファリンによる抗凝固療法が推奨されています。

　しかし、DOACはいずれもワルファリンと同等かこれに勝る効果を示し、かつ頭蓋内出血が少ないことがわかってきたため、同等レベルの適応の場合には、ワルファリンよりもDOACの方がより強く勧められています。

　また$CHADS_2$スコアが1点の場合に、新薬の中でダビガトランとアピキサバンの2つが推奨され、リバーロキサバンとエドキサバンが考慮可となっています。

　ワルファリン投与における目標PT-INR（プロトロンビン時間国際標準化比）（Prothrombin Time-International Normalized Ratio）は、旧ガイドライン同様70歳未満は2.0〜3.0となり、

70歳以上の高齢者は1.6 ～ 2.6と低めに設定されました。

　出血リスクの層別化は、2010年の欧州心臓病学会ガイドラインに採用された「HAS-BLEDスコア」[表12] が、日本人でも利用できることを示しました。同スコア0点を低リスク（年間の重大な出血発症リスクが1％）、1 ～ 2点を中等度リスク（同2 ～ 4％）、3点以上を高リスク（同4 ～ 6％）と評価します。

		点数
H	Hypertension（収縮期血圧≧140mmHg）	1
A	Abnormal renal/liver funcion（腎機能障害、肝機能障害、各1点）	1 ～ 2
S	Stroke（脳卒中）	1
B	Bleeding（出血歴）	1
L	Labile INR（INR≧3.5のエピソード）	1
E	Elderly（年齢65歳以上）	1
D	Drugs（抗血小板薬の使用）	1
	合計	0 ～ 8

表12
HAS-BLED スコア（欧州心臓学会）の算出方式

　問題は、心房細動があって脳梗塞を発症した患者さんは、4人に1人しか発症前に抗凝固療法を受けていないという現状です。防げるはずだった脳梗塞をこれまで防げていなかった可能性があります。

心房細動に対する薬物療法とカテーテルアブレーション治療

　心拍数は1分間に60 ～ 100回くらいの割合で規則正しく拍動しています（図56上）。これが乱れることを不整脈といいます。不整脈の中でも一番多いのが洞結節以外で発生した異常な電気信号によって生じた心房細動で、脈がバラバラになり（図56

下）、不規則に脈が速くなります。極端な場合には心房が1分間に300〜600回も震えます。動悸や息切れで気づくことはありますが、多くは無症状です。心房細動では血流がよどみ、心房内血栓、特に左心耳内可動性血栓が生成されて、塞栓となって、左心房→左心室→大動脈→脳動脈（頚動脈、椎骨脳底動脈）を経由して心原性脳塞栓症の原因となるのです。

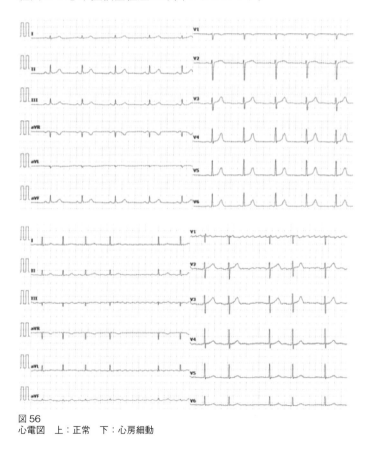

図56
心電図　上：正常　下：心房細動

　薬物療法としては、抗不整脈薬と抗凝固薬による治療があります。抗不整脈薬は、主にベータブロッカーなど脈拍を遅くする薬が用いられます。この療法では、心房細動になっても心拍数があまり早くならないようにしたり（レート・コントロール）、心房細動自体を起こさないようにしたりする予防治療薬（リズム・コントロール）が用いられます。抗凝固薬（既述：ワルファリンやDOAC）は心原性脳塞栓症や左心耳血栓症の予防目的に服用します。

　これらの薬は、一時的には心房細動を抑えるのに有効であっても、時間経過とともにその効果が弱まってしまうことが知られています。また、心原性脳塞栓症を防止できなかったり、心臓および全身に副作用を生じやすかったりする傾向もあり、医師の慎重な経過観察の下に使用する必要があります。

　一方、心房細動アブレーション「カテーテルアブレーション（心筋焼灼術）」と言って、カテーテルを用いて心房細動が生じないように高周波電流にて心房筋に熱を与えて焼灼してしまうというアブレーション治療が第一選択として行われるようになりました。また、カテーテルの先端につけたバルーンに特殊ガスを送り込んで冷凍凝固する方法もあります。さらに、非弁膜症性心房細動に対して、カテーテル法にて、WATCHMANデバイスを用いた左心耳閉鎖術が行われるようになっています。

　心房細動のメカニズムは現在でも十分に解明されているとはいえませんが、多くの心房細動は、左心房に入る4本の肺静脈から過剰な刺激が発生することで起こります。これを受けて、左心房と肺静脈の間を電熱で焼灼（やけどをつくる）し、異常な電気信号の通り道を遮断して、心房へ流れ込まないように

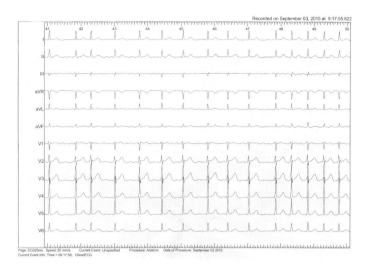

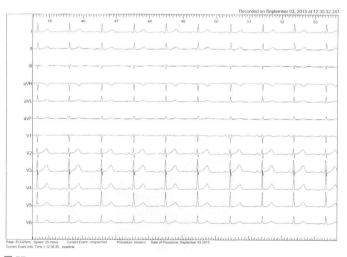

図 57
不整脈患者の心電図。上：アブレーション治療前、下：アブレーション治療後。不整脈は消失している

して、心房細動を根治する治療が行われるようになってきました。発作性心房細動であれば、1回目の治療で70〜80％根治させ、再発してしまっても2回目までの治療で80〜90％までを根治させられるようになりつつあります。

　カテーテルアブレーションは、静脈麻酔で眠っている間に治療を行っています。足の付け根から、心臓にカテーテル（径2〜3㎜）を挿入して、左心房まで到達し、先端についている金属チップから高周波電流で、心房細動の原因となる部位（心房の内側の心筋）を焼き切ることで治療します。焼灼された心筋は電気を通さなくなるので、異常な電気が肺静脈から心房に伝わらないようになります。

　その他、冠動脈バイパス手術や心臓弁膜症の手術の際に、心房細動がある方には「左心耳縫縮術」を同時に施行することもあります。また、心房細動による脳塞栓症のリスクを下げる目的で、低侵襲手術のWOLF-OHTSUKA法による完全胸腔鏡（内視鏡）下左心耳切除術および外科的アブレーションがあります。

COLUMN

脳梗塞急性期の翼口蓋神経節刺激による治療

　翼口蓋神経節（Sphenopalatine Ganglion：SPG）刺激療法は、血栓溶解療法の適応がなく、発症から8〜24時間の急性期虚血性脳卒中の患者、特に皮質病変を有する患者の機能的転帰を改善する有効で安全な新たな治療法となる可能性があることが最近の研究で示されています。

　カリフォルニア大学（UCLA）のJeffrey L. Saver氏らが、SPG刺激療法の有効性を検討した国際ランダム化二重盲検比較試験IMPlant Augmenting Cerebral Blood Flow Trial-24B（ImpACT-24B）の結果を2019年の欧州脳卒中協会年次集会で発表、Lancetに同時掲載しました。

　SPGを刺激すると、障害されていない脳動脈を拡張して虚血領域の脳血流を増加させ、脳浮腫を軽減させることが報告されており、急性期脳梗塞の新規治療法として期待されます。

　二重盲検でのSPG刺激は、画像ガイドシステムを用い、局所麻酔下に神経刺激電極（長さ23㎜、直径2㎜）をSPG近傍の翼口蓋管に植え込み、1日4時間、5日間施行されました。

　今回の結果についてSaver氏は、SPG刺激療法は血栓溶解療法の適応にならない急性期脳梗塞症例に対し治療可能時間を延長し、既存の治療を補う新しい効果的な治療法で、安全かつ有効な全く新しい治療法である可能性が示され、今後の試験で血栓溶解薬や血栓回収デバイスと併用した場合の有効性が明らかになるだろうと付言し

ています。

COLUMN

抗凝固薬～ワルファリン、ノアック（NOAC）、ドアック（DOAC）とは？

従来、心房細動に伴う脳梗塞（心原性脳塞栓症）の発症予防には抗凝固薬ワルファリン（商品名：ワーファリン）が使用されてきました。ワルファリンは、国内で使用可能な唯一のビタミンK拮抗薬です。ワルファリンを内服しますと、ビタミンK依存性凝固因子（第VII、IX、X、II因子）活性が低下することで出血傾向（抗凝固活性）が出現します。

特に2000年以降は、エビデンスやガイドラインに後押しされ、ワルファリンの処方率は高まってきました。実際、主に循環器専門医が勤務する施設が参加した心房細動の登録研究J-RHYTHM Registryでは、心房細動患者の9割近くにワルファリンが使用されています。

一方、プライマリケア医を含めた登録研究（Fushimi AF Registry）では、ワルファリン（抗ビタミンK依存性凝固因子薬）の処方率は全体の50％程度と報告されています。

ワルファリンは、実臨床（リアルワールド）では、出血性合併症、特に頭蓋内出血が危惧されることや、PT-INRのコントロールが容易ではないこと、あるいは服薬アドヒアランス（内服遵守）や食事制限など長期管理における難しさなどが影響し、十分に普及していないと考えられます。

このような状況下、2011年以降、新規経口抗凝固

薬（Novel Oral Anticoagulant：NOAC）が相次いで登場しました。脳卒中治療ガイドライン2015ではNOACの英語表記が変わり、新規経口抗凝固薬から非ビタミンK阻害経口抗凝固薬NOAC（Non-Vitamin K Antagonist Oral Anticoagulant）と変更されました。

さらに、国際血栓止血学会から、直接経口抗凝固薬（Direct Oral Anticoagulants：DOAC）と呼ぶことが提唱され、現在ではNOACよりもDOACが一般的になっています。以降は、NOACではなくDOACに統一しました。

DOACは、食事制限が要らないこと（納豆も食べられます）、薬剤の相互作用が少ないこと、頭蓋内出血のリスクが低いことなどから、発売当初より大きな期待が寄せられていました。

また、効果の発現・消失が早く、いわゆるオンオフがはっきりしているため、特に周術期（術前〜術後の一連の期間の総称）における休薬期間の管理が容易で、実際に使ってみて期待通りの薬剤といわれています。

脳卒中治療ガイドラインでは、脳梗塞・一過性脳虚血発作の患者さんの再発予防については、ワルファリンよりもまずDOAC（表13）を使用することを勧めています。

ダビガトラン、リバーロキサバン、アピキサバン、エドキサバンとも、大規模臨床試験でワルファリンと同等またはそれ以上に有効であることが示され、安全性に関しては、頭蓋内出血が少ないという結果が示されました。プラザキサ、イグザレルト、エリキュース、リクシアナ（商品名）の4種類が発売されています。DOACには食事制限がなく、INR値測定の採血検査を頻繁に行う必要は

ありません。ワルファリンと比較して作用時間が短いため、１日２回服用の必要がある薬もあり（プラザキサ®、エリキュース®）、飲み忘れがあると体から薬がなくなるのも早いため注意が必要です。

　脳卒中治療ガイドラインでは、非弁膜症性心房細動（NAVF）の患者さんへの直接トロンビン阻害薬（プラザキサ®）や直接作用型（活性型）第Ｘａ因子阻害薬（イグザレルト®、エリキュース®、リクシアナ®）の経口投与は、ワルファリンと同等もしくはそれ以上の脳梗塞、全身性塞栓症の抑制効果があるとしています。

ワルファリン（商品名：ワーファリン）		
標的因子	服薬回数	用量
VitK依存性凝固因子 ビタミンK拮抗薬	1日1回	1〜5mg/日

ダビガトラン（商品名：プラザキサ）		
標的因子	服薬回数	用量
トロンビン 直接トロンビン阻害薬	1日2回	220mg又は300mg／日

リバーロキサバン（商品名：イグザレルト）		
標的因子	服薬回数	用量
Xa因子 第Xa因子阻害薬	1日1回	10mg又は15mg／日

アピキサバン（商品名：エリキュース）		
標的因子	服薬回数	用量
Xa因子 第Xa因子阻害薬	1日2回	5mg又は10mg／日

エドキサバン（商品名：リクシアナ）		
標的因子	服薬回数	用量
Xa因子 第Xa因子阻害薬	1日1回	30mg又は60mg／日

表13　ワルファリンおよび4種類のDOACの比較表
ワルファリンの効能・効果は血栓塞栓症（静脈血栓症、心筋梗塞症、肺塞栓症、脳塞栓症、緩徐に進行する脳血栓症等）の治療及び予防。DOACの効能・効果は非弁膜症性心房細動患者における虚血性脳卒中及び全身性塞栓症の発症抑制、静脈血栓塞栓症（深部静脈血栓症及び静脈性塞栓症）の治療および再発抑制。

COLUMN

ワルファリンとドアックの比較のまとめ

　心房細動が原因で起こる心原性脳塞栓症の発症の予防には、以前からワルファリン（商品名ワーファリン）という抗凝固薬が長らく使われてきました。

　しかし、ワルファリンは毎回採血でのプロトロンビン時間国際標準比（PT-INR）のモニタリングによって内服量を調整する必要がある点や効果の表れ方にも個人差がある点、飲み合わせの問題がある点、食事制限（ビタミンKを含む納豆など）が必要であるといった点で使いにくさが指摘されていました。

　長年の研究開発により2011年に発売された新しい経口抗凝固薬ダビガトラン（直接トロンビン阻害剤）は、ワルファリンの様々な問題点を克服し、非弁膜症性心房細動の患者さんにおける脳梗塞予防に優れた効果を発揮する薬剤として注目されました。

　以降、2012年にはリバーロキサバン、2013年にはアピキサバンが発売され、2014年エドキサバンも使用可能になりました。これらの新経口抗凝固薬（非ビタミンK拮抗経口抗凝固薬）をNOAC（Novel Oral AntiCoagulant／Non-Vitamin K Antagonist Oral AntiCoagulants）と呼称されていましたが、その後DOAC「直接作用型経口抗凝固薬（Direct Oral AntiCoagulant）」と名称に変更されました。

1　DOACのメリット

　DOACは投与量が一定（年齢、腎機能、体重などによ

り投与量を決定します）なのでモニタリングのための採血が不要で、食事の制限もありません。注意すべき併用薬はありますが、効果の増強や抑制作用が少ないので飲み合わせについてもワルファリンほどの注意はいりません。

　内視鏡検査や抜歯などでは、ワルファリン同様、安易に抗凝固療法を中止すべきではありませんが、服薬中止による効果消失までの時間はワルファリンに比較して短く、服薬再開後の作用立ち上がり時間が早いので、やむを得ず内服を中止した際にも（出血リスクが高く中止する際には、24 〜 36時間前の投与中止が標準となります）、検査終了後の速やかな再開で対応することができます。

2　DOACのデメリット

　ワルファリンでもそうですが、DOACにおいても、高度腎機能障害の例である、消化管出血歴を有する、抗血小板薬を2剤以上服薬している、などといった場合に該当する患者さんでは、出血リスクが高いことがデメリットとして挙げられます。

　なかにはAPTTが安全性の目安となる薬もありますが、PT-INRのような決定的な効果指標がなく、易出血傾向や服薬アドヒアランスを客観的に捉えることができない点もデメリットと言えます。

　また、ワルファリンと異なり、当初は直接的な拮抗薬が存在しなかったことも欠点とされていました。そして、出血リスクを十分に考慮し、個々の患者さんの状況に応じてワルファリンとの使い分けを行う必要があるとされ

ていました。

　なお、2019年心房細動管理ガイドライン（米国）では、心房細動患者の脳卒中予防にはワルファリンではなくDOACを推奨しました。すなわち、「中等度～重度の僧帽筋狭窄症または人工心臓弁を有する心房細動患者を除き、DOACの適応がある心房細動患者にはワルファリンよりもDOACを推奨（推奨度I/強い推奨）するとしました。

3　中和薬（拮抗薬）

　抗凝固薬服用中の周術期、外傷、頭蓋内出血の事態には時に急いで抗凝固薬作用を中和する必要があります。

　ヘパリンの拮抗薬は硫酸プロタミン（プロタミン硫酸塩®）で、ヘパリン投与による出血傾向を抑えるために使用されます。

　ワルファリン（ビタミンK拮抗薬）服用中の患者さんには、拮抗薬（中和薬）であるビタミンKや乾燥濃縮人プロトロンビン複合体（商品名：ケイセントラ静注用／第II、VII、IX、X因子を含有）や新鮮凍結血漿を点滴投与します。

　DOAC服用中では、DOAC作用を阻止する中和薬があり、抗トロンビンDOAC（ダビガトラン）の中和薬としてイダルシズマブ（Idarucizumab／商品名：プリズバインド静注液）、直接第Xa因子DOAC（リバーロキサバン、アピキサバン、エドキサバン）の中和剤として治験薬アンデキサネットα（Andexanet alfa）が有用とされています。

COLUMN

高齢者への抗凝固療法

　薬剤用量の調整が容易で副作用による脳内出血が少ない直接作用型経口抗凝固薬（DOAC）の高齢者への処方が増えています。また後期高齢者など比較的高齢の心房細動患者では脳梗塞を発症するリスクが上がるため、抗凝固療法によるベネフィットは大きくなります。

　その一方で、高齢になるほど脳血管の脆弱性が高まる「脳アミロイドアンギオパチー」の患者が多くなります。そして、抗凝固療法によって致命的な脳内出血が発生するリスクも加齢とともに上がります。また、抗血栓薬服薬中の高齢者は頭部外傷によって頭蓋内出血を合併する率が高まるので、早期診断と抗血栓薬中止や中和などの対応が大切です。

　そのようなベネフィットとリスクの両者が高まる高齢患者に対して、抗凝固療法を行うべきか否か悩む医師は多いのです。

　高齢者に対して抗凝固療法を行う条件としては、

（1）適切な薬物治療ができていること：PT-INR管理（プロトロンビン時間国際標準比）、NOACであれば患者の腎機能に基づく適切な薬剤や用量選択ができていること。

（2）血圧を管理できていること：収縮期血圧を135mmHg以下に抑えること。（282ページ参照））

（3）服薬管理（服薬支援）ができていること：薬の管理やポリファーマシー（多剤服用／多くの調剤：

６種類以上）対策には家族、医師、看護師、薬剤
　　師、管理栄養士、介護職など多職種連携が不可欠
　　である。薬の数が多くなると、副作用が起きやすい、
　　飲み間違いが起きる、残薬が多くなる、医療費が
　　かさむ、などの問題が指摘されています。
　の３つが挙げられます。これら３条件を満たしていれ
ば、抗凝固療法のベネフィットはリスクを上回ると考え
られています。高齢者、特に一人暮らしの高齢者は、屋
内外での転倒・転落が多くなってきます。抗血小板薬、
抗凝固薬を服用中の高齢者は打撲や外傷によって重篤な
頭蓋内出血や内臓出血を来すことも少なくありません。

COLUMN

ストロークケアユニット
（脳卒中集中治療病棟、脳卒中集中治療室）とは？

　ストロークケアユニット（Stroke Care Unit: SCU）とは、1998年頃よりデンマークを中心とした北欧で普及し始めた脳卒中（脳梗塞・脳出血・くも膜下出血）の急性期集中治療を行う専用病棟のことです。

　SCUの厳密な定義はありませんが、我が国では心疾患のCardiac（Coronary）Care Unit（CCU）と同様に広く用いられており、脳卒中急性期で病態が不安定な時期に高度な集中治療を行う病棟、すなわち脳卒中専用の集中治療部（Intensive Care Unit：ICU）を意味します。

　SCUでは脳卒中専門医の治療のほか、3：1看護配置での看護師による濃厚な看護（昼夜ともに患者さん3名に対し看護師1名配置）、リハビリテーションスタッフ（理学療法士・作業療法士・言語療法士）による早期からのリハビリテーションが計画的に行われます。

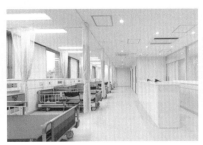

図 58
ストロークケアユニット（脳卒中集中治療病棟／9床規模）

その結果、脳卒中患者の生命予後の改善、早期の機能回復、入院日数の短縮などが認められています。

　救急車で来院された脳卒中の患者さんに対しては、直ちに診察した後、脳の断層撮影（CTやMRI検査）と脳卒中の初期治療をしていきます。

　脳梗塞患者さんが血栓溶解療法を受けた場合、症状が不安定な場合、脳の障害の程度が強い場合、全身の状態が悪い場合などは、脳卒中専門の集中治療室での診療になります。SCUでの加療により、死亡率低下、自立率（自宅退院率）向上、入院期間短縮が可能となります。

◎慢性期治療

　脳梗塞の発作から1カ月が過ぎたあたりからは慢性期といわれ、再発予防やリハビリが主体の慢性期治療となります。

　脳梗塞は再発しやすい病気で、発症後数年以内に再発することが少なくありません。画像検査、血液検査などを定期的に行って経過を観察していくことが重要です。

　慢性期脳梗塞のうちアテローム血栓性脳梗塞やラクナ梗塞などの非心原性脳梗塞に対しては、再発予防には専ら抗血小板薬（アスピリン、クロピドグレル、シロスタゾール、プラスグレル）を使用します（グレードA）。そして、出血性合併症を予防するためにできるだけ単剤投与とすることが推奨されています。

　心原性脳塞栓症（非弁膜症性心房細動、一過性脳虚血発作など）に対しては、ワルファリンあるいはDOACを使用し再発を防ぎます。ワルファリン投与中は、70歳以上ではPT-INR（Prothrombin Time-International Normalized Ratio）値を2.0～3.0（70歳以上では1.6～2.6）の範囲に投与量調整をします。

　生活習慣病は、動脈硬化につながり脳梗塞の再発のリスクを高くします。その中でも最大の危険因子は、高血圧です。

　高血圧の場合、動脈硬化が促進され血栓ができやすい状態となるので、塩分を控えて栄養バランスのよい食事をして、予防をしましょう。抗血小板薬や抗凝固薬を服用中は、血圧管理を厳重にして、130/80mmHg未満を目標にするのがよいでしょう。

　他にも、糖尿病、心房細動や不整脈、脂質異常症なども脳梗塞の発症を高めるので、これらの危険因子を改善させることが大切です。そのためには食事療法・運動療法などを取り入れ日常生活動作や生活習慣を見直しましょう。

外科的治療

　一般的に、外科的治療には、従来から行われている頭皮と頭蓋骨を切り開いて行う開頭手術とカテーテルを用いて行う血管内治療があります。血管内治療（手術）はIntravascular Therapy（Surgery）といわれますが、近年、インターベンションの言葉が用いられます。

　インターベンション（Intervention：介入、介入手術）とは、心臓、血管、肝臓、脳、消化器、泌尿器などの病気に対して、カテーテル（直径2〜3㎜程度のチューブ）を皮膚に開けた穴から血管内に挿入して行う治療法の総称です。全身麻酔にて体にメスを入れる外科的治療よりも患者への侵襲度が小さいことから、日進月歩に新しい機器も開発され、技術も進歩しています。

　脳梗塞に対して行う治療は時期によって治療方法が異なります。発症から24時間以内に行う超急性期治療、それ以降の7〜14日以内に行う急性期治療、その後の亜急性期から慢性期に行う治療に分けられています。

　以下、病態に応じた各時期の主な外科的治療法について、そのポイントを解説します。

◎**超急性期治療**

　超急性期治療を受けることができる病院を見つけておきましょう。外科的治療が休日や夜間に行えない病院もあります。救急車を呼べば適切な病院に搬送されますが、日頃から各自治体の救急体制や近隣の病院のホームページなどをチェックし、治療内容について関心をよせておくことが大切です。血管内治療は、1）tPA療法を行うことができない、2）tPA療法で症状

が改善しない、3）tPA療法で血栓が消失しない、などの場合に、単独あるいはtPA療法に追加することができます。

　現在、施設によってはtPA療法と血栓回収療法を併用しています。すなわち、tPAを静脈投与しながら、すぐに血栓回収療法に移行できるように血管の閉塞部位をカテーテル検査にて確認しています。そして、tPA投与中であっても、その時点で十分な有効再開通が得られていないようなら、再開通までの時間短縮のために血栓回収療法（血管内治療）を併用あるいは追加します。来院からtPA開始まで１時間以内、血管内治療開始まで２時間以内が一般的目標時間とされています。発症から有効再開通までの時間短縮のための主幹動脈閉塞を高率に予想するGA12AA（ガイヤ）スケールが報告されています。

頭蓋内主幹動脈閉塞に対する血管内治療による再開通療法

　血管内治療は太ももの付け根（鼠径部）の大腿動脈や肘の内側にある上腕動脈からまず直径３㎜ほどのカテーテルを挿入し、血管撮影装置で的確にその位置を確認しながら目標部位まで進め、その後はガイドワイヤーやマイクロカテーテル、ステントリトリーバーなどで血栓回収操作を行います[表14]。

　血管内治療の一般的な適応は、発症6時間以内の脳梗塞を対象とし、tPA療法が適応外であったり奏功しなかった患者さんです。それ以外に、画像ミスマッチ所見から24時間以内に施行されることもあります。

　一方、血管内治療の禁忌は、脳出血の危険性が高い、血小板数が3万/mm^3未満、プロトロンビン時間（PT-INR）が３以上などとされています。

表14　頭蓋内外血管内治療機器

・ガイディングカテーテル：マイクロカテーテルをこの中に入れるための径2〜3mm（8〜9Fr）の血管内カテーテルで、脳内の血管まで誘導することはなく、通常は頚動脈（総頚動脈、内頚動脈）や椎骨動脈などの比較的太い動脈内に誘導する。
・マイクロカテーテル：ガイディングカテーテルの中に入れられた径1mm未満（0.5mm）、長さ150cm程度（いろいろな長さのがある）の細い管。ガイディングカテーテルから出て病巣部まで到達する。
・バルーンカテーテル：風船付きのカテーテル。狭窄あるいは閉塞した血管を拡げたり、再開通させたりする。
・ガイドワイヤー：カテーテル内に入れる細くて、滑らかな、伝達（トルク）の良いワイヤー。これで狭窄性（閉塞性）病変部を超えておいてマイクロカテーテルを誘導する。
・デバイス：機器（血管内治療デバイス、血栓回収デバイスなど）。メーカー（あいうえお順）には、カネカ、ストライカー、セレノバス（ジョンソン・エンド・ジョンソン）、テルモ、メディコスヒラタ、メドトロニックなどがある。
・血栓吸引カテーテル：脳血栓回収機器の1つで、血栓を吸引除去するデバイス。大口径吸引カテーテル（ACE68／Penumbraなど）
・ステント：狭窄血管を内側から拡げる目的でカテーテル内から送り込み、血管内で拡張する金属製の網状の筒。

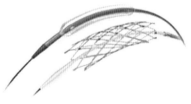

図59
経皮的血管形成術におけるカテーテル / バルーン / 自己拡張型ステント（Wingspan and Gateway）：狭窄脳動脈（頚動脈、頭蓋内動脈）の内腔を拡張させておいてから外套を引き戻すと、自己拡張型ステントが拡張して開通状態が保たれる。

・ステント留置術（ステンティング）：ステントを血管内に留置すること^(図59)。

・ステントリトリーバー：次世代の血栓回収デバイス。血栓を絡め、捕捉し、回収（リトリーブ）するデバイス^(図60)。

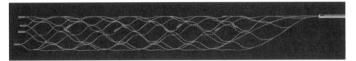

図60
ステントリトリーバー（SolitaireTMPlatinum,Medtronic 社）

・血栓セパレーター：第1世代の血栓回収デバイス。先端部に膨らみを有するワイヤーを出し入れして血栓を粉砕してカテーテルで吸引し回収する^(図61)。

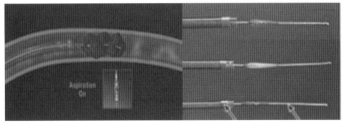

図61
ペナンブラシステムのカテーテル（左）とセパレーター（右）

超急性期脳梗塞に対する血栓回収療法

　血管内治療による機械的血栓回収療法（Mechanical Thrombectomy:MT）の対象は脳主幹脳動脈閉塞（Large Vessel Occlusion：LVO）です。デバイスの種類には、1）血栓回収ステントリトリーバー法（グレードA）、2）血栓吸引カテーテル法（グレードB)、3）両者の併用があります。これらの方法は、再開

通率、転帰、安全性のいずれも同等とされています。血栓回収療法の適応は発症後6時間以内でしたが、DAWN試験やDEFUSE3試験を経て、新指針（2019）では最終健常確認時刻から、症例によっては16時間以内（グレードA）、または24時間以内（グレードB）も適応となりました。また、起床時に発見された脳卒中（Wake-up Stroke）に対しても適応となりました。

血栓回収療法（発症6時間以内に開始）は、順不同で以下の要件をみたすことが必要です。

1）脳主幹動脈（内頚動脈、中大脳動脈水平部）閉塞であること

2）病前のmRSが0~1であること

3）発症4.5時間以内にtPA療法を行うこと

4）NIHSSが6点以上であること

5）ASPECTS／DWI-ASPECTSが6点以上であること

註）発症6時間以降（発症時刻不明を含む）であっても特定の条件を満たせば16時間～24時間以内に開始することも推奨される。

1）血栓回収ステントリトリーバー法（ステント型）：血管内カテーテルの先端からステントで血栓を把持回収（絡めとって回収）する方法です。使用されるステント型血栓回収デバイスとしては、2014年以降にはソリティア（Solitaire FR）[図62]、トレボ（Trevo ProVue）[図63、64]、リバイブ（REVIVE-SE）、トロン（Tron FX）、エムボトラップ（EmboTrap II）などのリトリーバーがあります。

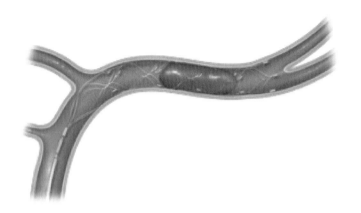

図 62
血栓回収機器（Solitaire^{TM}Platinum, Medtronic 社）

　ガイドワイヤーに導かれてマイクロカテーテルが血栓塊を突き抜けます。次にマイクロカテーテルの先端から金属製の網目状の血栓回収デバイスを出して血栓全体を捕捉し絡めとってマイクロカテーテルとともにデバイスを回収します。これら機器の特徴は、ステント素材の金属がやわらかいため血管を傷つけにくく、ステントが血栓に食い込んだ時点で血流再開が得られるなど、従来よりも血栓回収が非常に早く実現できることです。

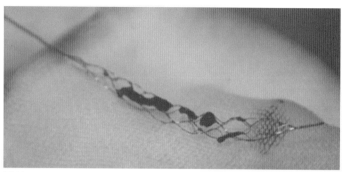

図 63
ステントリトリーバー（Trevo® PROVUE RETRIEVER）と回収した血塊像。（トレボ）による血栓回収例。リトリーバーで絡めとって回収した血栓の血塊

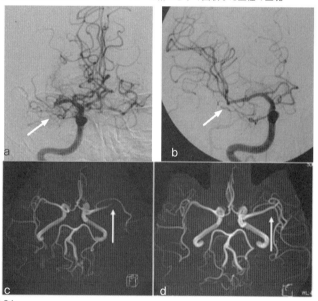

図 64
ステントリトリーバー（トレボ）による血栓回収例。
a) 脳血管撮影像：右中大脳動脈閉塞（矢印が閉塞部位）b）再開通後（矢印が開通した部位）c）MRA 像：左中大脳動脈閉塞（矢印が閉塞部位）d）再開通後（矢印が開通した部位）

2）血栓吸引カテーテル法（吸引型）：血管内カテーテルの先端からデバイスを出して血栓を破砕して、破砕された血栓を掃除機で吸い込むように吸引除去する方法です。現在は破砕する機器（セパレーター）を用いずに、血栓を吸引して捕捉した状態でカテーテルにて吸引抜去するADAPT法が一般的になっています。使用認可されている血栓吸収デバイスにはペナンブラ（Penumbraシステム〈JET7〉）^{（図61、65）}、ソフィア（SOFIA Flow plus〈Termo〉）、アクセスカタリスト（AXS Catalyst〈Striker〉）があります。代表的なペナンブラで説明しますと、血管内に誘導されたカテーテルをポンプに接続して血栓を吸引するシステムです。この方法は、カテーテルおよび吸引ポンプの改良が継続してなされており、カテーテルはより大径のもの（ACE68）へと改良されています。最近、メドトロニックからReact機器が導入されました。

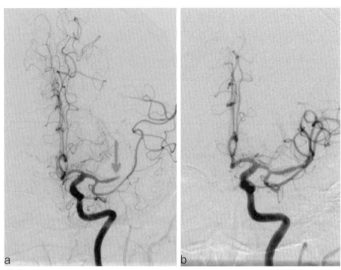

図 65
吸引カテーテル（ペナンブラ）による血栓回収例
a) 脳血管撮影像：左中大脳動脈閉塞（矢印が閉塞部位）b) 再開通後

3）上記1）2）の併用：比較的よく行われているのが、
　ADAPTとステントリトリーバーを最初から同時に併
　用したCAPTIVE法（Continuous Aspiration Prior to
　Intracranial Vascular Embolectomy）やASAP法（A
　Stent-retrieving into an Aspirator with Proximal Bal
　loon Techn-ique）という方法で、ペナンブラ（Penumb
　ra）カテーテルと併用して、ステントリトリーバー（ト
　レボなど）による血栓回収治療を行う場合などです。

4）経 皮 的 血 管 形 成 術（Percutaneous Transluminal
　Angioplasty：PTA）：1）〜3）は心原性脳塞栓症のよ
　うに飛来してきた塞栓物などの血栓を回収する方法です

が、PTAは動脈硬化性病変による狭窄が原因で生じた閉塞病変に対してカテーテルの先にバルーンが付いた機器で血管を拡張させる方法です。ただし、バルーンで膨らませただけでは十分な拡張が得られなかったり、再狭窄をきたしたりすることが多く、ステントを留置することがあります^(図66)。

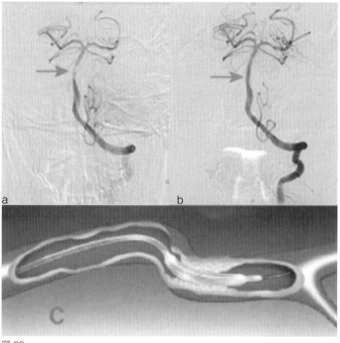

図66
超急性期脳底動脈狭窄に対する経皮的血管形成術（PTA＋ステンティング）。a：術前の脳血管撮影像（脳底動脈狭窄〈矢印〉）、b：術後の脳血管撮影像（狭窄を認めなくなっている〈矢印〉）、c：狭窄部をバルーンで拡張させて、ステントを留置する

上記写真の患者さんは、脳底動脈閉塞で来院されました。意識障害や四肢麻痺が認められ、画像検査を行った後にtPAの点滴を行ったところ再開通が得られましたが、脳底動脈に狭窄が残存したので、このまま放置すると再閉塞の可能性があることから、経皮的血管形成術と頭蓋内ステント留置術を行いました。この患者さんの治療はうまくいき、軽度の神経症状を残した状態で独歩退院となりました。しかし、このような治療は頭蓋内動脈狭窄症のあるすべての患者さんで行えるわけではなく、狭窄度や狭窄部位、脳血流状態、カテーテルが病変までとどくかどうかなど、幾つもの条件をクリアする必要があります。

COLUMN

内頚動脈系タンデム病変（Tandem Lesions）に対する 超急性期治療戦略

　タンデム病変とは1本の動脈に複数箇所の閉塞性病変があることをいいます。治療を複数箇所に必要とするために、どの順序で治療を行うかが問題となります。しばしば遭遇する事例として頚部内頚動脈高度狭窄と同側頭蓋内主幹動脈閉塞のある場合を想定してみます。例えば頚動脈に狭窄病変があり、そこから血栓が末梢の主幹動脈（内頚動脈や中大脳動脈）に飛んで詰まってしまった場合（Artery to Artery Embolism／動脈-動脈塞栓）、頚動脈狭窄への手術と主幹動脈内血栓回収術のどちらから治療するのか、また一期的に行うのかあるいは二期的にどちらかを後日に行うのかといったような感じです。

　まず、どちらを先に治療するかが議論となります。先に頚動脈にCASを行い次いで頭蓋内動脈閉塞を解除する順行性アプローチと頭蓋内病変から先に治療する逆行性アプローチがあります。いずれも利点、欠点がありますが、順行性アプローチの利点は頚部の血流が解除されればその時点で頭蓋内側副血流の増加が期待できる点にあり、逆行性アプローチの利点としては頭蓋内閉塞の解除を先行することで脳虚血時間のロスを短縮することができます。

　基本的には心臓から遠い頭蓋内病変の治療が可能であればまずそれを優先し、その後に頚動脈病変の治療を行うことになります。もし頚動脈病変の治療を行わないと

カテーテルが通らないといった場合には、一旦頚動脈を経皮的血管拡張術（PTA）で拡張のみを行い、頭蓋内動脈の血栓回収を終えてから、最後に頚動脈にステント留置術を行うという手順です。また別の選択として、先ずは頚動脈ステント留置により内頚動脈狭窄部を拡張させておいて、引き続き末梢の頭蓋内動脈の血栓回収術を行うという手順です。

　すなわち、頚動脈および同側のタンデム病変に対する血管内手術として、順序は別として、血栓回収術とステント留置術を行うという戦略です。また、これらの治療に際しては、抗血小板薬の血中濃度を早く上げるため通常より多い量を投与（ローディング）する必要がありますが、術後、頭蓋内出血をきたす懸念があり、十分慎重に行う必要があります。

COLUMN

ウロキナーゼの局所動脈内投与による血栓溶解療法

　血栓を溶かす薬には、遺伝子組み換え組織型プラスミ
ノゲンアクチベーター（tPA）のほかにウロキナーゼ型
プラスミノゲンアクチベーターがあり、現在はtPA静注
療法が主体となっています。ウロキナーゼは従来から使
われている薬ですが、血栓を溶かす力はそれほど強くあ
りません。血管内カテーテルを閉塞部まで誘導または閉
塞部を通過させて、閉塞部の手前または閉塞部の奥でウ
ロキナーゼを動脈内投与します。発症後6時間以内の中
大脳動脈閉塞に対するウロキナーゼによる局所フィブリ
ン溶解療法（Local Fibrinolytic Therapy）^{（図67）}はグレードB
と位置付けられています。

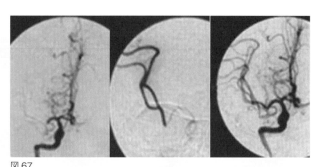

図67
ウロキナーゼによる超急性期血栓溶解療法を行った症例。60代女性。突
然の意識障害、左片麻痺が出現し救急搬送。右中大脳動脈閉塞（脳血管撮
影像：左図）、ウロキナーゼ36万単位を局所動注により再開通がえられ
た（同：中、右図）。麻痺は残存したが、意識レベルは速やかに改善した

◎急性期、亜急性期、慢性期治療

開頭外減圧療法　（開頭による外減圧術）

　脳主幹動脈が閉塞した場合には、大きな脳梗塞となり、その部分の脳には脳浮腫が生じて、他の正常な脳を圧迫します。ところが脳の周囲には頭蓋骨があるために、外に腫れが広がることができません。

　例えば、手首を捻挫した場合、その後数日の間腫れることがありますが、その腫れは、手首の周りには皮膚しか覆っているものがなく、皮膚には弾力があるために、外に広がります。しかし、脳の場合には、やや硬い硬膜といわれる膜と、その外に非常に硬い頭蓋骨が周りにあるため、腫れた異常な脳が、他の正常な脳を圧迫し、頭蓋内圧亢進という状態になります。

　頭蓋内圧亢進が極度に達すると、脳の中心部である脳幹部を圧迫して脳ヘルニアという状態になり、生命に関わることがあるために、広範囲にわたり大至急頭蓋骨を外して、外に圧を逃がす必要が生じます。それを「外減圧術」といいます。

　手術では、まず頭皮を切開してから骨を外し、その後に硬膜という硬い膜を切って、脳を露出します。外した骨はきれいに洗浄し、消毒を行った後、冷凍保存をします。硬膜は人工硬膜などを用いて、硬膜自体にゆとりをもうけて、脳が腫れてきても余裕ができるように縫合します。

　脳を保護する意味や美容的な意味も含めて、1〜3カ月程度後に脳の腫れが引いた段階で、皮膚を再度切開して元に戻します。

　ただし、脳浮腫がひどい場合には頭蓋骨を外すだけでは間に合わず、脳梗塞になった脳や、切除しても症状が出ないといわれている脳の一部を切除する「内減圧術」を行うこともありま

す。

　これらの治療はあくまでも救命目的に行われるもので、脳梗塞により現われた神経症状を回復させるものではない、ということを理解していただくことが重要です。

　現在、中大脳動脈灌流域を含む一側大脳半球梗塞において、以下の適応を満たせば硬膜形成を伴う減圧術が強く勧められています（グレードA）。ただし、これらは目安であって、61歳以上は適応外ということではなく、各項目ともに総合的に判断することになっています。

　適応：

　　1.　年齢が18 〜 60歳までの症例

　　2.　症状発現後48時間以内の症例

　　3.　NIHSSが15点以上あるいはJCSが10点以上の症例

　　4.　CTにて^(図68)、前大脳動脈もしくは後大脳動脈領域の脳梗塞の有無は問わないが、中大脳動脈領域の脳梗塞が少なくとも50%以上あるか、拡散強調MRI画像（DWI）にて、脳梗塞の範囲が145cm^{3}を超える症例

　中大脳動脈領域の脳梗塞での適応については先に述べましたが、それ以外の部位である小脳の梗塞において、CT画像で水頭症を認め、水頭症による昏迷など中等度意識障害がある症例に対しては脳室ドレナージを考慮してもよいとされています。また、CT上、脳幹圧迫を認め、これにより昏睡などの重篤な重度意識障害を来している症例でも、減圧開頭術を考慮してもよいとされています。

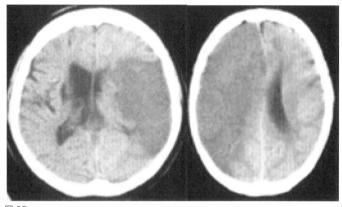

図 68
外減圧術を施行した 2 例の CT 像．左：左中大脳動脈閉塞、右：右中大脳動脈閉塞。広範な脳浮腫・脳梗塞（黒い領域）により、頭蓋内圧亢進、脳ヘルニアが切迫している

頚動脈狭窄症に対する外科的治療

　頚動脈狭窄症とは、頚動脈の内側に動脈硬化性病変（プラーク；粥腫；アテローム）が生じたために、動脈が細くなり脳への血流が低下する、あるいはプラークの破綻により血栓が作られ、脳へ血栓が飛んで脳梗塞や一過性脳虚血発作を起こす病気です[図70、71]。

　内頚動脈起始部の狭窄率の計測方法は、血管写や MRA における NASCET 法（North American Symptomatic Carotid-Endarterectomy Trial）、ECST 法（European Carotid Surgery Trial）、超音波検査における AS（Area Stenosis）法（面積法）の 3 通りがあります。NASCET 法や ECST 法では最も狭い部分の動脈内径（分子）が広い部分（その人の本来の）の動脈径（分母）の何パーセントになっているかを測定します。したがって開存している血管腔が狭いということは狭窄率が高い

ことを意味します。そして、狭窄度はその人の本来の内径の30 ～ 49％は軽度狭窄、50 ～ 69％は中等度狭窄、70％以上は高度狭窄と分類されています。なお、頚動脈病変のエコー検査はルーチン検査となっていますが、AS法での狭窄度は概して大雑把な評価となります。また、MRIによるプラークイメージング（Plaque Imaging）や血管壁イメージング（Vessel Wall Imaging.VWI）も行うこともあります。

狭窄度とは別に何らかの脳梗塞症状（一過性脳虚血発作を含む）を来した場合は症候性、そういった症状がなく偶然的に発見された場合は無症候性と分類されます。これら両分類は治療方針を決めるのに重要です。

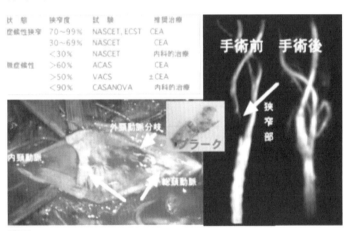

状態	狭窄度	試験	推奨治療
症候性狭窄	70～99%	NASCET, ECST	CEA
	30～69%	NASCET	CEA
	<30%	NASCET	内科的治療
無症候性	>60%	ACAS	CEA
	>50%	VACS	±CEA
	<90%	CASANOVA	内科的治療

図69
頚動脈狭窄症に対する内膜剥離術。
高度狭窄（NASCET 70％以上）、術中写真、術前・術後の MRA

内頚動脈狭窄症に対する基本方針は、

1）無症候性頚動脈狭窄に対してはまず最良の内科治療を行うのが原則とされています。（動脈硬化危険因子の管理・治療）

2）現在のガイドラインでは、頚動脈の内径が狭窄部遠位の正常内頚動脈に対する狭窄部の比率が50％以上の症候性頚動脈狭窄あるいは60％以上の無症候性頚動脈狭窄があれば手術適応とされています。

3）70％以上の症候性であれば、内科的治療に加えて外科的治療を急ぎ行うことが推奨されています [図69]（グレードA）。（70％以上の症候性であれば年に10数％が、50〜69％であれば年に4〜5％が脳梗塞を発症するとされています）

なお、不安定プラーク（非常に柔らかいプラーク）や潰瘍性病変(胃潰瘍と同じようにプラーク部分に潰瘍が形成され、その部分に血栓がつきやすくなっているもの)の血栓塊が剥がれて飛んで行って脳梗塞発症のリスクになり得ます。

大変重要なことですが、外科的治療の有効性が証明されている症例でも、手術合併症発生率が症候性で6％、無症候性で3％以下の"高い医療水準を持つ医師が手術する施設"でないと、外科的治療が内科的治療より好結果をもたらすという期待はできません。

これらの手術は一般的には急性期には行われていませんが、頚動脈狭窄があり、これにより脳梗塞が発症し、内科的治療にもかかわらず症状の悪化が進行している場合には、緊急で外科的治療の適応となる場合もあります。

　頚動脈狭窄症に対する治療方法には、頚動脈内膜剥離術と頚動脈ステント留置術とがあります。いずれの術式の場合も、周術期および術後に過灌流症候群（頭痛、けいれん、神経脱落症状。最重症は脳内出血やくも膜下出血などの頭蓋内出血）を来しうるので、脳血流評価、血圧管理が重要です。

頚動脈内膜剥離術
（Carotid Endarterectomy：CEA／シーイーエイ）

　頚動脈狭窄病変に対する手術法としては、頚動脈内膜剥離術（頚動脈血栓内膜剥離術）は頚動脈ステント留置術が保険適応になる以前は唯一の術式でした。

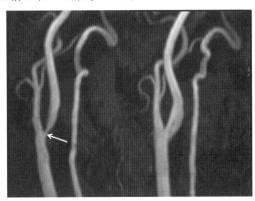

図 70
内頚動脈起始部のアテローム血栓による狭窄の MRA。左図：右側（患側）、右図：左側（健側）。矢印は狭窄部を示す

　全身麻酔下に、総頚動脈、内頚動脈、外頚動脈を露出し、内頚動脈を切開し、動脈硬化によってできるプラーク（アテローム）が付着した内膜を摘出するという方法です[図72]。
　粥腫のある血管の前後を鉗子で遮断して血流を一時遮断し

（内シャントを使用し脳への血流を温存）、粥腫と付着した内膜を一緒に摘出した後は切開部分の縫合を行い、鉗子を外して、血流を再開させます。なお、頚動脈狭窄は、頻度は稀ですが、舌骨（大角部）の肥大や側頭骨の茎状突起過長症（2.5cm以上／Eagle症候群）によって頚動脈が圧迫されたり、動脈解離を来したりして動脈狭窄やその結果として脳梗塞が起こることがあります。

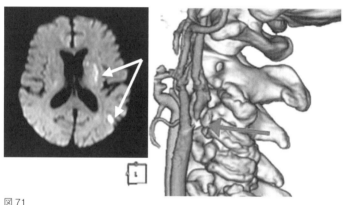

図71
アテローム血栓性脳梗塞のMRI像。同患者の頚動脈の3D-CT血管像（3D-CTA）。矢印のところが梗塞部位と内頚動脈の狭窄部位

　全例において、内シャントといわれる人工チューブのバイパスを造り、切開部分を迂回して、心臓側から脳側に血液を送るようにします。手術中に血流を遮断することもありますので、脳に重大な影響が生じていないかどうかを、術中モニタリングで（MEP／運動誘発電位、SEP／体性感覚誘発電位）波形をチェックするなどして確認しながら手術をします。

　手術による合併症として、頻度は低いのですが、脳梗塞、脳塞栓、心筋梗塞、過灌流による脳出血（稀にくも膜下出血）、

神経損傷による嚥下障害や嗄声などの神経症状（大耳介神経、顔面神経、迷走神経、舌下神経、上喉頭神経の損傷）、創部出血・創部感染、切開部皮膚の違和感などが起こる可能性があります。また、過灌流による脳出血や創部からの出血は致命的になる場合があります。脳循環低下や過灌流の評価に定評のあるPET（Positron Emission Tomography）、SPECT（Single Photon Emission Computed Tomography）は施行できる施設が限定されていますが、放射性物質や造影剤を使用しないMRI-ASL（MRI-Arterial Spin Labeling：スピンラベル法）の精度が高まってきています。

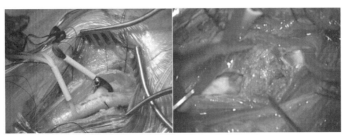

図72
頚動脈内膜剥離術の術中写真。頚部を切開して頚動脈を露出し、遮断した上で切開してプラークを剥がし取っていきます。左図：頚動脈を確保したところ。右図：頚動脈を切開しプラーク（粥腫）を露出したところ

COLUMN

MRI-ASL
（MRI-Arterial Spin Labeling：スピンラベル法）

　MRIで脳血流灌流状態を観察する際に、ガドリニウ
ム造影剤をトレーサとしたDSC（Dynamic Susceptibility
Contrast）法とASL（Arterial Spin Labeling）法が使用され
ます。ASL法は、血液のスピンを内因性のトレーサとし
て用いるため、造影剤を使用せず、拡散性があり、理想
的と言えますが、信号雑音比（SNR）が低いなどの欠点
があります。

　DSCでは、血管内にガドリニウム造影剤を注入し、そ
の造影剤が脳組織を灌流していくのを見ることで血流を
測定する。一方ASLは、頚部血管にRFパルス照射（短
時間だけ回転する磁場）を行い、血液のスピンを反転さ
せて、それを造影剤の代わりのトレーサとして利用しま
す。脳実質は反転したスピンを受けますが、血流量が多
いところはわずかながら低信号となる。それを正確に測
定する為に、血液がラベリングされた画像とは別に、ス
ピンが変化しない状態のコントロール画像を撮像して、
両者をサブトラクションさせるという方法を行います。
このため体動による影響を受けやすい撮像ではあります
が、近年では体動補正や背景信号の抑制の技術も高まっ
てきています。

　ASL法において注意が必要となるのは、血管の狭窄な
どで血流の到達時間の遅れが生じる場合です。そのた
めにラベルされた血液の到達時間に影響するTI（反転時

間：Inversion Time）というパラメータについて2000msec
を基準に1600msec〜2200msecの間で3回撮像するよう
にします^{（図73）}。

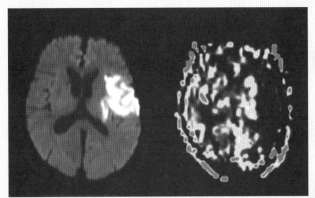

DWI　　　　　　　　　ASL TI 1800msec

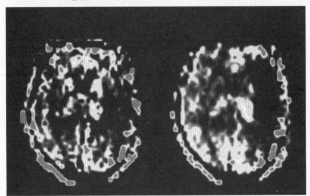

ASL TI 2000msec　　　　　ASL TI 2200msec

図73
左中大脳脈閉塞による脳梗塞。左上：拡散強調画像、ASL法画像（右上 /
TI 1800msec、左下 / TI 2000msec、右下 / TI 2200msec）：カラースケー
ルでは、血流量が多い←赤色—黄色—緑色—青色→血流量が少ないとなっ
ています。

頚動脈ステント留置術（Carotid Artery Stenting：CAS／キャス）

　頚動脈狭窄症に対して、頚動脈内膜剥離術（CEA）と頚動脈ステント留置術（CAS）のどちらを選択するかについては、現時点ではCEA危険因子がある場合にCASが勧められるとされていますが、低侵襲治療の観点からはCASが治療オプションとなるのが増加すると思われます。

　以下にSAPPHIRE（サファイア）のCASの登録基準を提示します。これはCASとCEAの比較試験として行われたもので、その結果、CEAが高リスクの患者においてCASで同等な治療成績が得られることが証明されました。そのことから本試験は現在のCASの適応を決定する場合の基本となっています。今後は血管内治療の各種機器の改良・進歩や手術の侵襲度が低くなることに伴い、CEAよりCASが選択されること、また、CASのアプローチ方法も大腿動脈経由より頚動脈経由（TCAR）が相対的に多くなってくるでしょう。

　○SAPPHIRE研究で規定されたCEA危険因子：少なくとも
　　１つが該当する場合はCEAではなくCASが推奨されています。

・心臓疾患（うっ血性心不全、冠動脈疾患、開心術が必要、など）
・重篤な呼吸器（肺）疾患
・高位に及ぶ病変（プラークの遠位端の処理が難度が高い）
・対側内頚動脈閉塞
・対側喉頭神経麻痺
・頚部直達手術や頚部放射線治療の既往

・内膜剥離術後の再狭窄

・年齢が80歳以上

○CASの適格基準

・年齢が18歳以上

・片側または両側内頸動脈狭窄（動脈硬化性または再狭窄）

・50％以上の症候性狭窄

・80％以上の無症候性狭窄

○CASの除外基準

ハイリスク：不安定（ソフト）プラーク、高度石灰化プラーク、動脈屈曲病変など

・48時間以内の虚血性脳卒中

・血管内血栓の存在

・目的血管の完全閉塞

・カテーテル治療を困難とする血管疾患の合併

・9㎜を超える頭蓋内動脈瘤

・3個以上のステントの必要性

・出血性疾患の既往

・30日以内の経皮的または外科的治療の予定

・1年未満の生命予後

・総頸動脈または腕頭動脈の入口部病変

　CASの手術方法は、局所麻酔下に、右上腕動脈経由、大腿動脈経由、頸部総頸動脈経由（鎖骨上縁部皮膚切開／Transcarotid Artery Revascularization：TCAR）でカテーテルを血管内に入れ、それを頸動脈の狭窄病変手前まで誘導します。そして、バルーンをふくらませたときに飛んだ破片を脳内血管に飛ばさないようにするための遠位塞栓防止用プロテクショ

ンデバイス（Embolic Protection Device：EPD ／ Medtronic, Cordis, Stryker社製）といわれる風船（バルーンタイプ）あるいは傘（フィルタータイプ）のようなデバイスを狭窄部の遠位でまず拡げます。

　その後、前拡張と呼ばれますが、まずステントを通すためにバルーンで拡張し、その後ステント（自己拡張型、金属製網目状の筒）を留置、狭窄がまだ残っていれば、再びバルーンで後拡張を行い、最後に遠位プロテクションデバイスを回収して終了します(図74、75、76)。

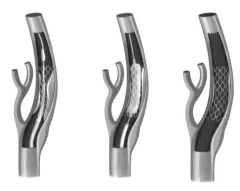

図74
金属製ステント留置術の模式図。バルーン付、ステント付のマイクロカテーテルを動脈内に誘導し（左図）、バルーンを膨らませ（中央図）、ステントだけ残して（右図）、血管拡張を行う。操作中に動脈硬化壁（アテローム）の一部（デブリス：debris）が出てくるので、それらが頭蓋内へ流れていかないように、狭窄部より末梢において EPD（多数の種類と方法がある）で捕捉する。最終的にステントだけ留置して手術が終わる

　なお、ステント治療が不向きとされる病変としては、動脈硬化病変のプラークが非常に柔らかい場合、プラークの量が非常に多い場合、石灰化が血管径の全周の3/4に及ぶ場合などが挙

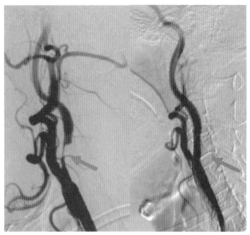

図75
頚動脈狭窄症に対するステント留置。術前（左）（矢印は狭窄部位を示す）と術後（右）
（矢印は狭窄部の拡張を示す）の頚動脈撮影像

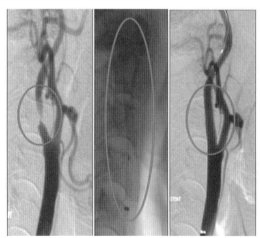

図76
頚動脈狭窄症（内頚動脈起始部より上方に狭窄部）に対するステント留置
頚動脈狭窄部（左図）に、カテーテルでステントという金属のネットをあげて、狭
窄部に到達したら開いて（中図）、狭窄部が拡張して血流が回復する（右図）

げられます。

　また、ステント留置術は原則として脳梗塞の発症から48時間以内には施行してはいけないことになっています。その理由は、急性期のプラークは不安定プラークが多く、合併症が多く発生するためです。さらに、無症候性頚動脈狭窄症に対するステント留置術が有効なのは、狭窄の程度が80％以上の高度狭窄の場合といわれています。

　カテーテル治療による合併症としては、脳梗塞・脳塞栓（術中塞栓症）、徐脈・血圧低下・心停止（頚動脈洞反射）、術中の血管解離・急性閉塞、過灌流による術後の脳出血、アクセス困難や拡張不十分、コレステロール塞栓症、造影剤による腎機能低下、カテーテル穿刺部の仮性動脈瘤などが起こる可能性があります。

　神経症状の悪化が予測される症例では、悪化する前に早めに頚動脈ステント留置術（CAS）を検討する必要があります。適切な治療方針に従えば、どちらの治療であっても危険性は同程度なので、治療方法については、各病院の専門医とよく相談して決めることをお勧めします。

頭蓋外−頭蓋内バイパス手術
　脳梗塞の原因の１つとして、血行力学的な脳血流の低下があります（131ページ）。

　具体的には、頚動脈や頭蓋内脳主幹動脈などの太い主要血管の狭窄・閉塞があったり、血圧が低下した場合や血液粘稠度が上昇したりした場合に、脳を灌流する血流量が低下して脳梗塞となることがあります。

　したがって、脳へ行く太い血管が閉塞し、しかも以前に脳梗

塞を起こしている場合で、脳血流が低下しており脳梗塞を起こす可能性が高いと判断された場合に、頭蓋外・頭蓋内バイパス手術（Extracranial［EC］—Intracranial［IC］Arterial Bypass Surgery）を行うことが勧められます。

　バイパス手術では、脳血流が低下している部分の脳血管に頭皮の血管をつないで、頭皮に流れる分の血液を脳に送り込みます。内頸動脈系の閉塞症や狭窄症に対する代表的な手術が浅側頭動脈-中大脳動脈皮質枝吻合術[図77,78]です。椎骨脳底動脈系の閉塞性病変に対しては浅側頭動脈-上小脳動脈皮質枝吻合術を行うこともあります[図79]。

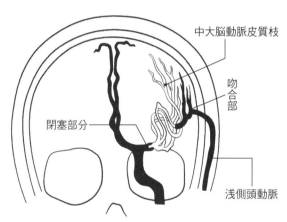

中大脳動脈皮質枝

吻合部

閉塞部分

浅側頭動脈

図77
浅側頭動脈-中大脳動脈皮質枝吻合術（Superficial Temporal Artery-Middle Cerebral Artery：STA-MCA Anastomosis）の模式図

　脳表の血管を露出し、表皮から剥離した血管を脳表の血管につなぎますが、この動脈は1mmほどの細さしかなく、これらの血管同士を手術用顕微鏡を使って吻合します。

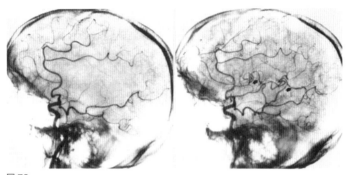

図 78
中大脳動脈閉塞症に対する浅側頭動脈 - 中大脳動脈皮質枝吻合術前（左）と術後（右）の頚動脈撮影側面像

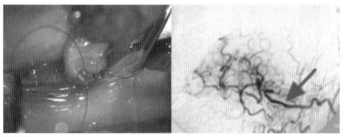

図 79
椎骨脳底動脈系の閉塞症や狭窄症に対する浅側頭動脈 - 上小脳動脈皮質枝吻合術。左図：術野写真。右図：術後血管撮影（矢印；浅側頭動脈）

　これまでの日本での研究結果（JET Study）から、バイパス術により脳梗塞発症を予防できるということがわかっています。

　このような症例では、既に血流が低下している血管自体が拡張し切って脳血流が低下しているかどうかは、定量的脳血流検査を行うことで分かります。提示例では、左大脳半球の脳血流がやや対側に比べ低下していますが、脳血管をさらに拡張させる Diamox®（Acetazolamide；炭酸脱水酵素阻害薬）という薬を入れることで、よりその差が明らかとなります[図80]。

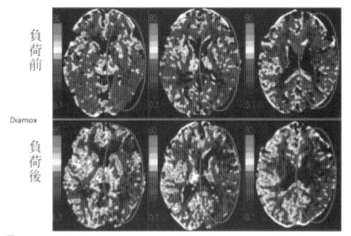

図80
Diamox 負荷前後の脳血流検査。脳灌流状態を際立たせる検査。上図は負荷前、下図は負荷後（本文参照）

　術後に脳梗塞を発症したり、脳血流が増加するために脳出血を生じたり、頭皮の血管をはがすためにその頭皮の血行が悪くなって傷の癒合不全が生じたり、頭皮に膿の形成を生じたりすることが稀にあります。特に稀ながらバイパス後の過灌流が出血や神経学的脱落症状を来すこともあり、降圧を図る必要があります。また、髄膜炎やてんかん発作、硬膜下血腫などの合併症を生じる可能性もありえます。しかし、熟達した外科医が行えば比較的安全な手術であり、うまくいけば劇的に脳の血流が増加します。

第 5 章

脳梗塞の基本知識、救命救急処置

脳梗塞の基本知識、救命救急システム

脳梗塞は、病院に着く以前も極めて大事な一瞬一瞬の連続です。さらに、本格的発症前にも、わずかでも重大な兆しがしばしばあり、この段階で、見逃さないことが大切なのです。このわずかな兆候は、日常生活のなかでのいつもとは異なる言動にあらわれます。したがって普段から周りにいる人だからこそ感じられるものです。ここで何かおかしいと感じて、この時点から対処を始めて発症をくい止めることができるということは少なくありません。

すなわち、不測の事態ながら身近な人の具合が悪くなったとしましょう。この発症時点から1秒を争うことになりますが、緊急事態と見なすかどうか、救急車を要請したとしても救急救命士に何をどう伝えるかで行き先の病院は異なります。さらに病院で担当医師に何を伝えればよいのでしょうか。医師や医療関係者の出番はここらあたりから始まります。ここまでの適否が医療行為の選択を左右し、後々の経過も左右します。

本章では、これまで記述してきたことと部分的に繰り返しになりますが、1．脳梗塞の症候、2．一過性脳虚血発作、3．行くべき病院、4．脳梗塞3タイプの治療、5．救命救急処置の種類とシステム、についてまとめておきます。リアルタイムで脳梗塞の今を平素から大摑みしておいてください。

◎1．脳梗塞の症候

脳梗塞発症時の症候について、普段からよく知っておきましょう。脳梗塞は、同じ脳卒中の中でも脳出血やくも膜下出血に比べて、発症から受診までの時間が遅れがちです。救急車を

呼ぶのは本人よりも家族とか周囲の人になるので、誰もが意識を高めておく必要があります。この症状は、「もしかして脳梗塞？」くらいの気づきが大切なのです。脳梗塞は治療の遅れが命に関わる病気です。脳梗塞の症候については、これまでに随所で述べてきましたが、発症時の症状に気付くことが非常に大切なのです。'FAST'（34ページ、ファスト参照）のうち1つでも症状が出ていれば、頻度からいっても、脳梗塞（脳卒中）の可能性大です。

　以下、一部繰り返しになりますが、脳梗塞の症候にはどのようなものがあるかを、視点を変えて内頚動脈系と椎骨脳底動脈系に分けて列記（順不同）しておきます。このような症状に気付いた際や疑われたときは、機を失せずに遅滞なく受診してください。単独では脳梗塞の症候とはいえない神経症状もありますが、これらが組み合わさってみられると強く疑うことになります。

○内頚動脈系の脳梗塞（一過性脳虚血発作を含む）
　内頚動脈は脳全体の3/4に供血し、前頭葉、側頭葉、頭頂葉、後頭葉の一部、大脳辺縁系、間脳・視床・視床下部などが該当します。
　①対側の運動障害
　　単肢（一側の上肢あるいは下肢）または一側上下肢の運動麻痺：脱力、麻痺、機能低下、巧緻運動障害〈手指などが上手に使えない〉）
　②対側の感覚障害
　　単肢または一側上下肢の感覚障害：知覚脱失、知覚異常を含むしびれ感

③優位半球の障害で失語。発語（構音・構語）障害

言葉がうまくしゃべれない（運動失語、感覚失語、全失語、失認、失読、失書、失算、構音・構語障害）

④視力障害

片目の全部または部分的視力消失。一過性黒内障〈片目が一時的に見えなくなる〉。

⑤視野障害（同名半盲、同名四分盲）

半盲では半側の視野が全部〈全視野の1/2）見えなくなる。四分盲では例えば左上1/4盲は左視野の上半分（全視野の1/4）が見えなくなる）

⑥上記各項のいろいろな組み合わせ

○椎骨脳底動脈系の脳梗塞（一過性脳虚血発作を含む）

椎骨脳底動脈は脳全体の1/4に供血し、脳幹部〈延髄、橋〉、小脳、中脳、後頭葉の一部が該当します。多彩な症状、両側性症状のことがあります。

①運動障害

一肢または両側の顔面・上下肢の脱力、巧緻運動障害、麻痺が両側四肢に種々の組み合わせで生じ、四肢麻痺も起こりうる。発作によっては一側から他側に移ることもある。

②感覚障害

一肢または両側の顔面、上下肢のしびれ。種々の組み合わせで起こる知覚消失、知覚異常を含むしびれ感。両側性のことが多いが、次いで起こる発作により一側から他側へいろいろと移動することもある。

③視野障害

一側または両側の同名半盲〈全または部分的〉。

④歩行または立位障害

体幹失調（運動失調、平衡失調、不安定、回転性めまいを伴わない平衡障害)。

⑤めまい、、複視、嚥下障害、構音障害

めまいは回転性めまいが多く、嘔気、嘔吐は有ることも無いこともある。複視、嚥下障害、構音・構語障害なども起こりえる。

⑥延髄外側症候群（ワレンベルグ〈Wallenberg〉症候群)

主として後下小脳動脈閉塞や椎骨動脈閉塞による延髄背外側梗塞でみられる。めまい、嘔吐、患側の顔面温痛覚障害Horner症候群、球麻痺（嚥下障害、嗄声)、眼振など、健側（対側）の頸から下の温痛覚障害をみる。

⑦閉じ込め症候群（ロックドイン〈Locked-in〉症候群)

橋の両側腹側の梗塞でみられる。皮質脊髄路（錐体路）障害による四肢麻痺、下位脳神経麻痺を来す。感覚と意識は正常に保たれる。

⑧上記各項のいろいろな組み合わせ

◎2．一過性脳虚血発作

一過性脳虚血発作（Transient Ischemic Attack：TIA／ティアイエイ）は、以前は「脳虚血による局所神経症状が24時間以内に全く消失し、頭部CTで責任病巣に一致する器質的病変が認められない」とされ、軽視されていたこともあります。

ところが、MRI拡散強調画像などで局所神経症状に一致する高信号域病巣が認められるなど、TIAは症状回復性脳梗塞であって、再発率も高く、より重症の脳梗塞の前触れ事態であることが強調されるようになりました。

したがって、TIAは現在では脳梗塞として直ちに診療を開始します。TIAでは脳梗塞と同じ症状が現れますが、数分から数十分でおさまることが一過性（一時的）と名付けられたのでしょうが、「一過性」だからといって軽視してはいけません。重篤な脳梗塞がいつ起こるかわかりませんよという警告なのです。「救急車は大袈裟よね……」、「とりあえず様子を見て……」はNO（だめ）です。

　TIAは「崖っぷち警告」という表現が提唱されていると紹介しましたが、48時間以内は危険な状況にあるという警告です。TIAへの初動対応は、脳卒中症状であることを疑ったら、FAST（F／顔、A／腕、S／言葉、T／時刻）を確認し、遅滞なく救急車を呼ぶ、ということです。

　病院に到着してから行われる検査は、MRI拡散強調画像（新規虚血巣の有無）、心電図で心房細動があれば24～48時間心電図モニター、頚動脈病変→頚動脈超音波検査（頚動脈病変、不安定プラークの有無）、血液検査などです。

　TIAのリスク層別化もなされており、高リスクの指標としては、

　①1週間以内の発症で局所神経症状がはっきりしている
　②クレッシェンドTIA（Crescendo TIA）の場合：1週間で
　　　2回以上発作、発作時間が長くなる、重症化する、などの
　　　"次第に増す"TIA
　③頚動脈高度狭窄を有する心房細動
　④ABCD^{2}スコア3（4）点以上

などが挙げられ、このうち1項目でもある人は、はやめにMRIを撮れる施設へ搬送することが勧められています。

◎3．脳梗塞の超急性期治療（行くべき病院）

　脳梗塞に対しては、内科的治療法のみならず外科的治療法も日進月歩で進んでいます。脳神経内科医・脳神経外科医・脳血管内治療専門医あるいは脳血管内治療指導医が院内診療協力体制にあることが必須です。脳梗塞になったら行くべき病院をあらかじめ調べておきましょう。

　脳梗塞の超急性期の血行再建療法には、tPA静注による血栓溶解療法と血管内手術による血栓回収療法とがあります。

　1）血栓溶解療法：詰まっている血栓（血の塊り）を薬剤（tPA）静脈投与によって溶かし、再灌流させる治療が理想的です。血栓の大きさにより効果が異なり、発症から4.5時間以内の治療開始が決められています。

　2）血栓回収療法：血栓溶解療法を併用しながら、カテーテル治療（血管内手術）によって血栓を回収します。発症から6時間以内（場合によっては24時間以内）が適応となります^(図81)。

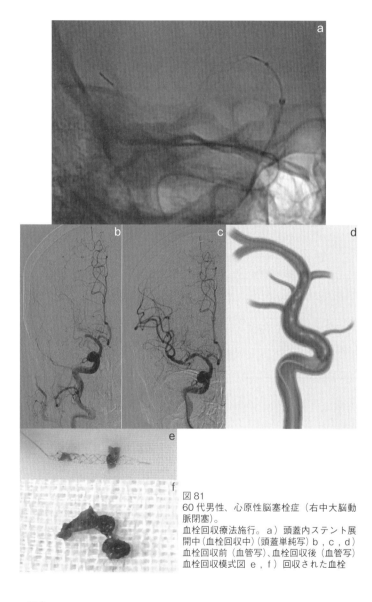

図 81
60代男性、心原性脳塞栓症（右中大脳動脈閉塞）。
血栓回収療法施行。ａ）頭蓋内ステント展開中（血栓回収中）（頭蓋単純写）ｂ，ｃ，ｄ）血栓回収前（血管写）、血栓回収後（血管写）血栓回収模式図　ｅ，ｆ）回収された血栓

　行くべき病院の参考として、日本脳卒中学会による静注血栓溶解（tPA）療法の指針が挙げられます。これには、1）CT・MRI検査が24時間可能、2）集中治療のため十分な人員を中心とする脳卒中（ストローク）チームおよび脳卒中ケアユニット（Stroke Care Unit：SCU）や脳卒中ユニット（Stroke Unit：SU）またはそれに準ずる設備があること、3）脳内出血などの不慮の事故に際し、脳神経外科的処置が迅速に行える体制にあること、4）実地担当医が急性期脳梗塞（発症後24時間以内）治療の経験が十分（例えば年間50例以上）あること、4）の条件を満たさない施設の場合は講習会へ受講を義務づけることとされています。

　超急性期治療の静注血栓溶解療法(IV tPA)は、発作後4.5時間以内に開始することが必要です。その時間を過ぎるとこの治療法は開始できません。したがって、発作後遅くとも3.5〜4時間以内には病院に到着（Onset-to-Door Time）しなければなりません。脳卒中超急性期治療の現場では、Door to Stroke Physician Time（着院から脳卒中専門医診療開始までの時間）、Door to Needle Time（着院からtPA投与開始までの時間）、Drip（搬入された施設でtPA療法）、Ship（血栓回収療法施行のために他施設へ転送（Door-in to Door-out Time）／救急搬送）and Retrieve（血管内カテーテル治療：機械的血栓回収療法／経皮的血栓回収術)が合言葉になっています。これらは、Drip and Ship／Drip and Drive連携体制、Drip, Ship and Retrieve（ドリップ・シップ・リトリーブ）連携体制と呼ばれ、時間短縮効果を高めるために構築された連携システムです。

　つまり、Drip and Ship連携体制、Drip, Ship and Retrieve連

携体制においては、搬送先の病院ではできるだけ早くtPA点滴静注を開始し、必要ならば病院同士の連携で点滴しながら高次脳卒中病院に転送して、その時点で必要ならば血管内カテーテル治療によって閉塞血管の再開通を図るという道筋です。

　端的にいえばtPA療法と血管内治療の寸刻を争う病院間搬送連携の構築です。近年では医療過疎地域においては、ICT（Information and Communication Technology）を用いた遠隔診療支援システム（画像や採血結果の転送システム、ドクターヘリ運用、フライトドクターおよびフライトナース同乗）の構築が進行中です。これらの支援システム下にtPA療法を開始し、ひきつづいて同じ施設で診療を続行することをDrip and Stayといいます。

　来院からCT、来院からtPA療法、来院から穿刺、来院から再開通までの目標時間はそれぞれ15分、30分、60分、90分です。ただし、前述のように現実的には来院からtPA療法開始まで1時間以内、来院から穿刺まで2時間以内が目標でしょう。発症から再開通までの時間が9分、来院から再開通までの時間が4分遅れると、100人に1人のmRSが低下すると解析されています。

◎4．脳梗塞3タイプの治療のまとめ

　脳梗塞になったら内科的治療、外科的治療、リハビリを組み合わせながら、入院中あるいは外来で1カ月後、6カ月後、1年後など定期的に採血やMRI検査等を行い健康状態を点検していきます。脳梗塞にはいろいろな原因や分類があります。最も多い3タイプ（アテローム血栓性脳梗塞、心原性脳塞栓症、ラクナ梗塞）の薬剤投与による治療（方針）をまとめます[表15]。

1）アテローム血栓性脳梗塞（脳血栓）：脳を栄養する大きな動脈が動脈硬化によって狭くなったり、詰まったりして起こる。

2）心原性脳塞栓症（脳塞栓）：心臓（心房細動、弁膜症など不整脈）や血管から剥離した栓子が脳を栄養する血管に詰まることにより起こる。

3）ラクナ梗塞：脳の細い穿通枝動脈が動脈硬化によって詰まって起こる15mm以下の脳梗塞で、比較的予後がよく、脳血栓や脳塞栓とは危険因子が少し異なる。

	アテローム血栓性脳梗塞	心原性脳塞栓症	ラクナ梗塞
tPA	○GA	○GA	○GA
ウロキナーゼ	○GB	○GB	×
血小板薬			
オザグレルナトリウム	○GB	×	○GB
アスピリン	○GA	○GA	○GA
2剤併用（DAPT）	○GB	×	○GB
抗凝固薬			
DOAC、ワルファリン	×	○GB	×
ヘパリン	○GC	○GC	○GC
アルガトロバン	○GB	×	×
脳保護薬	○GB	○GB	○GB
抗脳浮腫薬	○GC	○GC	×
○：使用する　×：使用しない　脳卒中治療ガイドラインGA：グレードA（行うよう強く勧められる） GB：グレードB（行うよう勧められる）　GC：グレードC（行ってもよいが科学的根拠がない）GD：グレードD（行わないように勧められる）			

表15
脳梗塞3タイプの薬剤治療のまとめ

用語の説明と覚書：

・tPA療法：アルテプラーゼ（アクチバシン®／グルトパ注®
600万、1200万、2400万単位）用量0.6mg/kg（34.8万国際単位
/kg）、最大投与量600mg（3.480万国際単位）

・ウロキナーゼ：局所動注療法に使用されることがある。

・抗血小板薬（経口）：非心原性脳梗塞が主対象。アスピリン
（バファリンA81®、バイアスピリン®）、クロピトグレル（プラ
ビックス®）、チクロジピン（パナルジン®）、プラスグレル（エ
フィエント®）シロスタゾール（プレタール®）、クロピドグレ
ル・アスピリン配合剤（コンプラビン®）

・チエノピリジン系抗血小板薬：クロピトグレル（クロピト
グレル®、プラビックス®）、チクロピジン（パナルジン®、チ
クロジピン®、マイトジン®）、プラスグレル（エフィエント®）

・抗血小板薬の合併症・副作用に注意：

・アスピリン：胃腸障害、消化管出血・頭蓋内出血を含めた
出血性合併症

・クロピドグレル：肝機能障害、無顆粒球症（好中球減少症）
など

・シロスタゾール：頭痛、動悸・頻脈（心不全増悪）など

・抗血小板薬の2剤併用（Dual Anti-Platelet Therapy：
DAPT）：例えばアスピリンとクロピトグレル。出血性合併症
が増加するので一カ月までを目途とする。発症後1年を超える
2剤服用は「すべきではない」。

・抗凝固薬（経口）：心原性脳梗塞が主対象。ワルファリン
（ワーファリン®、DOAC（Direct Oral AntiCoagulants）。ビタ
ミンK拮抗薬（ワルファリン）、第Xa因子阻害薬（リバーロキ
サバン、アピキサバン、エドキサバン）、直接トロンビン阻害

薬（ダビガトラン）。DOACはワルファリンよりも頭蓋内出血のリスクが低い。人工弁置換術後ではDOACの適応はなく、ワルファリンを用いる。ヘパリンの有効性は未確定で通常は第一選択ではない。

・脳保護薬（フリーラジカルスカベンジャー）：エダラボン（ラジカット®）投与開始は発症後24時間以内、投与期間は14日以内とする。

・抗脳浮腫薬：グリセロール（頭蓋内圧亢進を伴う重篤例ではグレードB），マンニトール（グレードC1）、ステロイドホルモン（グレードC2）

・慢性期の再発予防には、アテローム血栓性脳梗塞とラクナ梗塞は抗血小板薬、心原性脳塞栓症は抗凝固薬を用いる。

◎5．救命救急処置の種類とシステムには
どんなのがあるのか？

実際の職場（臨床の現場）で実務を通じて必要な知識やスキルを学ぶ手法をOn-The-Job Training（オン・ザ・ジョブ・トレーニング〈On-JT〉）、職場を離れて教育だけで学ぶ手法をOff-The-Job Training（オフ・ザ・ジョブ・トレーニング〈Off-JT〉）といいます。Off-JTにて指導を受け、学び、習得するというステップ（疑似体験）を踏んで、On-JTでの臨床現場（実臨床）にて、経験し、適切に対応できるようにする仕組みです。

医学教育においても多くの分野で実臨床に向けて、Off-JT〜On-JTシステムが活用されており、救命救急領域ではLife Support（ライフサポート）と名がついた多数のコースがあります。On-JTを実地研修する前にOff-JTを受ける利点は、専門的な知識とスキルを体系的・効率的に学べることにあります。

ライフサポートコースのいくつかを下記に紹介します。多くのコースが、実臨床に近づけるように、それぞれにシミュレーション、ハンズオン、オンライントレーニング、ロールプレイなどを取り入れています。また、これらのコースは専門医資格の認定や更新に必要な単位として認められています。

Ⅰ）様々なライフサポート

　ライフサポート（Life Support：LS）とは様々な病気や外傷に対して標準となる初期救急救命診療をまとめたものです[図82]。

　ISLS（Immediate Stroke Life Support ／ 脳卒中初期LS）と他の標準的医療との関係を図に示します。ISLSやPSLS（Prehospital Stroke Life Support脳卒中病院前LS）は、脳卒中初期診療に関して、市民啓発と脳卒中病院前救護を充実させることにより、患者の転帰の改善を目指しています。

　ACLSはAdvanced Cardiovascular Life Support（二次心肺蘇生法）の略で、これについては、AHA（アメリカ心臓協会）主催の講習があります。ICLSはImmediate Cardiac Life Supportの略で、ACLSを短縮したもので日本救急医学会が主催しています。BLS（Basic Life Support：一次救命処置）は心肺停止に対する初期対応を身につけるためのコースで、AHAが主催しています。ICLSやACLSは医療関連専門職向けの心肺蘇生標準コース（心停止に対するライフサポート）です。

　これら多くのまだ聞きなれない略字は、高度急性期病院、救命救急センター、脳神経救急疾患病院などに従事する医療関係者や市民のあいだに次第に広まってきています。地域連携の一環として、市民啓発、脳卒中病院前救護、脳卒中初期診療の地域連携パス充実を目指しています。

　以下、表には出ていないライフサポートをも含めて主たるものを概説します。

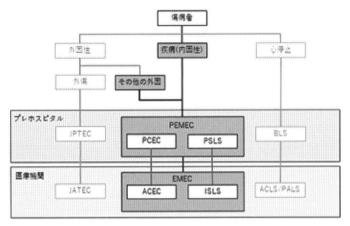

図 82
ISLS と他の標準的医療との関係（様々なライフサポートコース：ISLS ガイドブック 2018 より）
ISLS: Immediate Stroke Life Support, PSLS: Prehospital Stroke Life Support, BLS: Basic Life Support, JPTEC: Japan Prehospital Trauma Evaluation and Care, JATEC: Japan Advanced Trauma Evaluation and Care, PCEC: Prehospital Coma Evaluation and Care, ACEC: Advanced Coma Evaluation and Care, ACLS/PALS: Advanced Cardiac Life Support/Pediatric Advanced Life Support, PEMEC: Prehospital Emergency Medical Evaluation and Care, EMEC: Emergency Medical Evaluation and Care

2）一次救命処置（BLS）

　BLS とは Basic Life Support（一次救命処置）の略称で、患者さんが容体急変などで心肺停止状態に陥ってしまったとき、医師や医療機器が揃うまでの即時対応として行われています[図83]。
　院外心停止（Out of Hospital Cardiac Arrest：OHCA）を来した人に対する心肺蘇生法（Cardio-Pulmonary Resuscitation：CPR）には3つの方式があります。1）胸骨圧迫のみ、2）口

から口（マウス・トゥー・マウス）の人工呼吸＋胸骨圧迫、３）自動体外式除細動器（Automated External Defibrillator：AED）による電気ショック、です。

　緊急病態（心肺停止）の認知、救急医療システムへの通報、気道確保（Airway），人工呼吸（Breathing）および心臓マッサージ（Circulation）により自発的な血液循環および呼吸を回復させる試みを指し、医療従事者に限らず誰でも行うことのできる心肺蘇生法をいい、気道確保、人工呼吸、心臓マッサージの３つが基本CPRです。

　人工呼吸器付きのCPRが蘇生や社会復帰に有効ですが、地域レベルの一般市民による胸骨圧迫のみのCPRも有効であることがわかっています。院外心停止の最も多い原因である心臓の病気（心原性心停止）では、直前まで普通に呼吸をしているため、血液は十分に酸素化されています。このため、「絶え間ない」胸骨圧迫（心臓マッサージ）により血液を全身に送ることが最重要です。

　医療従事者はBLSの訓練としてはシミュレータを使用し、バッグバルブマスク（Bag Valve Mask）を用いての用手換気、胸骨圧迫（心臓マッサージ）を実習します。また、一般市民は、胸骨圧迫の方法や自動体外式除細動器（AED）の使用方法の説明を救急医や看護師、臨床工学技士より受けます。

　AEDとは、A：Automated（自動化された）、E：External（体外式の）、D：Defibrillator（除細動器）の略称で、心臓突然死の原因となる心室細動（心臓の痙攣）などの発作が発生した場合、救命を目的に早期に電気ショックによる除細動（痙攣を止めること）を行う器機です。日本救急医学会によれば、心停止には、電気ショックの適応となる「心室細動」と呼ばれる心

臓が細かく震えることによって血液を送り出せなくなる不整脈によるものと、適応とならない原因によるものとがあります。心臓の状態をAEDが判断して、自動的に電気ショックが必要な心停止かどうかを教えてくれます。電気ショックを与えることで、心室細動を止めて正しい心臓のリズムに戻します。電気ショック後はただちに胸骨圧迫（心臓マッサージ）を再開します。

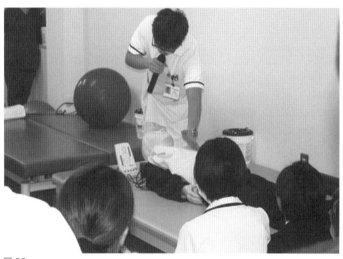

図83
人形（マネキン）を使用してBLS（Basic Life Support：一次救命処置）の受講風景。AEDの音声ガイドに従って、電極パッドを胸壁に装着し、皆に離れるように言って、細動ボタンを押す、という手順を説明する

3）PSLS（Prehospital Stroke Life Support／脳卒中病院前救護）とISLS（Immediate Stroke Life Support／脳卒中初期診療）（神経蘇生基礎法）

　脳卒中に対する病院や医療機関に到着前や到着後の観察、処

置、初期治療の標準化を目指しています。虚血性脳卒中に対するtPAの認可と我が国の急性期脳卒中の診療体制の整備に伴い、急性期脳卒中の第一線に立つ救急隊や医療者向けに診療の標準化が図られています。病院前での救急現場で活動する救急隊員を対象としたものがPSLSで、救急室（Emergency Room：ER）や救急外来で働く医療者（医師、看護師、救急救命士を含む救急隊員など）を対象としたものがISLSです。

PSLSコースとしては、脳卒中の予後・転帰の改善のために病院前に行う講習があります。日本臨床救急医学会のPSLSコースや意識障害病院前救護（Prehospital Coma Evaluation & Care）：PCEC）コースを受講できます。主として救急隊員、消防職員、救急救命士を対象としています。

ISLSコースについては、日本救急医学会、日本神経救急医学会、日本臨床救急医学会、日本看護協会（監修）「ISLSガイドブック（2018）―脳卒中の初期診療の標準化」に詳しく解説されています。

PSLSもISLSも各地域の脳卒中救急診療の実情に合わせて、様々な形で開催されています。研修医のみならず救急外来の医師、看護師、救急隊員（救急救命士を含む）、薬剤師、理学療法士、作業療法士、医療系の学生（医学生、看護学生、薬学生など）など、多職種の研修コースとして活用されています。

研修の基本方針として下記が挙げられています。

・一般教育目標（General Instructive Object：GIO）：神経蘇生の初期診療を標準化し、決定的な治療へ効果的につなぐ
・個別行動目標（Specific Behavioral Objects：SBOs）：意識のレベルを的確に判断する（JCS、ECS、GCSなど様々な判定スケールを用いる）

・急性神経障害の重症度を客観的指標で判断する（NIHSS、CPSSなど様々な判定スケールを用いる）

・急性期の全身管理を理解する（ロールプレイや高機能シミュレータを用いる）

・急性期の代表的な症例の病院前・病院内でのチーム・ダイナミクスを理解する

4）PNLS：Primary Neurosurgical Life Support（脳神経外科救急初期診療法）

　脳神経外科疾患の多くは救急疾患であり、初期治療はとても重要です。しかし、従来の救急蘇生法に関するトレーニングコースは、脳神経に関する項目が十分ではありませんでした。そこで日本脳神経外科救急学会は、脳神経外科の視点に重点を置いたPNLS（Primary Neurosurgical Life Support：脳神経外科救急初期〈基礎〉コース）を開発しました。PNLSは4時間のシミュレーションコースで、対象は脳神経外科志望の若手医師、医師の教育やアップデート講習を要する専門医、脳神経外科病棟や救急外来の看護師、患者の救急搬送に携わる救急救命士（付録8参照）など種々の職種にわたります。

　全体の目標は、脳神経外科救急の初期診療に必要なスキルを標準化し、診療の円滑化を図ることであり、個別の目標は以下の4項目です。

・BLS（Basic Life Support：一次救命処置）とAEDの使用法を理解する。

・気道確保とモニタリングに使う機器の操作法を理解する。

・脳神経外科救急で最も重要な概念である脳ヘルニアと神経所見を理解する。

・脳神経外科救急の代表的な症例の病院前・病院内での流れを理解する。

2009年1月に第1回PNLSコースが開催され、現在（2019年7月）まで国内で39回行われており、海外でも開催されています。

5）NRLS：Neuroresuscitation Related Life Supports（神経蘇生関連研修群）

これまでに開発されたISLS、PSLS、ACEC (Advanced Coma Evaluation and Care：意識障害初期診療)、PCEC（Prehospital Coma Evaluation and Care：意識障害病院前救護)、PNLSは、各モジュールの75％が同一の内容であることから、これらを基礎的共通モジュールとし、個別モジュールと組み合わせ体系化することで、神経蘇生関連研修群（NRLS）として総括することができます。すなわち、NRLSとして、ワークショップを共通化する基礎的共通モジュールの開発を一元化することで、それぞれのコース運営の負担を軽減することが可能です。さらに、神経救急集中治療領域など脳神経蘇生ガイドラインを共通とすべき領域への展開が容易になります。

6）JPTEC: Japan Prehospital Trauma Evaluation and Care（外傷病院前救護ガイドライン）

外傷死の中には、的確な判断と速やかな処置を施すことで防ぎ得た外傷死（Preventable Trauma Death）が存在し、その割合は40％近いと言われています。外傷現場で適切かつ迅速な観察を行い、ロード・アンド・ゴー（高エネルギー外傷患者や、重症度が高く救命できる可能性のある外傷患者に対し

て、観察と救命・応急処置を施したのち、5分以内に救急車に収容、迅速に病院に搬送すること）の適応を判断し、適切な処置搬送手段を用いて早期に搬入する方法を学びます。主催は日本JPTEC協議会で、対象は医師、看護師などの医療従事者のみならず、消防隊員や救急救命士、警察官や自衛官などで、座学と実技からなります。

7）JATEC；：Japan Advanced Trauma Evaluation and Care（外傷初期診療ガイドライン日本版）

　初期研修2年目以上の医師を対象に、外傷による「防ぎ得た死亡」を減らすため、初期診療において救命を最優先し、確定診断より生命危機の状態をいち早く認知し、蘇生することを重視しています。日本外傷診療研究機構が主催し、日本外傷学会・日本救急医学会監修のテキスト「外傷初期診療ガイドライン　JATEC」に基づいてコースが構成されています。受講前にweb上でe-learningを通して必要な知識を事前学習し、合格すれば受講資格を得ることができます。コースは2日間で、1日目に外傷初期診療の手順（Primary Surveyと蘇生、およびSecondary Survey）を習得し、2日目には様々なシナリオを用いた模擬診療を体験します。

8）ENLS：Emergency Neurological Life Support（神経救急傷病ライフサポート）

　米国Neurocritical Care Society（NCS：神経救急・集中治療）が開発した急性期の神経救急傷病に対する標準的アプローチと転帰改善を目的とするプロトコル集で、救急を担当する初療医が専門医に引き継ぐまでの最初の1時間に何をすべきか（評価

と治療）に重点を置いています。

　心肺蘇生に対するACLS（日本ではICLS）、外傷に対するATLS（日本ではJATEC）に対応する神経傷病全般に関するライフサポートコースです。神経蘇生において急を要する代表的な10数項目のプロトコル（病態と傷病）が取り上げられています。

　プロトコルの項目は、NCS・ENLSの紹介、薬物療法、非外傷性筋力低下、気道・換気・鎮静、昏睡患者へのアプローチ、頭蓋内圧亢進と脳ヘルニア、薬物療法、急性虚血性脳卒中（脳梗塞など）、脳出血、髄膜炎・脳炎、心停止・心拍再開後の集中治療、くも膜下出血、てんかん重積状態、頭部外傷、脊髄外傷、脊髄圧迫となっています。

　ENLSコースは米国では頻回に開催されていますが、我が国では2016年に初めて開催され、以後年に数回開催されています。受講生はオンラインで日本語版にアクセスすることができ、クイズに合格すると正規のENLS修了証を取得できます。

9）MCLS：Mass Casualty Life Support（多数傷病者への医療対応標準化コース）

　日本災害医学会が認定するコースで、災害医療や防災業務に従事する者が連携して、災害時に発生した多数の傷病者への対応を適切に行うことにより、傷病者の救命率および社会復帰率の向上を目的としています。病院前救護（プレホスピタルケア）を担う医師、歯科医師、看護師、准看護師、診療放射線技師、臨床検査技師、DMAT隊員、消防職員（救急、救助、警防、指揮隊、通信指令など）、警察官、防災業務に携わる者などで構成されます。受講には標準コースと上級コースとがあり、上

級コースでは化学、生物、放射線、核、爆発等の特殊災害への対応に焦点をあてています。

10) DMAT：Disaster Medical Assistance Team（災害派遣医療チーム）、JMAT：Japan Medical Association Team（日本医師会災害医療チーム）、DPAT： Disaster Psychiatric Assistance Team(災害時派遣精神医療チーム)、など

　DMATとは災害派遣医療チーム、災害医療体制やチーム（隊員）の呼称です。ライフサポートコースではありませんが、救急医療における非常に重要なシステムです。DMATは阪神淡路大震災（1995年）において被災者に対する初期治療が遅れたことを教訓として2005年に発足しました。東日本大震災（2011年）、平成28年熊本大地震（2016年4月14日夜の「前震」、16日未明の「本震」）などの地震、台風や洪水などの巨大自然災害から、JR福知山線の脱線事故（平成17年、2005年）、高速道路での多重事故など多数傷病者が発生する状況において、広域医療搬送、病院支援、域内搬送、現場活動、後方支援などを行います。将来発生するかもしれない南海トラフ巨大地震、首都直下型地震を想定して常時訓練を行っています。厚労省指定の全国統一のトレーニングを受けると日本DMAT隊員（医師、看護師、調整員、他）になることができます。また、都道府県のDMATもあります。災害時に発症することが多い脳関係の対象疾患には、脳血管障害全域、頭頚部（脳脊髄）外傷、エコノミークラス（車中泊）症候群（肺梗塞、脳梗塞）などがあります。

　JMATはアメリカ医師会のNDLS（National Disaster Life Support）を参考にしながら骨格が出来上がっており、東日本

大震災（2011）、熊本地震（2016）の発生を受けて医師、看護師、歯科医師、歯科衛生士、事務職員等々も参加して、派遣されました。日医では、南海トラフ大震災を想定した衛星利用実証実験で活用したクラウド（OpenNet Karte）を今回の地震向けに設定し直して利用することを決めています。DPATは精神疾患だけを対象とするのではなく、一般住民の「こころのケア」に対する支援も担います。

　その他、DHEAT（Disaster Health Emergency Assistance Team ／災害時健康危機管理支援チーム）は、公衆衛生を担う医師や保健師、栄養士ら行政職員を中心に５人程度で構成されています。JRAT（Japan Rehabilitation Assistance Team ／日本リハビリテーション支援チーム）は全国的に災害リハ体制の整備のために各県に災害リハコーディネーターを養成しています。DCAT（Disaster Care Assistance Team）は介護職員からなる災害派遣福祉チームで介護拠点施設などが活動にあたります。EMIS（Emergency Medical Information System ／広域災害救急医療情報システム）は災害時の医療情報をインターネット上で共有し、被災地での医療情報を集約して提供するシステムのことです。また、災害時静脈血栓塞栓症対策専門チーム（Disaster Venous Thromboembolism Assistance Team：DVAT）が策定中です。

COLUMN

J-ASPECT study
（Nationwide Survey of Acute Stroke Care Capacity for Proper dEsignation of Comprehensive Stroke cenTer in Japan）

　J-ASPECT studyは、脳卒中の医療体制の整備のための研究です。包括的脳卒中センター（CSC）に関わる診療群分類別包括評価（DPC）データを用いた登録研究であり、国内最大規模の脳卒中データーベースで、これを利用した多くの疫学調査が行われています。CSCスコア（Q 1 〜 4 ）は①脳血管内科医や脳血管外科医などの人員、②CTやMRIなどの診療機器、③血管内治療や手術手技、④ストロークユニットやICUなどの設備あるはインフラ、⑤地域教育や医療従事者教育などの教育体制、など25項目から各施設のCSC機能を評価されます。

　多施設からの連続症例の登録であり症例数も多くバイアスは少ないとされています。例えば、以下の結果が示されています。

・例年的に入院時の脳卒中患者の重症度は低下していた。一方、年齢、男女比、併存疾患の中央値には変化がみられませんでした。

・CSC 能力の改善が脳梗塞の転帰の改善に寄与していることがわかった。即ち、急性期脳梗塞患者における院内死亡率は2010 年の7.6％から、2015 年は5.0％に減少しました。

・rPA 療法の施効率は2010 年の4.3％から、2015 年は

6.4％と上昇し、機械的血栓回収療法の施行率は2010年の0.2％から、2015年は3.0％と上昇しました。

・直接作用型経口抗凝固薬（DOAC）服用例はwarfarin服用例に比較して、脳内出血の重症度ならびに死亡率が低かった。急性期の死亡率，外科的治療の必要性はDOAC群にくらべワルファリン群で有意に多かったです。

COLUMN

脳梗塞の神経幹細胞治療

　脳卒中は世界の死因の第2位（我が国では第4位）で、身体機能障害の主な原因ともなっており、しかも脳卒中による機能欠損には現在のところ治療法がありません。

　しかし新たな治療法として、脳卒中に関する動物モデルを使った多くの実験が行われている神経幹細胞治療が注目を浴びています。この治療法を施した場合、脳の回復機能が強化され、神経機能の再生にプラスに作用することが実験的に確認されています。

　iPS細胞の発見は、今や医療応用が着実に進展しており、網膜（加齢黄斑変性）に続き、心臓（重症虚血性心筋症）、神経疾患（アルツハイマー病、パーキンソン病、筋萎縮性側索硬化病）再生不良性貧血などの再生医療が端緒についていることを示しています。献血によらない、「代用」ならぬ「本物」の血液による血液の補充さえ可能になろうとしています。脳梗塞の再生医療についても、既に臨床試験（治験）がアメリカでは行われています。

　脳梗塞の後遺症はリハビリしか有効な方法がないのが現状ですが、将来的には骨髄の中にある細胞を用いて、脳梗塞で傷んだ脳の神経の再生を促す「細胞医薬品」の登場が期待されているとの報道もあります。2015年3月19日、日本再生医療学会総会にて、米国・スタンフォード大学　脳神経外科教授Gary Steinberg氏が「Stem Cell Therapy for Stroke（脳卒中の幹細胞治療）」と題して講演しました。その後、本邦においても脳梗塞の細胞治療製

品の開発に関するガイドライン（厚生労働省、2016）が発出されています。

脳梗塞の幹細胞治療に関して再生医療に用いられる細胞は、
・胚性幹細胞（ES細胞：Embryonic Stem Cells）
・人工多能性幹細胞（iPS細胞：induced Pluripotent Stem Cells）
・間葉系幹細胞（Mesenchymal Stem Cells：MSC）
の3つです。

幹細胞とは、自己複製能（自己複製／Self-Renewal：細胞分裂後の娘細胞が母細胞と同様の細胞であること）と分化能（分化／Differentiation：細胞分裂後の娘細胞が母細胞と異なる細胞になること）を併せ持つ細胞と定義されています。

幹細胞には受精卵から採取するES細胞と成体に存在する体性幹細胞があります。

ES細胞はヒトの受精卵から作るため倫理的な問題があります。iPS細胞は、複数の遺伝子を導入する手法を使って成体の細胞をES細胞と同等の細胞にしたものですが、欠点として腫瘍を形成するリスクがあります。MSCは、成体の骨髄や脂肪細胞から採取することのできる細胞で免疫拒絶反応や癌化のリスクが少ないことが特徴です。

現在、MSCを用いた脊髄損傷治療（ステミラックR®静脈注射）が開始されています。脳梗塞の治療として最も実用化に近いものはMSCで、現在、札幌医科大学附属

病院をはじめとして我が国や海外でもMSCを用いた脳梗塞の治験が進行しています。

再生医療によって期待される脳梗塞の治療は、
・移植した幹細胞が神経に分化する
・神経幹細胞を活性化する
・脳梗塞部位の炎症を抑制する
ことが挙げられます。

MSCは、「神経幹細胞を活性化すること」、「脳梗塞部位の炎症を抑制すること」に効果を発揮しています。残る「移植した幹細胞が神経細胞に分化すること」に関しては、iPS細胞から分化させた神経幹細胞の移植療法が該当すると考えられますが、この臨床応用には安全性と有効性の立証にしばらく時間がかかりそうです。本書の若き読者には是非とも挑戦して貰いたい分野です。

我が国における脳梗塞に対する再生医療

我が国では、積極的に急性期からの細胞治療や亜急性期からの治療の試験が行われています。現在行われている代表的な2つの治験を以下に紹介します。

自家骨髄幹細胞移植治療

北海道大学で、脳梗塞急性期患者を対象とした直接投与による幹細胞移植の医師主導治験です。

この治験では脳梗塞急性期患者本人の腰の骨（腸骨）から骨髄幹細胞を取り出し、細胞培養室（Cell Processing Center）にて培養増殖を行い、規定の細胞数に達した後

に専用の機器を用いて脳内に直接投与します。

　その後１年間にわたって安全性および有効性を確認することを目的としています。また、健常なボランティアから頂いた血小板を用いて細胞を増殖させる細胞培養法や脳ナビゲーションを用いた安全な移植法、移植細胞を体外から確認できるような標識法などを用いてより安全に治験を行うことも目的としています。

　治験では脳梗塞発症後14日間は通常の治療を行い、その後早期に骨髄幹細胞採取および培養を行います。約3-5週後に細胞が規定の数に達した段階で、脳内に直接投与する細胞移植手術を行います。その後１年間にわたって、安全性や有効性をリハビリ機能評価やMRI検査などでチェックします。

脳梗塞に対するMuse細胞治療の治験

　東北大学が生命科学インスティテュートと共同研究を行っている治験です。東北大学で発見されたヒトの多様な細胞に分化する能力を有する多能性幹細胞のMuse 細胞（Multilineage-Differentiating Stress Enduring Cell）を用いて発症後亜急性期の脳梗塞患者に細胞製剤を静脈内投与することにより治療します。

　これまでのラットを使った治療実験では運動機能の改善効果が確認されており、現在、実際の脳梗塞患者を対象にした治験で安全性や有効性を確かめ早期実用化を目指しています。

　この治験は脳梗塞発症後２週間以上が経過し20歳以上80歳以下の患者が対象で、身体機能の障害などを起こし

ていることが治験に参加できる患者の条件となり、約35
人を対象に治験を進め、2020年1月の終了を見込んでい
ます。

第 6 章

脳梗塞の予防と再発予防

どのようにして脳梗塞を予防し、
再発を予防するのか？

　脳梗塞の治療はかなり進歩してきましたが、まだまだなんらかの後遺症を残すことが多いのが現実です。脳梗塞は治療よりも予防がより大切であることはいうまでもありません。不幸にして脳梗塞により後遺症が残った場合は、身体的な面はいうまでもなく、精神的・社会的な面からも「健康」とはいえなくなります。また脳梗塞は繰り返し起こることが多く、その度に後遺症が増えるので、再発予防（食事療法と服薬が中心）が極めて大切です。

　脳梗塞は、危険因子が多くなるほど、発症や再発の危険性が高まります^(図84)。現在までの研究により、（1）高血圧、糖尿病、脂質異常症、肥満、慢性閉塞性肺疾患など生活習慣病の予防と治療、（2）禁煙、適切な限度での飲酒（節酒）、適度な運動、バランスのよい食事、野菜や果物を十分にとること、（3）心房細動(不整脈)のある人は抗凝固薬を服用すること、（4）ストレスの解消が脳梗塞の予防に有効であることが証明されてきています。また、先天性代謝異常症であるホモシステイン尿症では、血中ホモシステインが異常に上昇し、若年性に動脈硬化および脳梗塞を発症しやすいことも報告されています。

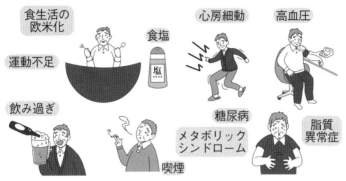

図84
脳卒中の発症に関連する様々な危険因子。監修：中山博文（日本脳卒中協会）

◎高血圧症の治療

　高血圧症の大半（85〜90％）は、原因がはっきりしないものです（本態性〈一次性〉高血圧症）。残りの高血圧症の原因としては、腎実質性高血圧、腎血管性高血圧、内分泌性高血圧（原発性アルドステロン症など）、睡眠時無呼吸症候群、薬剤誘発性高血圧などが挙げられています（二次性高血圧症）。

「高血圧治療ガイドライン（2019）」（日本高血圧学会）では、診断基準となる数値は従来通りとされましたが、治療でめざす数値は引き下げられました。血圧の測定値は、場所や時間帯によって幅が出がちです。そこで、測定の場所では日常生活の場にて自分で測る数値（家庭血圧）が重視・優先されるようになり、医療機関における測定値（診察室血圧）と異なる場合は、前者を優先することになりました。そこで、家庭で毎日決まった時間帯に測り、きちんと記録するようにしましょう。

高血圧症の診断基準値：

　　家庭血圧　　　135/85mmHg以上

　　診察室血圧　　140/90mmHg以上

　　治療でめざす測定値　（75歳未満）　　（75歳以上）

　　家庭血圧　　　125/75mmHg未満　　135/85mmHg未満

　　診察室血圧　　130/80mmHg未満　　140/90mmHg未満

　なお、診断基準値と降圧目標値の選択（取り合い）をする際に、留意する事項に以下の諸項目をあげておきます。

　１）75歳以上の高齢者で、他の疾患のある方

　　　　併存する疾患などにより、降圧目標が130/80mmHgとされるとき、個別に診断して無理がないと判断されれば130/80mmHg未満に下げることをめざします。

　２）合併症のない75歳未満の成人、および脳血管障害患者の一部症状、冠動脈疾患のある方

　　　　脳血管障害の一部症状とは、両側頸動脈狭窄や脳主幹動脈閉塞のない方を対象とし、これらの方々に加えて、冠動脈疾患のある方には130/80mmHg未満に下げることをめざします。

　３）測定値に基づいた名称変更

	収縮期血圧	拡張期血圧
正常血圧	120mmHg未満	80mmHg未満
正常高値血圧	120 〜 129mmHg	80mmHg未満
値血圧	130~139mmHg	80~89mmHg

　４）糖尿病、腎臓病を併発している方

　　　　130/80mmHg未満であることが推奨されます。

　５）診察室血圧だけが基準値（140／90mmHg）以上の

　　　方（白衣高血圧）

　　　通常の血圧値も、高血圧の領域へ移行しやすいので、ストレス解除、リラックス策につとめることを推奨します。

　6）家庭血圧だけが135/85mmHg以上の方（仮面高血圧）

　　　血圧が正常値にある方と比べて、心血管リスク（脳卒中、心筋梗塞など）が高いので注意を促します。

　高血圧は、脳梗塞を引き起こす様々な危険因子のなかで、最大のものとされています。高血圧に起因する動脈硬化が進行している人は、脳梗塞を発症する危険度が高いとみて差し支えないでしょう。高血圧の予防には「減塩」が大切で、多くの病院の食事では塩分を一日6g以下に抑えています。

　降圧薬を服用している方は、目標値を下回る目標を設定する必要があります。具体的な目標値は合併症の有無や種類により異なります。ただし治療中に、立ちくらみ、ふらつき、倦怠感などを感じたら、血圧の下がり過ぎの可能性もあるので、血圧を測って、医師にその旨を伝えましょう。

　血圧のありようは、脳梗塞の症状が推移していく経過に密接に関連します。脳梗塞の再発は、血圧が高いほど危険性が高まるため、その再発予防には適切な血圧管理が極めて重要です。血圧の変動幅が大きい人や、早朝の血圧が高い人は、とくに注意が必要です。脳梗塞慢性期にある方が再発を予防するための降圧目標値は、脳卒中治療ガイドラインによれば次のとおりです。

　130/80mmHg未満：脳出血、くも膜下出血、心原性脳塞栓症

で抗凝固薬服薬中、ラクナ梗塞

140/90mmHg：アテローム血栓性脳梗塞

　なお、脳梗塞の予防において、大多数の方は抗血小板薬や抗凝固薬を服用しているため、降圧目標値は、一般的には上に記した数値を下回らせる必要があります。その具体的な目標値は、合併症、血液検査値、内服薬の飲み合わせなど、個々に検討する必要があり、主治医としっかり相談しましょう。

COLUMN

寒い冬の脳卒中予防対策　～寒さと高血圧～

　高血圧は脳卒中の重大な危険因子ですが、季節による血圧変動では冬に高く、「寒さが血圧を上げる」ことが明らかになっています。この季節、高血圧から脳卒中を起こさないように、冬の寒さを避ける工夫も大切な予防になります。また、暖かい場所から寒い場所に移ったときは血管が収縮して血圧が上がります。

・家の中では居室だけでなく、廊下やトイレ、浴室も十分に暖かくして、部屋ごとの温度差を少なくするよう、家族みんなで気をつけましょう。
・入浴は、熱いお湯や長湯は避ける。38 〜 40℃くらいの湯に 5 〜 10 分以内が良いでしょう。高血圧の人は冷水浴やサウナはやめましょう。
・外出するときは上着、マフラー、帽子、手袋などを着用し温度差に対する負荷を避ける。とくに首は寒さを一番感じるところなので、スカーフやマフラーはお勧めです。
・寒いからといって暖かすぎる部屋はかえってよくありません。部屋の温度は 18 〜 22℃、湿度は 55 〜 65 ％くらいが良いでしょう。

◎糖尿病の治療

糖尿病は1型糖尿病（自己免疫疾患で糖尿病全体の約5〜10%）と2型糖尿病に分類されます。ここでは、中年期以降に多く発症し、生活習慣と関わりが深い、2型糖尿病について述べます。

成人の約5人に1人が糖尿病かその予備軍という時代です。糖尿病は脳梗塞の確立された危険因子です。糖尿病の治療の目標は、脳卒中予防のほか、全身血管合併症の発症と進展を予防することです。また、糖尿病の前段階である耐糖能異常があると、脳梗塞の危険性が高まります。糖尿病では、脳梗塞にかかりやすく、再発しやすいのです。

糖尿病の診断ではまず血液検査を受けます。正常基準値は、空腹時血糖値99mg/dL以下、空腹かどうかを問わない随時血糖値139mg/dL以下、ヘモグロビンA1c（HbA1c：ヘモグロビン・エーワンシー）5.5％以下、となっています。

もし、早朝空腹時血糖値≧126mg/dL以上、糖負荷試験で2時間後血糖値（75gOGTT）≧200mg/dL以上、随時（臨時）血糖値≧200mg/dL以上のいずれか1つ以上が該当すれば「糖尿病型」ですので、さらなる手順を経て「糖尿病」と確定診断することになります。

HbA1は血糖値のように食事によって変動せず、過去1〜2か月の平均的糖濃度を反映します。全体の血液中の赤血球ヘモグロビンのうち、糖が結合したヘモグロビンの割合（％）をHbA1c値といいます。

HbA1c値の国際基準は、5.8％未満：正常（安心）、5.8以上〜6.5％未満：糖尿病予備軍（ダイエット、運動など対策開始）、6.5％以上：（本格的な治療、対策を開始）です。6.5％以上は

「糖尿病型」や「糖尿病」を疑って医療機関への受診が奨められます。

　糖尿病の治療のためには、血中HbA1c値や血糖値（食後高血糖や低血糖）を正常に保つほか、高インスリン血症を予防するなどの血糖管理が必要です。一方、糖尿病薬（インスリン製剤、スルホニル尿素薬、グリニド薬など）服薬中に低血糖を招くことも知られています。

　高血圧症合併例では降圧剤などによる血圧の厳格な管理が、また脂質異常症の合併例ではスタチン（HMG-COA還元酵素阻害薬）投与による脂質管理が、それぞれ脳梗塞を防止することになります。

　インスリン抵抗性改善薬が動脈硬化を抑制することや、インスリン抵抗性と動脈硬化の程度が有意な相関を示すことがわかっています。メタボリックシンドロームの本態が内臓型肥満に起因するインスリン抵抗性とされることから、これらの薬剤はメタボリックシンドロームや内蔵型肥満の改善にもつながります。糖尿病と認知症の合併頻度も高いので、注意が必要です。

◎禁煙と受動喫煙防止

　喫煙は寿命を10年短くします。70歳生存率は非喫煙者81％、喫煙者58％という大きな開きがみられます。肺の生活習慣病である慢性閉塞性肺疾患（COPD：シーオーピーディ／2020年死亡原因では世界第３位）の約90％は、たばこの煙です。喫煙および受動喫煙は、高血圧、心臓病（心筋梗塞）、脳梗塞、肺がん、喉頭がんなど様々な病気の原因となります。受動喫煙ゼロで、高血圧や糖尿病が治ったと同じくらい健康になることや、受動喫煙防止条例施行で心臓病発生率が減少したと報告されています。

禁煙は「最高の治療薬」とされています。禁煙後２～３年で脳梗塞のリスクは下がります。喫煙者であったことによる何らかの疾病発症のリスクは、禁煙１年以内で50％、５年で非喫煙者と同じレベルまで回復します。タバコを吸っていると、高血圧に対しての降圧療法による脳梗塞予防効果が期待できません。禁煙治療（ニコチン置換療法：ニコチンパッチ、経口禁煙補助薬：バレニクリン）は保険診療（ニコチン依存症管理料）で受けられます。

　健康危険因子別死亡リスクは喫煙2.0倍、高血圧1.4倍、糖尿病1.3倍、受動喫煙1.2倍、メタボ（メタボリック症候群）1.1倍と増加するという報告や、喫煙による症状の危険度の増加は、虚血性心疾患（狭心症・心筋梗塞）による死亡1.7～３倍、突然死1.4～10倍、脳卒中(脳梗塞・脳出血・くも膜下出血)による死亡1.7～３倍、大動脈瘤疾患による死亡６倍になるという報告もあります。

「禁煙推進学術ネットワーク」は毎月22日を「禁煙の日」とし、白鳥（スワン）が２羽寄り添う姿と22日を重ね合わせ「スワンスワン（吸わん吸わん）で禁煙を！」をスローガンとしています。健康増進法（2020）では、受動喫煙防止対策推進と禁煙支援対策前進が盛り込まれています。

◎**心房細動の治療**

　心房細動は健常者においても年齢とともに合併頻度が増加し、60歳代からは急速に増えて90歳代では10人に１人が合併し、高齢者の不整脈は心房細動が主体となっています。

　心房細動の原因は、心不全、狭心症、弁膜症、心筋梗塞など心臓疾患や加齢、高血圧、糖尿病、ストレス、アルコール、喫

煙、甲状腺機能亢進症、肥満などが挙げられています。心房細動のある人は、ない人に比べて3～5倍脳梗塞や認知症になりやすいといわれています。脳梗塞との深い関連性については、前項の「心房細動に伴う脳塞栓症の抗凝固療法」と「心房細動に対する薬物療法とカテーテルアブレーション治療」をお読みください。

心房細動と洞機能不全症候群は脳梗塞の危険因子として重要で、ワルファリンやDOAC薬の内服を続けることによりこれらの因子が低減し、脳梗塞発症の危険性を大幅（7割）に減らすことができます。

◎肥満と脂質異常症の治療

肥満や脂質異常症も危険因子です。肥満は脂肪の蓄積による慢性疾患（Adiposity-based Chronic Disease：ABCD）です。身体活動に見合った適切なエネルギー摂取を心掛け、標準体重を目標にし、肥満の判定基準としてBMI値（ボディ・マスインデックス＝体格指数）が25を超えないようにしましょう。計算式は、BMI値＝体重（kg）÷身長（m）^{2}です。肥満（BMI高値）は脳卒中や生活習慣病だけでなく、食道、大腸、子宮体部、腎臓、胆嚢などのがん発症リスクを高めることが知られています。

過体重（BMI 25~29.9）や肥満（同30以上）にならないよう生活習慣に気をつけましょう。ちなみに、60kg÷（1.65m）^{2}＝22のようにこの数字が22の時病気になる率が最も低いと考えられており、理想体重を算出する基準となっています。

病気としての肥満とは、日本の学会の定義ではウエスト周囲径が男性≧85cm、女性≧90cmの場合を指し、WHOではBMI指数が30を超える場合をいいます。

日本肥満学会は、肥満症やメタボの予防と改善に「サンサン運動」（３kgの減量、３cmのウエスト周囲長の短縮）を提唱しています。

　悪玉（LDL）コレステロール値が高いと、脳梗塞の発症率や再発率が高まります。脂質異常症の治療は、他に危険因子が多いほど、厳格にしなければなりません。そのためにスタチン系薬（プラバスタチン、シンバスタチン、フルバスタチン）（メバロチン錠®、リポバス錠®、ローコール錠®）、エゼチミブ（ゼチーア錠®）などの投与が行われます。スタチン系薬は、LDL低下作用に加えて中性脂肪（トリグリセライド）低下作用、HDL上昇作用を併せ持つ薬品といわれ、メタボにおける脂質代謝是正効果がある薬品とされています。高トリグリセライド値では、フィブラート系薬（ベザトール錠®）、イコサペント酸エチル（エパデール錠®）、オメガ−３脂肪酸エチル（ロトリガ粒状カプセル®）などが用いられます。

高脂血症から脂質異常症へ名称変更

　日本医師会作成のかかりつけ医のための手引き「脂質異常症」（2020）によれば、継続的に医療を受けている総患者数（平成29年）は220万5千人と集計されています。

　血液検査の脂質関係では、中性脂肪（トリグリセライド）、総コレステロール、LDL（低比重リポ蛋白）コレステロール、HDL（高比重リポ蛋白）コレステロール、ノン（non）HDL-コレステロール、LH比などの項目があります。

　総コレステロール（LDL、HDLを含むコレステロール総量）の基準値は男性で151 〜 254mg/dl、女性で30 〜 44歳；145 〜 238mg/dl、45 〜 64歳；163 〜 275mg/dl、65 〜 80歳；175 〜

280mg/dL とされています。

　脂質異常症は、以前は高脂血症と呼ばれていましたが、善玉の HDL-コレステロール値は高いほうがよいことがわかったことやその他の理由で、脂質異常症と名称が改められました（2007）。なお、善玉コレステロールの血管への役割は、余分なコレステロールを抜き取る、炎症を防ぐ、細胞を保護する、動脈硬化進行を防ぐ、などが挙げられています。

　現在では、LDL コレステロール（悪玉コレステロール）、HDL コレステロール（善玉コレステロール）、総コレステロール（LDL+HDL+ その他、基準値130 〜 240mg/dl）、トリグリセライド（中性脂肪）、LH比などが測定されます。LH比とは LDH コレステロール値÷HDL コレステロール値の比率で、血管壁への影響としては、LH比1.5以下は心配なし、2.0以上はコレステロールの沈着や動脈硬化の疑い、2.5以上は血栓形成の可能性や脳梗塞・心筋梗塞のリスクの心配があります。表16に脂質異常症の診断基準値を表示します。LDL コレステロール管理、トリグリセライド（中性脂肪）管理、HDL コレステロール増加などの対策には、生活習慣、食事、運動が基本となります。

高LDLコレステロール血症	LDLコレステロール140mg/dl以上
境界域高LDLコレステロール血症	LDLコレステロール120〜139mg/dl
低HDLコレステロール血症	HDLコレステロール40mg/dl未満
高トリグリセライド血症	トリグリセライド　150mg/dl以上
高Non-HDLコレステロール血症	Non-HDLコレステロール170mg/dl以上
境界域Non-HDLコレステロール血症	Non-HDLコレステロール150~169mg/dl

表16
脂質異常症の診断基準値（10時間以上絶食の空腹時採血の値）（日本動脈硬化学会：動脈硬化性疾患予防のための脂質異常症診療ガイド 2018 年版）。（総コレステロール—HDL コレステロール＝ノン HDL コレステロール）（non-HDL ＝ノン HDL）（トリグリセライド＝中性脂肪、高トリグリセライド血症＝高中性脂肪血症）

体脂肪と内臓脂肪

　体脂肪には皮下脂肪と内臓脂肪があります。皮下脂肪は内臓を保護したり体温を保ったりするのに役立ちます。内臓脂肪は、食事から得たエネルギー源を一時的に脂肪に合成し蓄えられたものです。

　内臓脂肪は過剰になると、血液中に脂質が多く存在するようになり、また、脂肪細胞から分泌される生理活性物質により、動脈硬化が促進されるといわれています。そのため内臓脂肪型肥満（内臓の周りに脂肪が蓄積する肥満）が続くと、糖尿病、脂質異常症、高血圧症などの生活習慣病を発症しやすいともいわれています。

　内臓脂肪の増大は腹囲の増減に反映され、以下の数字が内臓脂肪型肥満の指標として使われています。

　腹囲　男性85cm以上　　女性90cm以上

　腹囲（ウエスト周囲長）はお臍の位置で測定し、この数値はメタボの診断の必須条件です。これに加えて、高血圧、糖尿病、脂質異常症の３項目のうち２項目以上を合併するとメタボと定義されます。

　内臓に脂肪が蓄積する主な原因は、日常の食事でのエネルギー摂取過剰や身体活動量の不足による消費エネルギーが少ないことです。内臓脂肪は皮下脂肪に比べて蓄積しやすいですが、食生活改善や運動を心がけるだけで比較的減らしやすいことが知られています。

　ウォーキングや軽めのジョギングなどの有酸素運動を取り入れ、栄養バランスと腹八分目を心がけた食生活が大切です。

◎慢性腎臓病（Chronic Kidney Disease:CKD）

　慢性腎臓病（CKD）は全国で約1330万人といわれています。CKDの原因は様々な腎臓病以外に、上述の生活習慣病（高血圧、糖尿病、脂質異常症、肥満・メタボ）が挙げられます。これに加えて生活習慣病の原因となる後述の運動不足、過度の飲酒、喫煙も原因や誘因となります。さらにストレス、加齢（腎機能低下）が重なってくるとなると、CKDは高齢者を含めて成人の誰もがなる可能性があります。

　CKDは初期には無症状ですので、早期発見には定期的検査が必須です。体調の変化を自覚したらかかりつけ医や腎臓病外来の受診をお勧めします。1分間に糸球体から濾過された血漿量を示す糸球体濾過量（Glomerular Filtration Rate：GFR）などが腎機能の指標となります。

　CKDでは、1）高血圧性臓器障害の指標である脳深部微小脳出血ラクナ梗塞が増加すること、2）脳萎縮は皮質萎縮が強いこと、3）脳小血管病（Cerebral Small Vessel Disease：Cerebral SVD）と関係深いこと、4）両臓器の血管抵抗性は極めて低いこと、などが報告されています。

　CKDが進行すると末期腎不全となり、腎代替療法（Renal Replacement Therapy：RRT／腎臓の働きを補う治療法）が必要となります。RRTの種類には透析療法（血液透析、腹膜透析）、腎移植（生体腎移植、献腎移植）があります。透析患者の死因は第1位感染症、第2位がんに次いで、第3位が脳血管障害であり、中でも脳出血が多く脳梗塞は少ないとされてきました。しかし長期透析患者、動脈硬化症、糖尿病による腎不全の増加に伴い透析患者の脳梗塞症例が増加傾向にあります。とくに糖尿病が原因（糖尿病では糸球体がダメージを受ける）でおこる腎臓病は糖尿病性腎臓病（Diabetic Kidney Disease：DKD）と総

称されており、透析治療の対象となる腎臓病の約4割を占めると報告されています。

COLUMN

LOX-Index（ロックスインデックス）

　動脈硬化のリスクマーカーとして、これまでLDLコレステロールが一般的でしたが、心疾患と相関性があることは知られているものの、脳血管障害との相関性は得られていませんでした。また、心疾患患者の約3割はLDLコレステロールが基準値以下で発症しているとの報告もあり、リスクマーカーとしては十分とは言えません。LOX-Index® はまさにその部分を補うことができるといわれています。

　LOX-Index® は、動脈硬化の進行から脳梗塞・心筋梗塞の発症リスクを評価する指標です。国内、約2,500名を対象として約11年追跡した研究成果をベースに開発された最新の血液検査です。動脈硬化の出発点でもある血管の内側に脂質が取り込まれるメカニズムに着目しており、酸化変性を引き起こした酸化変性LDL（LAB/別名：超悪玉コレステロール）とそれと結合して動脈硬化を進行させるLOX-1という2つの物質を測定しています。

　検査ではLABとLOX-1をかけ合わせた値をLOX-Indexとして指標にしています。検査では血中のsLOX-1（可溶性LOX-1：血中に放出されたLOX-1）とLABを測定し、脳梗塞・心筋梗塞発症リスクを4段階で判定します[図85]。

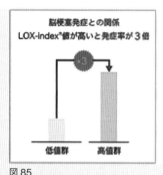
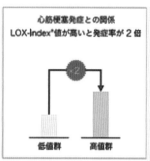

図85
LOX-Index と脳梗塞・心筋梗塞の発症リスク（http://lox-index.com/about_lox-index/）

　LOX-Index® は動脈硬化の初期段階を反映しています。そのため、今までの血液検査や画像健診で捉えきれなかった血管の状態を知ることが可能になったといわれています。動脈硬化に起因する疾患は、発症までこれといった症状が出ないことが予防及び治療を遅らせる原因となっていましたが、LOX-Index® は、動脈硬化の状態を数値化する事で、予防への意識付け、発症リスクの予測という点で、予防医療の進展に有効であると考えられます。

　問い合わせ先 http://lox-index.com/

◎節酒

　少量・適量のアルコールは脳梗塞発生を予防する傾向を示し、大量になれば発生率が増加するようです。大量の飲酒は絶対に避けるべきです（グレードA）。

　1日の飲酒量の目安は、日本酒で1合（180ml）まで、赤ワインはグラス2杯（240ml）まで、ビールは中瓶1本（500ml）、ウイスキーはダブル1杯（60ml）とされています。また週に1日以上は飲酒しない日（休肝日）を作ることが推奨されています。

　酒呑みの人にはかなり耳の痛い話をします。それは、脳卒中の発症とアルコールには思っていた以上に深い関係がありそうだ、ということです。若年発症の脳出血や脳梗塞に大量の飲酒習慣が関係していそうなケースがよくあることのほか、普通の発症年齢の人でも、過度の飲酒習慣をもつ人の発症比率がきわめて高いという印象です。

　これに関連して、コルンフーバーという人の著書「アルコール」では、前述の「ほどほど」のアルコール（日本酒換算なら1日1合程度）でもそれが毎日の「習慣」となっている場合には、長期的に深刻な健康障害を起こす可能性を示しています。すなわち、高血圧や糖尿病のほか、高中性脂肪血症、内臓肥満、代謝症候群、さらには認知症、うつ病、癌、子供の知的障害など非常に広範囲な健康問題への悪影響を示唆しているのです。

　毎日の少量のアルコールがどうして悪いのか、その1つの可能性として考えられるメカニズムは、アルコールが体内でホモシステインからメチオニンへの転換を阻害することで、血中にホモシステインが蓄積・上昇してくるのだそうです。しかもそれは、少量のアルコールでも毎日摂取される場合には危険レ

ベルに達するとされます。ホモシステインは体内で必ず発生し、それをメチオニンへ転換する機能を、生命を維持するうえで、持続しなければなりません。

ホモシステインは血管に傷害を与え、血液を血栓原性に高め、微小循環を悪化させ、さらに神経細胞に対し直接毒性に働くとされます。「毎日酒を飲んで仙人のように暮らす」というのは、私たちの心のどこかに潜んでいる願望のようにも思われますが、今やアルコールに無防備で寛容であることは問題だということを、現代の医学知見が示しています。アルコールとは「賢い付き合い」が求められる由縁です。

◎**適度な運動**

1日に30分以上の有酸素運動（ジョギング、サイクリングなど）を続けると、脳梗塞の要因となる生活習慣病の予防が期待できます。日常生活における歩数の目標値（健康日本21）は、1日につき平均8,000歩程度、成人男性9,200歩、女性8,300歩、高齢者男性6,700歩、女性5,900歩とされています。

適度な運動は生活習慣病を改善し、脳梗塞の予防につながります。高血圧の人には血圧を下げ、糖尿病の人にはインスリン感受性を高め、肥満の人には減量を促進し、脂質異常症の人には善玉（HDL）コレステロールを増やす作用があります。

運動療法について

運動療法の全身への効果：

1．インスリン感受性

運動によりインスリン感受性が改善し、糖尿病になりにくくなります。

2．循環器疾患の予防・改善

運動により脂肪が消費され、脂質異常症が改善されます。また、体循環が安定する結果、高血圧が改善され、虚血性心疾患の頻度が低下します。

3．体力向上

運動により心肺機能が高められます。筋力が強化され、骨からのカルシウム喪失が予防できます。

4．ストレス解消とその波及効果

運動による爽快感は、ストレスの解消になります。神経系を賦活（活力を与え、体内物質の機能・作用を活発化すること）させるため、老化防止に効果があります。また免疫能を高め風邪などの感染症にかかりにくくします。

運動による減量のしかた

　具体的には、散歩、ジョギング、ラジオ体操、自転車漕ぎ、水泳など全身の筋肉を用いる有酸素運動を、中等度から強度（脈拍：一般に120/分。60〜70歳では100/分）で1回10〜30分（体力のある人では60分）、週3〜5日以上実施します。

　運動を実施する時間がない場合には、エレベーターの代わりに階段を使う、通勤時にバスを一駅手前で降りて歩くなどの工夫をして、日常生活の中に運動を取り入れてみてはどうでしょうか。

　万歩計は日常生活における運動量の把握に有効です。1日1万歩以上（最低でも7500歩）を目標とするのが良いでしょう。

運動するときの注意

　運動の実施前後には、準備・整理運動の実施が重要です。ま

た、膝や足の障害がある場合には、軽い運動を短時間だけする
ことから始めて、ちょっとずつ時間を長く、負荷を強くしてい
くというような工夫をしましょう。

　ジムなどで集団の中で運動することも、継続するには有効だ
と言われています。

COLUMN

高齢者の脱水〜高齢者は脱水に気づきにくい〜

　高齢者の方は、体内の水分が全身の約半分といわれています。そのため普段より汗を少し多くかいただけでも脱水になる可能性があります。脱水は熱中症、脳梗塞や心筋梗塞の引き金になることがあり、大変危険です。

【脱水は予防が肝心】

・こまめに水分を摂りましょう
・冷房を28度位の設定温度で使用するなど環境調整をしましょう
・通気性のよい衣服を着ましょう
・旬の食材を食べましょう（夏の食材は水分が多く含まれます）
・外出は涼しい時間を選びましょう

【高齢者の脱水チェック方法】

・口の中、唇が乾燥している
・脇の下が乾いている
・腕の皮膚を引っ張って持ち上げた後，皮膚のしわがもとにもどらない
・親指の爪が白くなるまで押して離してもピンクにならず白い

　このような症状がみられたら経口補水液やスポーツドリンクをすすめて下さい。

【水分不足にご注意を！】

　暑さが本番を迎える時期は、熱中症とともに脳梗塞への注意が必要となってきます。脳梗塞が夏に起こりやすいのは、暑さや湿気で汗をかくことで、体内が水分不足になりやすいことが原因です。汗により体内の水分が大量に出ていくと、血液が濃くなりドロドロの状態になってしまい、流れにくくなることで血管が詰まりやすくなるのです。糖尿病治療薬（SGLT2阻害薬など）を内服している人は多尿・頻尿による脱水には特に注意が必要です。

【水分不足にならないための予防法】

・時間を決めてこまめに水分補給を

・喉の渇きを感じなくても、時間を決めて水分を飲みましょう

・就寝前・起床時にはコップ一杯の水分を。睡眠中は水分補給ができないので、寝る前と起きてすぐに水分補給をしましょう

・睡眠中に大量の汗をかくことで、大量の水分が失われるので、適度にエアコンを使用して室温や湿度を調整しましょう

　以上に気をつけながら、暑い季節を過ごしていきましょう

◎バランスの良い食事

栄養素は偏らず、配分よく摂りましょう。また、食塩は控えるようにしましょう。

主食…ごはん、パン、麺類から１品

主菜…魚介類、肉、卵、大豆製品を使ったおかず１品

副菜…野菜、きのこ、海藻、こんにゃくを使ったおかず２～
　　　３品

特に野菜類は１日350gを目標にしっかり摂りましょう。

動物性脂肪の中でもブリ、サンマなどの青魚や、マグロに含まれているDHAやEPAには、LDL-コレステロールを下げ、HDL-コレステロールを上昇させる作用があるため、「肉より魚」の食事になるようにします。

また、野菜やきのこ類・海藻に豊富に含まれている食物繊維には、腸管で脂肪や糖質を吸着することで脂肪や糖質が腸管から吸収されることを防ぎ、コレステロール値の上昇を抑える作用があります。

牛肉・卵・バターなどの動物性脂肪やコレステロールの多い食品の摂取を控え、食物繊維は１日20gを摂取するとよいでしょう。

減塩のヒント

生活習慣病を防ぎ、健康を維持するための１日の塩分摂取量として厚生労働省が2015年に発表した「日本人の食事摂取基準」で男性8.0g・女性7.0g未満を目標としていますが、実際の日本人の塩分摂取量は男性11.1g、女性9.4 g（平均10.2 g）といわれています（平成25年国民健康・栄養調査結果の概要より）。「高血圧治療ガイドライン」では男女とも6g未満を推奨してい

ます。「減塩してください」といわれたらまず何をしたらよいか、簡単な例をご紹介します。

1）塩分の多い食品・調味料の摂取量を減らす。ソースやしょうゆは使用量を減らす、または料理にかけず小皿にとって少しだけつける。漬物や味噌汁の汁は残す。麺類の汁をできるだけ飲まない。

2）塩味の代わりになるものを上手に活用する。酢、レモンなどの柑橘類、カレー粉、わさび、生姜、ねぎなど香辛料やハーブなど。薄味に酸味と辛みでメリハリをつけられます。「減塩」を心がけ、「適塩」に慣れる努力をしましょう。

3）摂取する食品の塩分量を知る。市販の食品では食塩量ではなく、ナトリウム量で表示されていることが多くあります。ナトリウム量＝食塩量ではなく、以下の計算式で食品中の塩分量を知ることができます。食塩相当量(g)=ナトリウムmg×2.54です。

◎脳梗塞の再発予防と再発時の治療のまとめ

　脳梗塞は再発率が高いので、治療と並行し、再発予防の対策を立てます。

　その中心となるのは、食事療法と内服薬です。食事療法については、前記を復習してください。

　治療薬による対策の中心は、抗血小板薬や抗凝固薬など血液を固まりにくくする薬を服用することになります。これらの薬を適切に服用することにより再発率を約25～30％程度減らすことができるとされています。

　ただし、薬の副作用として全身の血管から出血しやすくなり、

また鼻出血や打撲部の皮下出血を止血しにくくなります。脳出血などを来すことが稀にあるので注意が必要です。

このように、リハビリと薬の内服を行いながら、入院中あるいは外来で1カ月後、6カ月後、1年後に血液検査やMRIの検査を行い、コントロール状況をチェックしていきます。

以上の概略のような再発予防をしていても、再発を完全に予防することはできません。再発時の対応や治療は前章で述べてきた内容になります。実際の治療はまだ検討中の事項が多く、ここでは、簡単にふれておきます。抗血栓薬を服用中の脳主幹動脈血行再建は、抗血栓薬中和薬は目下のところ開発中ですので中和は行わずにtPA療法あるいは機械的血栓回収療法を行います。抗凝固薬を服用中の場合は、ビタミンK拮抗薬（ワルファリン）、直接トロンビン阻害薬（ダビガトラン）、第Xa因子阻害薬（リバーロキサバン、アピキサバン、エドキサバン）のうちどの薬を服用しているかによって、中和剤投与、tPA療法、機械的血栓回収療法の選択基準が異なってきます。

無症候性脳梗塞（隠れ脳梗塞）

脳ドック健診や日常般診療で、脳血管障害の既往もないのに無症候性病変がみられます。その殆どは加齢に伴う変化ですが、経過観察のみでよいのか、あるいは、何らかの治療の介入をすべきかが問題となります。

無症候性脳病変（Silent Brain Lesion：SBL）は、無症候性脳梗塞（Silent Brain Infarcts：SBI）、深部皮質下白質病変（Subcortical White Matter Hyperintensity：SWMH）、脳室周囲白質病変（Periventricular Hyperintensity：PVH）、脳微小出血（Cerebral Microbleeds：CMBs）に分類されています。

これらはいずれも脳血管性障害の既往にあまり関係なく、高齢者の頭部MRI検査では高率に認めます。加齢にともなってこれらの無症候性病変（特にSWMHとPVH）が当たり前のように増えてきます。

ここでは無症候性脳梗塞（隠れ脳梗塞：文字通り症状がでていない脳梗塞）について述べます。その中で、MRI画像ではアテローム血栓性脳梗塞、心原性脳塞栓症、ラクナ梗塞などの脳梗塞像があるのに、これまでに本人も周囲の人にもそれらの脳梗塞に見合う症状がないことがあります。このような脳梗塞像を隠れ脳梗塞といいます。この3つのうち一番多いのはラクナ梗塞です。ラクナ梗塞は病変が小さいために症状が現れにくいのです。隠れ脳梗塞は一ヵ所とは限らず複数個所（多発性無症候脳梗塞）にみられることがあり、この場合は何らかの症

状がありそう（ある筈）です。

　隠れ脳梗塞が見つかった場合は、たとえ一カ所であっても将来の症候性脳卒中の危険因子と認識し、症候性脳梗塞の場合と同様に、血液検査、頚動脈エコー、心電図などの精密検査を行い、抗血小板薬や抗凝固薬などの服薬の適応の有無を検討します。また、生活習慣病（高血圧症、脂質異常症、糖尿病など）のある方には、その予防と治療をすすめていきます。さらに、認知症が疑われると、先ずは認知症評価スケールによる評価を行います。

COLUMN

脳梗塞患者の脳内に口腔常在菌

　通常は口腔内にある細菌が、脳梗塞患者の脳内で発見されたという研究結果を、タンペレ大学（フィンランド）のOlli Patrakka氏らが発表しました（J Am Heart Assoc. 2019）。口腔常在菌は、脳卒中などの脳血管疾患の発症に関与している可能性があると述べています。今回の研究では、2013〜2017年の間に、同大学病院で急性期脳梗塞の治療を受けた患者75人（平均年齢67歳、男性69％）から摘出した血栓中の細菌について調べました。

　その結果、対象患者の84％（63人）の血栓中に細菌のDNAが発見されました。このうち59人では、通常は口腔内に存在し、血流に入り込むと感染症を引き起こす連鎖球菌属（Streptococcus属）の細菌が見つかりました。さらに、今回特定された連鎖球菌属の主な細菌は、感染性心内膜炎の原因菌の1つと考えられている緑色連鎖球菌であることもわかりました。

　今回の研究報告を受けて、米カロライナ医療センターのLockhart氏は脳梗塞患者の脳内に口腔常在菌が存在することを明らかにしましたが、研究結果の意義には疑問の余地があると指摘しています。口腔内の衛生状態や歯周病の有無にかかわらず、口腔内にある細菌が血流に入り込むこと自体は珍しくないとした上で、血栓中に細菌の存在が確認されても、それが疾患のプロセスに影響しているかどうかは不明だとしています。

　いずれにしても、口腔ケアで口腔内を清潔に保つこと

の重要性は変わらないと思われます（本シリーズ書/ロコモに負けないために、2019）。

COLUMN

脳卒中や心臓病の患者さんはインフルエンザに注意

　脳卒中や心臓病（心不全、心筋梗塞など）の患者さんが通常の季節性インフルエンザになると重症化しやすく、その結果、入院や死亡の危険性が高いことがわかっています。

　また、脳卒中や心臓病の患者さんが季節性インフルエンザにかかると、心筋梗塞や脳梗塞の新たな発作の引き金になる可能性があることも知られています。新型インフルエンザ（A/HINI）についても、季節性インフルエンザと同じような危険性が予測されます。

　インフルエンザウイルス感染を予防するためには、手洗い・うがいをしっかりすることが大切です。

　可能ならインフルエンザワクチンの接種を受けましょう。

　ただし、現在の季節性インフルエンザのワクチンは、新型には効果がありません。今後の開発が待たれます。

　インフルエンザの感染が疑われた時は速やかに検査を受けることが必要です。鼻腔ぬぐい液による迅速診断キットを用います。陽性率は早期（発症が疑われてから6時間以内）で80％程度、12時間以上で90-95％と結果の判定には時間がかかりますが、陽性の場合はただちに治療を開始します。治療は現在、内服：タミフル、ゾフルーザ、吸入：リレンザ、イナビル、点滴：ラピアクタが用いられています。感染の危険が高い場合はタミフルの予防投与も行われます。

COLUMN

脳血管障害を来しうる比較的稀ながら有名な５疾患

　凝固亢進状態を来す疾患（抗リン脂質抗体症候群、高ホモシステイン血症、先天性血栓性素因、別記のトルーソー症候群）、Binswanger病、遺伝性脳血管障害（Fabry病、常染色体顕性脳動脈症 [CADASIL]、常染色体潜性白質脳症（CARASIL）について要約しておきます。

　１）原発性抗リン脂質抗体症候群（Antiphospholipid Antibody Syndrome；APS）（指定難病48）：自己免疫疾患の１つで、血液中の抗リン脂質抗体（リン脂質結合蛋白に対する自己抗体の総称）により全身の動静脈の血液が固まりやすくなり（凝固異常症、D-ダイマー値上昇）、脳梗塞や一過性脳虚血発作を含む動脈血栓症、静脈血栓塞栓症（VTE）、不育症（流産や死産を繰り返す状態）の原因となり得ます。中年期以降に脳梗塞を繰り返し発症する例では本症候群を疑ってみることです。男女比は１：３です。急性期には抗トロンビン薬やヘパリンで血栓形成を抑制します。重症例では免疫抑制薬や血漿交換療法を行います。再発は多く、静脈血栓塞栓症の予防にはワルファリン（ビタミンK拮抗薬）、動脈血栓の予防にはアスピリン、シロスタゾール、クロピドグレルなど、抗血栓療法を行います。専門科はリウマチ・膠原病内科です。

　２）Binswanger病（ビンスワンガー病/進行性皮質下

性動脈硬化性脳症；Progressive Subcortical Arteriosclerotic Encephalopathy）：多発性ラクナ梗塞と Binswanger 病は大脳皮質下白質の小血管病で血管性認知症の原因となります。この疾患は加齢や高血圧との関係が深く、病理学的には脳動脈の高度の硬化（太い動脈から実質内、特に白質内の小・細動脈に至る動脈硬化）を基盤とした広汎な緩徐進行性の白質病変^(図86)が特徴的で、脳梁萎縮、海馬萎縮、脳室拡大、などもみられます。

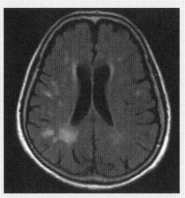

図86
斑状〜不規則性の白っぽく見える白質病変（フレア画像）
（Binswanger 病とは関係がない）

　臨床症状は、概ね50歳代後半に発症し、歩行障害、平衡機能障害、局所神経症状、遂行機能障害、認知機能障害がみられ、年々進行性です。本疾患は梅毒反応が陰性ということで進行麻痺とは鑑別されます。脳室拡大を来すことがあり、特発性正常圧水頭症（手術の適応あり）との鑑別を要します。

3）Fabry病（ファブリー病）（ライソゾーム病〈指定難病19〉の1つ）：ライソゾーム内の加水分解酵素の1つである酵素α-ガラクトシダーゼA（α-galactosidase A）の欠損または活性低下により発症し、遺伝性（X染色体潜性遺伝形式）のライソゾーム蓄積病（糖脂質代謝異常症）です。全身臓器や組織に蓄積することにより多彩な臨床症状（皮疹、四肢末端痛、角膜混濁、腎機能障害、心機能障害）が起こり得ますが、男女ともに若年性（30〜40歳代）で脳梗塞、特に多発性ラクナ梗塞が多いとされています。また心房細動を合併していると心原性脳塞栓症のおそれもあります。本疾患に対しては酵素補充療法が治療法として確立しており、特に若年発症の脳梗塞や血管性認知症では本疾患を念頭におくことが必要です。Fabry病の女性では、αガラクトシダーゼA活性が正常なことがあり、早期診断には遺伝子検査が重要です。

4）CADASIL（Cerebral Autosomal Dominant Arteriopathy with Subcortical Infarcts and Leukoencephalopathy／皮質下梗塞と白質脳症を伴う常染色体顕性脳動脈症）（カダシル）（指定難病124）：代表的な遺伝性脳小血管病（中膜平滑筋障害）で、原因遺伝子としてNOTCH3遺伝子変異が同定されています。8割以上の症例に側頭極病変を合併しているとされています。中年期から一過性脳虚血発作、ラクナ梗塞や微小脳出血を繰り返し、片頭痛、うつ症状，血管性若年性認知症にいたるのが特徴的とされています。また認知機能障害の発症前からMRI(12)で半卵円中心や脳室周囲の白質病変が認められます。本症に対

する抗血小板薬による脳卒中予防効果は証明されており
ず、高血圧を合併している場合は、厳密に血圧管理を行
い脳卒中予防に努めます。カルシウム拮抗薬のロメリジ
ン® (Lomerizine Hydrochloride) が脳梗塞抑制に効果的
という報告があります。

5）CARASIL (Cerebral Autosomal Recessive Arteriopathy
with Subcortical Infarcts and Leukoencephalopathy ／ 禿 頭
(alopecia) と 変形性脊椎症（Spondylosis Deformans）を伴
う常染色体劣性白質脳症）（カラシル）（指定難病123）：
常染色体潜性遺伝形式の遺伝性脳小血管病で、原因遺伝
子としてHTRA I の変異が同定されています。10 ～ 20 ～
30歳代の早発性禿頭と変形性脊椎症を発症します。脳
MRI所見はCADASILと類似し、側頭極白質病変、脳微小
出血、大脳白質病変、ラクナ梗塞（脳小血管病）をみ
ます。両側橋から中脳にかけて弧状病変（arc sign）は
CARASILに特異的所見とされています。症状は緩徐進行
性の歩行障害、若年性認知症、構音障害、嚥下障害など
です。確立された治療薬はまだないとされています。

COLUMN

閉塞性睡眠時無呼吸症候群
（OSAS：Obstructive Sleep Apnea Syndrome）

　代謝症候群と関連の深い肥満のある患者さんには、閉塞型睡眠時無呼吸が高頻度に合併することが知られています。

　疫学研究から、いびき（鼾）は、肥満、高血圧、性、加齢などの他のリスクと独立した脳梗塞の危険因子であることが示されています。したがって、メタボと脳梗塞の関係を考えるうえで、睡眠時無呼吸（Sleep Apnea Syndrome：SAS）の関与を考慮する必要があります。無呼吸とは、呼吸が10秒以上止まった状態が、一晩に30回以上、あるいは1時間あたり5回以上ある場合に診断されます。これについては、いびき（家族の指摘）、日中の強烈な眠気（居眠り運転事故）や倦怠感などの症状が診断の契機となります。そしてこの症状は、早朝高血圧の原因にもなっています。SASの原因としては、気道をせまくする病態であり、肥満（首周りの脂肪沈着）以外に、舌肥大、小顎、アデノイドや扁桃肥大があげられています。さらに、生活習慣病（高血圧、メタボ、心筋梗塞や狭心症、脳卒中など）と関係深いことがわかっています。

　睡眠時無呼吸症候群患者では、健常者と比較して、心筋梗塞で1.3倍、脳梗塞で1.4倍、心不全では2.4倍の発症率があります。SAS、メタボリックシンドローム、慢性腎臓病は脳卒中ハイリスク群として管理を要する3疾

患に挙げられています。

　簡易型睡眠ポリグラフ検査（PSG）は、呼吸状態と気流をモニターする器械です。一般的に（１時間当たりの）無呼吸・低呼吸の回数を無呼吸低呼吸指数（Apnea Hypopnea Index：AHI）と呼び、５以上で無呼吸と診断します。重症の場合には、持続陽圧呼吸の治療などが施されます。脳血管疾患の患者さんの約６割がAHI＞10のSASを合併し、AHI、無呼吸持続時間、最低血液酸素飽和度（SaO2）は脳血管疾患患者さんの方が有意に重症であったという報告があります。

　無呼吸に伴う低酸素血症は、血管内皮障害を介して動脈硬化を促すことが実験的に証明されています。さらに睡眠時無呼吸患者は、朝方のフィブリノーゲンが増加すること、血小板凝集能も上昇することなどから、脳梗塞を発症しやすい準備状態にあるといえます。高度の睡眠時無呼吸がある場合は、経鼻的持続気道陽圧呼吸療法も必要ですので、脳梗塞、心疾患などがある患者さんは、病気の再発予防のためにも早めに専門医の受診をお勧めします。

　OSASに伴いやすい症状としては次のようなものが挙げられています。

・日中の強い眠気、居眠り、集中力低下
・いびき（家族の指摘）：激しい音と中断を繰り返し、いびきで目が覚めることもあります
・無呼吸（家族の指摘）
・夜間の異常な動き（家族の指摘）

・不眠、中途覚醒（夜間の覚醒：目が覚めやすい）、眠りが浅い（熟睡感の欠除）
・起床時に口や喉が渇いている
・起床時に頭痛がある
・苦しくて目が覚める（夜間の呼吸困難感）
・疲労感、全身の倦怠感
・夜間頻尿
・胸焼け、呑酸（逆流性食道炎）
・最近、血圧や血糖値が高い

　CPAP療法（シーパップ/Continuous Positive Airway Pressure/経鼻的持続陽圧呼吸療法）(図87)は、閉塞性睡眠時無呼吸タイプに有効なものとして現在欧米や日本国内で最も普及している治療方法です。

　CPAP療法の原理は、寝ている間の無呼吸を防ぐために気道に空気を送り続けて気道を開存させておくというものです。

　CPAP装置からエアチューブを伝い、鼻に装着したマスクから気道へと空気が送り込まれます。

　SASに対するCPAP療法は、これをきちんと行った群（アドヒアランス良好群）では、虚血性脳卒中（脳梗塞）の予後、および脳・心血管疾患再発予防において、良好な結果が示されています。

スリープスプリング治療というマウスピースによる治療もあります。歯科医が作成したマウスピースを就寝時に装着し、気道閉塞を防止する療法です。下顎が前方に出るように矯正されることによって、喉が広がって気道が確保され、いびきや無呼吸を防ぎます。

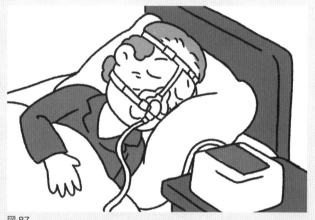

図 87
CPAP（シーパップ）（持続陽圧呼吸装置）を装着して睡眠中の模式図

COLUMN

脳ドックを受けるとどのようなメリットがあるの？

　脳ドック（Brain Dock）は和製英語で、日本独自の健診システムです。第1回日本脳ドック研究会（1992）から数えて、2020年には第29回日本脳ドック学会総会が開催されます。

　病気の予防には、前もって悪い事態にならないように防ぐこと、すなわち、病気を未然に防ぐことだけではなく、病気の進展を遅らせることや再発を防止することも含まれています。

　脳卒中に関しては、予防が健康につながるということになりそうです。脳ドックは、そのために大変役立つと思いますので、機会があれば是非ご利用ください。

　脳ドックとは、無症状の方を対象として、MRIによる画像診断(図88)を行い、脳の病気に対して、早期発見による最善の治療方法や予防策をたてることを目的とした健康診断です。健康保険は適用されません。なお、アルツハイマー型認知症や軽度認知障害の検査として陽電子放射断層装置（ポジトロン・エミッション・トモグラフィー；Positron Emission Tomography：PET）を用いてアミロイドβを画像化するアミロイドPET（高価）がありますが、脳ドックとしても一般的になっていません。

　病気の予防は次の3段階に分類されます。

・第一次予防（健康増進、疾病予防、特殊予防）は、生

活習慣の改善、生活環境の改善、健康学習による健康増進を図り、予防接種によって疾病の発生を予防し、事故防止によって傷害の発生を予防することです。

・第二次予防（早期発見、早期対処、適切な医療と合併症対策）は、発生した疾病や障害を検診などにより早期に発見し、早期に治療や保健指導などの対策を行い、疾病や傷害の重症化を予防することです。

・第三次予防（リハビリテーション）は、治療の過程において保健指導やリハビリテーション等による機能回復を図るなど、社会復帰を支援し、再発を予防することです。

　脳梗塞などの脳卒中は、現在でも死亡率の上位を占めており、予防（第一次予防）に次いで早期発見・早期治療（第二次予防）が重要です。

　検査では主に、頭部MRI検査と頭頚部MRA検査を行うことにより、自覚症状のない無症候性の脳出血（微小出血など）や脳梗塞（ラクナ梗塞〈隠れ脳梗塞〉）、頚部動脈（内頚動脈、椎骨動脈）および頭蓋内の脳動脈の狭窄・閉塞、未破裂脳動脈瘤、脳動静脈奇形、脳腫瘍、もやもや病、海綿状血管腫、てんかん、多発性硬化症（自己免疫性炎症性脱髄疾患）などの中枢神経疾患などを早期に発見します。

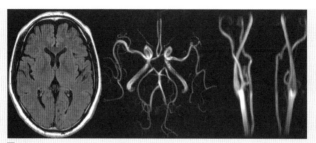

図88
正常画像　左：脳MRI、中央：脳動脈MRA、右：頚動脈MRA

　また、脳梗塞の原因である動脈硬化の有無を調べるため、頚動脈の超音波検査や動脈硬化測定を行います。

　それらの検査に加えて、血液検査、尿検査、心電図検査などをすることで、多方面から脳血管障害の危険因子を探って一次予防につなげることができます。

　たとえ危険因子が見つかっても、食事や運動など生活習慣の改善を行えば、特別な処置をしなくても病気の発症を回避することが可能です。

　高血圧、糖尿病、肥満などがある、あるいは家族に脳卒中になった人がいるなど、危険因子がある人は、自分の脳の状態を知る貴重な機会とするため、高齢期に入るまでに脳ドックでの検査をお勧めします。

第 7 章

脳梗塞のリハビリで何をするの？

脳卒中のリハビリテーションは、急性期・亜急性期、回復期、維持期・生活期の3段階に大きく分けられます。脳梗塞発症直後から3週間までを「急性期」、3週間以降3〜6カ月程度までを「回復期」、それ以降を「維持期・生活期」と区分し、症状の変化をみながら段階を進めていきます。急性期・亜急性期のリハビリは、急性期病院または急性期病棟で行われ、回復期のそれは回復期リハビリテーション病棟（Convalescence Rehabilitation Unit：CRU）やリハビリ専門施設などで集中的に行われます。

　リハビリ療法は、理学療法（Physical Therapy：PT）、作業療法（Occupational Therapy：OT）、言語聴覚療法（Speech Language Hearing Therapy：ST）からなっています。それぞれの領域の担当者を理学療法士（Physical Therapist：PT）、作業療法士（Occupational Therapist：OT）、言語聴覚療法士（SLH Therapist：ST）と称し、いずれも専門知識を持った有資格者（国家試験合格者）です。リハビリ療法に当たっては、これらのリハビリ療法士だけではなく、医師、看護師、ソーシャルワーカー（Social Worker）、ケアマネジャーも加わってチームをつくります。そして、それぞれの見識を総合し、患者さんごとのプランを作成し、その家族をも視野に入れつつサポートをしていきます。なお、脳卒中後のリハビリテーション効果を促進する新薬はまだ臨床使用段階になっていませんが、げっ歯類、霊長類の動物実験段階では脳損傷後のEdonerpic Maleate投与で脳の可塑性が向上し、リハビリテーションによる運動機能回復効果が改善することが示されています。

◎発症からの時期により異なるリハビリ

急性期のリハビリ

　患者さんの病態が不安定なため、医師（専門医）は麻痺の進行や意識レベル低下の早期発見に努め、次に起こるであろうと予測される変化に即時対応できる態勢で、患者さんの状態を診察します。

　この時期のリハビリは、医師の診断に基づいて、できるだけ早く的確に始めることにより、寝たきりになるなどの段階になることを食い止めることが目標になります。脳梗塞急性期では脳梗塞治療と並行しての急性期リハビリを重要視します。

　急性期リハビリの目的は、脳の代償機能を促進させ、障害が認められる機能の回復を促しながら、筋力低下、関節拘縮、起立性低血圧、心肺機能低下などの進行を抑え、日常生活動作（Activities of Daily Living：ADL）を早期に回復させることです。

　脳梗塞の発症にともなう合併症を防ぎ、事後のリハビリを効果的に行うためにも、この期のリハビリはできるだけ早くから積極的に取り組むことが大切です。例えば、手足の麻痺がある場合は、麻痺の回復を目指した促通訓練と併行して、関節可動域訓練、筋力増強訓練などを開始していくことになります。

促通反復療法（Repetitive Facilitative Exercise; RFE）とは

　促通反復療法（川平法）とは、「麻痺した手足を操作（促通）して随意運動を繰り返させることによって、必要な神経回路を再建・強化させる治療法」です。リハビリ療法士は、患者さんが手足を動かそうとする意志の有無や、手足の麻痺状態を注視しながら、口頭による説明指示と患者さんの理解と意志を確認

しながら、効率のよい筋肉の動かし方を示し、実践へと導いていきます。このリハビリを効果的に繰り返すことにより、神経回路が再構築され、麻痺が改善されていきます。このための訓練を繰り返して促していくわけです。例えば、患者さん自身が訓練の狙いを知ったうえであれば、麻痺のある手を曲げようとするとき、効率よく、大きく動かせたりスムーズに動かせたりするようになります。

　リハビリの具体的なメニューは、個々の患者さんによって違いはありますが、一般的には意識レベルの改善や、呼吸循環動態が安定していることを前提とします。そのうえで、早期に座位をとること、立位をとること、装具を用いた早期歩行訓練、摂食嚥下訓練、日常生活動作の訓練などをすることです。患者さんがリハビリに強い意欲をもって取り組むことが一番ですが、併せてリハビリを効率よく指導したり、リハビリ環境を整えたりしていくことが必須です。

　急性期は、誤嚥性肺炎、心不全、血圧上昇などの合併症が発生しがちな時期です。このため、血圧のコントロールに注意し心電図をモニターするなど、医師の注視下で細心の注意をはらいながら、リハビリの処方は作られていきます。

　またこの時期は、予期せぬ入院で、患者さんや家族の不安が大きいため、精神的な援助も重要です。療法士は、他のスタッフと連携を密にしながら、患者さん・家族の心の支えになり、回復への意欲を沸き立たせるようなメンタルケアも担っているのです。

回復期のリハビリ
　回復期リハビリの目的は、急性期に引き続いて、患者さんが

日々の生活を取り戻せるように援けることです。患者さんの機能回復が最も期待できる期間は、発症から5〜6カ月までですから、回復期はその後半にあたります。

この時期に目指すことは、生活の質（Quality of Life：QOL）の向上です。

回復期リハビリテーション病棟の対象疾患は、脳血管疾患、高次脳機能障害、廃用症候群、骨折（大腿骨、骨盤、脊椎、、股関節・膝関節）などです。個人個人に作成されたリハビリプログラムに基づいて、専門スタッフ（PT、OT、STなど）が1回20分ずつ1日最大3時間のリハビリを行います。

まず、手足の麻痺にたいする促通訓練を続けます。移動については、歩行能力を取り戻すことが主な目的になります。急性期からの座位、立位訓練などを継続しながら、歩けるよう目指します。

必要であれば、足（下肢）や身体（体幹）の運動機能回復を目指して適切な下肢装具を用いて歩行トレーニングを早期に開始します。

日常生活動作については、食事、整容、排泄、更衣などのメニューがあります。手の麻痺が軽い患者さんには、調理、買い物、洗濯などといったコースも用意されています。摂食嚥下機能の障害には、段階に応じてペースト食やキザミ食などの直接摂取を試みながら訓練がなされます。

コミュニケーションに関し、言語機能障害のうち失語症や構音障害があれば、その回復へのプロセスは言語聴覚療法士が担当します。

また注意障害や記憶障害などの高次脳機能障害にも、それに応じたリハビリをしていきます。

脳梗塞は、麻痺や失語症、高次脳機能障害など特異な症状が多いことから、患者さんや家族の精神的・身体的負担は計り知れません。様々な課題全般に対し、退院後の生活を安心しておくれるよう、医療・介護に関わる多くの職種が連携するリハビリチームは、患者さんや家族とのコミュニケーションを密にしつつ支援していきます。

回復期リハビリテーション病棟・地域包括ケア病棟におけるウォーキング

　回復期リハビリテーション病棟や地域包括ケア病棟では、脳卒中の治療を終え、リハビリを行い退院される患者に対して、再発予防に向けた様々な退院指導が行われています。

　その1つに、生活習慣の改善のための適度な運動があげられます。運動で得られる効果は、血圧や血糖値の改善・脂質異常症の改善・肥満解消・ストレス解消などがあります。回復期に限りませんが運動には、ストレッチや筋力トレーニング、有酸素運動（ジョギング・ウォーキング・水泳）などがあります。有酸素運動のなかで最も手軽に開始できる運動がウォーキングです。

　ウォーキングの効果
　・医学的効果：肥満や高血糖、高脂血症など生活習慣病や、骨粗しょう症などの運動不足が原因で起こる病気の予防・改善。
　・体力増進効果：筋力の持久力や、バランス機能が回復。転倒やけがも防げる。
　・心理的効果：自然の中を歩くことで気分が変わり、リラックス効果がある。

・社会的効果:外を歩くことで人と触れ合うことができる。

ウォーキングのポイント

・服装:運動がしやすい楽な服装。日差しの強い日は、帽子をかぶりましょう。

・靴:適度な重みがある。つま先に隙間(1cm程度)があり、指が自由に動かせるもの。踵の部分がしっかりフィットしているもの。靴底部分は厚みとクッション性があるもの。(ウォーキングシューズとランニングシューズでは特徴と機能が違います)

・ウォーミングアップ

・水分補給:ウォーキング前に水分補給を行う。喉が渇いたと感じた時点で水分補給をしましょう。

・歩き方:腕をしっかり振って少し早足で歩きます。歩幅は大きめに、うっすらと汗をかく程度に。

・時間:1回の時間はできれば20 〜 30分以上。

※運動の前後に血圧や脈拍の変動がないことを確認してから始めましょう。

天気の良い暖かい日は病院周囲の遊歩道を、爽やかな風を感じながらウォーキングをしましょう。

維持期(慢性期)・生活期のリハビリ

この期はおおむね在宅になります。維持期リハビリの目的は、再発予防に努めつつ、回復した機能を維持していくことです。そのためには、かかりつけ医や在宅医との協力体制が不可欠で、さらにソーシャルワーカー、訪問看護師、介護士、ケアマネジャー、リハビリ担当者との連携が不断に必要となります。

普段からかかりつけ医や在宅医とは、入院中からも連絡を取り続けることで、帰宅後の安心を確実なものとしておくことです。患者さんは、帰宅後も、リハビリを継続することが重要です。それは、油断すると、四肢の拘縮、筋力低下、体力低下などに陥りやすいためです。そのため、障害や生活状況にあわせて、訪問リハビリテーション、通所リハビリテーション、病医院外来通院リハビリテーションなどを選択していきます。

　要支援者および要介護者を対象とする支援には、訪問リハビリテーションと通所リハビリテーション（デイケア）があります。前者は、自宅などで理学療法士や作業療法士によるリハビリテーションをしてもらうことを指し、後者は老人保健施設や病医院に通って理学療法や作業療法などを受けることです。

　リハビリの内容は、専門家による訓練から自分でできるものへと移行し、その継続が中心になります。毎日の生活がリハビリテーションである、という意識を持つことが大切になります。最近では、慢性期を指す用語として、維持期の代わり維持期・生活期という語が使われるようになりました。この理由は、次の事実によります。維持期には、回復が一定程度で停止した状態のような印象があります。これに対し、この期に意欲的な生活をすることで機能がさらに回復する患者さんがあり、この事実を的確に表現する新しい言葉が創られたのです。

◎**理学療法（Physical Therapy：PT）でのリハビリ**

　理学療法とは、病気、けが、高齢、障害などによって運動機能が低下した状態にある人に対し、運動機能の回復・改善を目的に運動、温熱、電気、水、光線などの物理的手段を用いて、その改善を図る治療法を指します。なお、理学療法士及び作業

療法士法第2条では「身体に障害のある者に対し、主としてその基本的動作能力の回復を図るため、治療体操その他の運動を行わせ、及び電気刺激、マッサージ、温熱その他の物理的手段を加えることをいう」と定義されています。

理学療法の直接的な目的は、支障が生じた運動機能を回復させることです。具体的には日常生活動作（ADL）の改善を図ることにより、生活の質（QOL）の向上を目指します。何らかの理由で寝返る、起き上がる、座る、立ち上がる、歩くなどの動作が不自由になると、日常生活全般が不自由になります。

誰しもこれらの動作を他人の手を借りずに行いたいと思うのは自然です。したがって、日常生活動作の改善は大切な事項で、この回復をとおし生活の質を向上させようとします。

理学療法士は、おもに病院、クリニック、介護保険関連施設にいます。理学療法が大切にするのは、病気や障害があっても、住み慣れた街で、自分らしく暮らしたいという1人ひとりの思いです。

したがって運動機能の低下をもたらした原因を問いただすことはありません。

理学療法への関心は、最近では障害を持つ人に限らず、高齢者の運動機能低下予防対策、メタボリックシンドロームの予防、さらにスポーツ分野で身体能力の更なる向上を目指す人たちにも広がってきています。この期待に応えるため、理学療法士は運動・動作への見識を活かし、福祉用具の適用相談、住宅改修相談にも活動領域を広め、なかにはプロスポーツに属する人も出てきています。

以下、理学療法の一端を、下肢を例として具体的にみていくことにします^(図89)。

下肢（脚・足）のリハビリと回復段階のチェック

　足のリハビリをしているとき、つい自由な足の方だけに体重をかけがちですが、両足に均等に体重がかかるように意識して心がけてください。このことは、日常生活を送っているときも同じです。また、次に述べる上肢の場合も同じなのですが、リハビリの途中や前後で痛みを感じたり腫れたりしたら、すぐに

第1段階	ダラリとして、動かそうとしても動かない
第2段階	関節は動かないが、わずかに筋肉の収縮がみられる 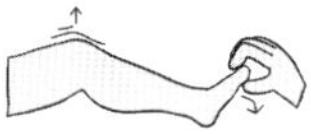
第3段階	仰向けの状態で股関節、膝関節、足関節をわずかに動かすことができる 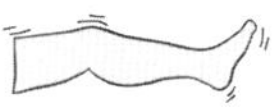
第4段階	腰かけた状態で、足を地面につけ床の上を滑らせるように膝関節を90°以上に曲げることができる。同じく腰かけた状態で膝を約90°に曲げる。そこからさらにつま先を反らすことができる 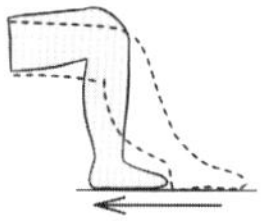 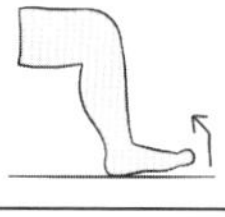
第5段階	立ったままで、股関節を動かすことなく、膝の屈伸ができる。片足を浮かせた状態で、かつ膝を伸ばし、爪先を動かすことができる 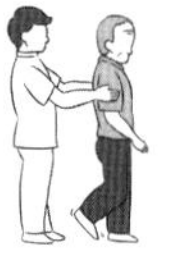 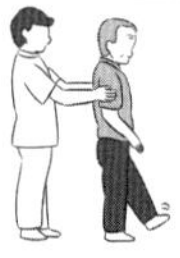
第6段階	介助者無しに立ち上がった状態で、片足の開脚ができる。ほぼ自由に動かすことが可能 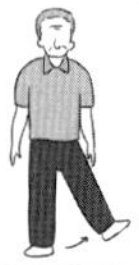

図89
下肢の麻痺チェック
下肢（脚・足）のリハビリ。下肢のリハビリは、休憩を挟みながら、ゆっくりと行いましょう

医師に相談しましょう。

・歩行補助具（杖）について

　療法士は、杖の使用の有無をも含めて、その選び方をサポートします。ここでは、杖の長さの合わせ方を紹介しましょう。

　長さの合わせ方には、3つの要点があります^{（図90）}。普段の生活でいちばん使う履物にて、原則として立位姿勢で測ります。

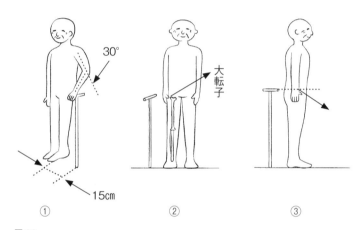

図90
歩行補助具（杖）
①足の小指、外側約15cmところに突き、肘関節が約30度の角度になる長さ。
②床面から足の付け根（大転子）までの長さ。＊大転子→足の外側（大腿部）で出っ張ったところです。
③腕を垂直に降ろした姿勢（肘関節を伸ばした姿勢）で、床から手首（茎状突起）までの高さ。
例外として、円背（身体が丸く曲がった姿勢）の方の場合、本人が疲れず、使い易いと感じる長さを選択します

　杖の点検もマメに

　杖の先端には、滑らないようにするためのゴムが付いています。このゴムは、杖を使い続けるとともに傷みがまして安定性

が低下し、転倒などの危険性がふえていきます。杖そのものの点検も必要ですが、杖先のゴムを点検し交換することも大切です。交換の時期は、リハビリスタッフに相談しましょう。

種　類	目　的
長下肢装具	大腿部（股下）から足底に及ぶ構成で、膝関節と足関節の動きを制御することができる 脳卒中片麻痺では、下肢全体の指示性が低下している重度運動麻痺や感覚障害、膝関節拘縮などに用います ※膝継手、足継手、プラスチック下肢装具のデザインにより装具の機能が異なります
短下肢装具	下腿部（膝下）より足底に及ぶ構成で、足関節の動きを制御することができる 脳卒中片麻痺では、足関節の内外反不安定や尖足などの足部変形、膝関節の不安定、重度感覚障害などに用いています ※足継手、プラスチック下肢装具のデザインにより装具の機能が異なります

表17
下肢装具　立位を保つことが難しい場合には、早期（急性期、回復期）から長下肢装具を用いて立位訓練歩行をします。内反尖足（下垂足）の場合には、短下肢装具を用いて歩行訓練をします

下肢装具について

　装具は、機能障害のある四肢・体幹への負荷を軽減するための器具で、治療用と更生用とに分けられます。前者は医療機関での治療が終わるまで使用します。後者は医療機関での治療から日常生活動作に移行して後、つまり変形または機能の障害が安定した段階以降に使用する装具です。脳卒中後の片麻痺には、長下肢装具と短下肢装具が歩行訓練に頻用されます^(表17)。

　歩行不能の場合、とくに発症3カ月以内であれば、歩行補助ロボットを用いた歩行訓練（ロボットリハ、ロボット療法）が歩行障害にたいするリハビリテーションとして勧められています（グレードB）。ロボットとして、サイボーグ型ロボットスーツ HAL®、歩行支援ロボット FREE Walk®、Welwalk-WW1000®、RE-Gait® などがあります。また、歩行訓練機器として Honda 歩行アシスト、段差および凹凸対応の歩行支援器、ランニングマシーン（トレッドミル）などがあります。なお、生活期に入った患者さんのうち、内反尖足（下垂足）（足関節が底屈位になった状態）の方については機能的電気刺激（Functional Electrical Stimulation: FES）が勧められています（グレードB）。

足浴の効果とは

　冬でも夏でも「冷えは足元から」といわれるように、足は心臓から一番遠いため、最も血行が悪くなり冷えやすいところであり、足が冷えてしまうことで体内の機能が低下して新陳代謝も衰えてしまいます。足裏での血液循環のポンプとしての機能の低下は体内の発病要因の１つになるため、外部刺激（足浴）を利用して足裏の血液循環作用を改善していくことが大切です。

　足浴の効果として
　　　１．足の清潔が保てる
　　　２．末梢循環が促進される
　　　３．血流障害の予防と改善
　　　４．全身が温まる
　　　５．痛みや不快感を軽減させる
　　　６．爽快感やリラックス効果を得られる
　　　７．入眠促進効果がある

　以上のように様々な効果が足浴にはあるといわれています。準備物品も大きな洗面器（足首まで入る方がいい）とタオルぐらいですので、足浴は簡単に行えることがメリットの１つでもあります。

◎作業療法（Occupational Therapy ：OT）でのリハビリ

　作業療法士は、ヒトの活動のすべてのうち、その人にとって必要な作業を選択し、基本的な運動能力から社会の中に適応する能力まで、その人らしい生活機能の回復を目標として行います。日本作業療法士協会は、「作業」の定義を「日常生活の諸動作や仕事、遊びなど人間に関わるすべての諸活動を指し、治療や援助もしくは指導の手段となるもの」としています。作業療法士は、この指針に基づいて患者さんに接しています。

　作業療法士が担当する領域は、身体障害、精神障害、老年期障害、発達障害など多岐にわたります。医療や福祉・介護の現場はもちろん、保健・教育・職業訓練の現場で活躍することも増えています。

　身体障害の領域では、食事や排泄などの日常生活や家事動作を想定したリハビリ、就労や住環境への適応に向けたリハビリ、高次脳機能障害に対するリハビリを手がけています。その人らしい生活の実現を図るため、余暇活動の充実に必要な領域も、もちろん含まれます。手に関するリハビリは、モノづくりや手工芸に求められる巧緻性をも対象に含んでいます。

　作業療法士は、その人にとって意味ある動き（作業）のすべてを念頭において、プログラムを個々に作成し、実生活を丹念に想定したうえで、様々な能力の改善や獲得ができるよう、目指しているのです。

上肢（手指・腕）のリハビリと回復段階のチェック

　あなたの麻痺がどれだけ回復しているかをチェックしてみましょう。回復スピードにはそれぞれ個人差があり、5〜6年を要して回復した人もあれば、数週間で回復する人もいるので、

回復が遅れているからと焦ることはありません、階段を一歩ずつ確実に登るような気持ちでチャレンジしてください。リハビリ途中や前後で痛みを感じたり、腫れたりしたらすぐに医師に相談しましょう。

　上肢のリハビリでCI療法とHANDS療法について説明しておきます。CI療法（Constraint-Induced Movement Therapy：modified CIMT）は、麻痺側が軽度の場合に非麻痺側上肢を抑制して、麻痺側上肢を強制的に使用する治療法です。HANDS療法（Hybrid Assistive Neuromuscular Dynamic Stimulation）は、中等度の麻痺筋（手関節背屈筋、手指伸筋など）を専用の上肢装具と随意運動介助型電気刺激装置で行う治療法です。また、新時代の脳卒中リハビリテーション（主に上肢片麻痺）として経頭蓋直流電気刺激治療が試みられつつあります。これらの治療法および適応については専門医および担当療法士から説明を受けましょう。

手の指や腕に対するリハビリ

　指の麻痺[図91]に関していえば、指は日頃から開いた状態にしておくことが望ましいのです。例えば、お茶を飲むとき湯呑を自由な方の手で持ち上げるとしたら、麻痺の残る方は指を開いてテーブルの上に置く、ということを意識してみるとよいでしょう。

　上肢の麻痺の回復の程度を判断するための基準を以下に示します。第1段階から第6段階のうち、自分が今どの段階なのか調べてみましょう[図92]。

手の指麻痺チェック

第1段階	全く動かない。
第2段階	わずかに動くが、指をほとんど曲げることはできない
第3段階	握ることはできるが、離すことはできない 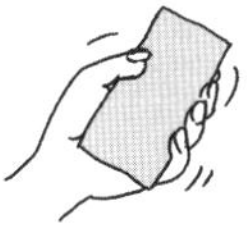
第4段階	親指と小指で物をつかむことができる。それを親指の動きで離すことができる 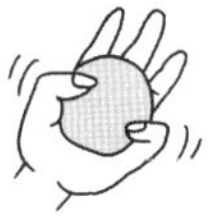 わずかに指を伸ばすことはできる 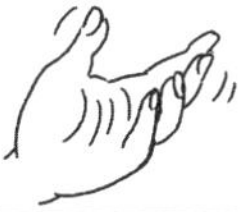
第5段階	先端つまみ、円柱握り、球握りをぎこちないがおおまかにはできる 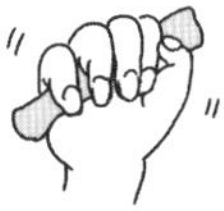 指の総開きができる 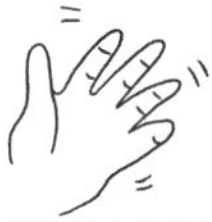
第6段階	折り数えができる 動きはやや遅いが、病前とほぼ同じ状態である 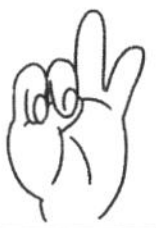

図91
手の指麻痺チェック
自分で指のいろいろな運動をしてみましょう

腕の麻痺チェック

第1段階	全く動かない。
第2段階	寝たままの状態でわずかに肩や肘を動かすことができる 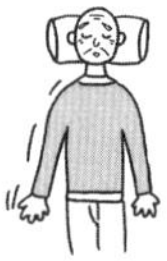
第3段階	肘だけを曲げようとしても、腕全体に力が入ってしまう。肩も一緒に上がって脇が開く 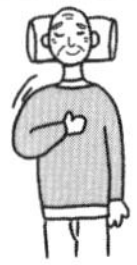
第4段階	肘を伸ばしたままで、腕を前に上げることができる 肘を身体につけたまま直角に曲げることでき、その姿勢のまま手を回転することができる 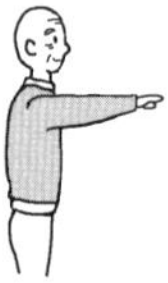 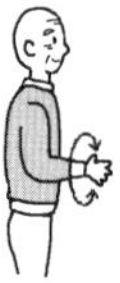
第5段階	バンザイができる。腕を前方に90°まで上げることができ、そのまま腕を回すことができる 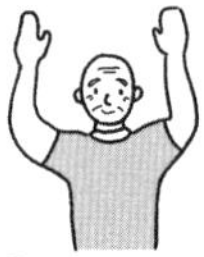 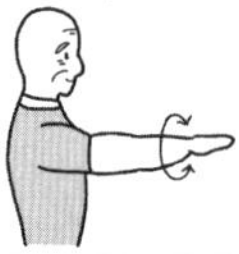
第6段階	速度はやや遅いが、病前と変わりない程度に動かせる。コップを使って水が飲める 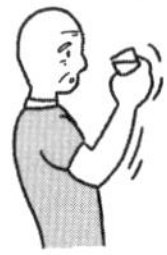

図92
自分1人でも、また介助してもらいながらでも、やってみましょう

食事のおりに使う自助具について

　自助具とは、身体の不自由な人が、他人の助力に依存しない
で、日常の生活動作をより便利かつ容易にするために工夫され
た道具を指します^{（表18）}。英語ではSelf-help Devices（自らを助
ける機器）といい、文字どおりの意味です。自助具は、福祉機
器のなかで最も身近な道具であり、生活の幅を拡げるためのも
のです。

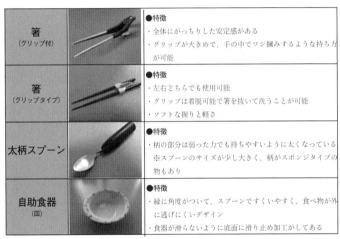

箸 （グリップ付）		●特徴 ・全体にがっちりした安定感がある ・グリップが大きめで、手の中でワシ摑みするような持ち方 　が可能
箸 （グリップタイプ）		●特徴 ・左右どちらでも使用可能 ・グリップは着脱可能で箸を抜いて洗うことが可能 ・ソフトな握りと軽さ
太柄スプーン		●特徴 ・柄の部分は弱った力でも持ちやすいように太くなっている 　※スプーンのサイズが少し大きく、柄がスポンジタイプの 　物もあり
自助食器 （皿）		●特徴 ・縁に角度がついて、スプーンですくいやすく、食べ物が外 　に逃げにくいデザイン ・食器が滑らないように底面に滑り止め加工がしてある

表18
食事の自助具

◎言語聴覚療法（Speech Language Hearing Therapy：ST）で
のリハビリ

　この領域のリハビリでは、失われた言語聴覚能力を取り戻す
ための訓練、それが不可能であれば代替手段の獲得を促すこと
で、目立的なコミュニケーションを可能な限り効率的にとるこ
とができるよう導いていきます。他の療法士たちと同じく、患

者さんがその人なりの意義ある人生をおくることができるように援助するのが仕事です。

この専門職である言語聴覚士（SLH Therapist＝ST）の資格根拠となる法は、1997（平成9）年制定の言語聴覚士法であり、その第2条で言語聴覚士は「音声機能、言語機能又は聴覚に障害のある者についてその機能の維持向上を図るため、言語訓練その他の訓練、これに必要な検査及び助言、指導その他の援助を行うこと」と定義されています。有資格者は増加しつつありますが、いまだ十分とはいえません。このため、訓練を十分に受けることのできない患者さんは少なくないのが現状です。

脳梗塞発症直後の失語症、構音障害、嚥下障害などの症状が現れた患者さんは、周囲との円滑なコミュニケーションが突如としてとれなくなったことにより、大きな精神的負担をもちがちになります。言語聴覚士は、この負担の大きさを十分に考慮したうえで、回復のための訓練を計画し実施します。

「失語症」、「言語障害」という言葉は、この症状をしめす患者さんは「言葉が話せなくなる」と概して捉えがちです。しかし実際には、「話す」能力だけでなく、「聴く」「読む」「書く」ための能力にも障害が現れます。このことを、患者さんに正確に捉えてもらうためには、家族の理解・認識が重要になります。言語障害の症状が出た患者さんを実際に支えるのは家族や周囲の方たちなので、よりよい接し方を知っていただきたいと思います。このために言語聴覚士は、患者さんのみならずその家族をも対象に、症状の説明、心理的ケアも担います。

急性期や回復期を過ぎると、言語障害の諸症状は緩和し、コミュニケーションの方法がある程度まで確保されるようになります。そのうえで、さらにより良いコミュニケーション手段の

獲得を希望される患者さんは、失語症友の会、地域包括支援センター、居宅介護支援事業所、各自治体保健センターなどへ紹介していくことになります。

失語症のリハビリ

　失語症とは、言語を媒介とするコミュニケーションが総体として不完全になる症状です。したがって、未習得の言語を母語とする人たちのなかに、一人で放り出された状態と似ているかもしれません。先方の言うことは言葉としては聞き取れず、また自分の意思も言葉を介して伝えることができない。文字は判読することも書くこともできない、という境遇です。失語症は、標準失語症検査（Standard Language Test of Aphasia:SLTA）によって、Broca失語（運動失語。自発言語の障害）、Wernicke失語（感覚失語。聴覚理解の障害）の鑑別が可能です。言語療法では、この状態におかれた方のリハビリを行い、さらに必要に応じて患者さんと家族がうまくコミュニケーションを図れるように導いていきます。

失語症の方と接するときの注意点 ^(図93)

　伝えるときには、
　・わかりやすい言葉で、ゆっくり話す
　・意図が伝わっているか確認する
　・文字や絵、実物、身振りを使う
　・「はい」「いいえ」で答えられる質問をする

　聴くときには、

・ゆったりとした気持ちで接し、先回りして言わない

・言い間違いにこだわらず、聞き手が推測する

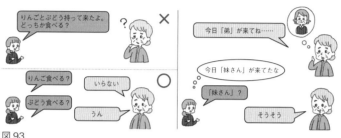

図93
失語症の方と接するときの注意点

摂食嚥下障害のリハビリ

　ヒトが生きていくうえで、口から食べ物を摂ることはたいへん重要なことです。ところが脳卒中の患者さんは、嚥下障害に悩まされることが多々あります。

　嚥下とは、「飲み込む（呑み込む）」のことです。嚥下は、舌や口の周り、頚などの筋肉をつかって飲食物を喉の方へ送り込む一連の動作をさします。重症で、食事が口からできないと、胃瘻や経鼻胃管というチューブ栄養を余儀なくされます。この場合でもリハビリに努めたり、食べ物の大きさ・固さ・とろみなどを工夫したりすることで、口から栄養分を摂取し続けることが可能になることも少なくありません。

　摂食嚥下障害の有無やその程度を見極めるため、まずは病状の確認、ついで身体機能や嚥下能力を検査します。そのうえで、食事を摂るときの姿勢、食の形態、解除方法について検討します。検査法としては、反復唾液嚥下テスト（Repetitive Saliva Swallowing Test: RSST ／反復唾液嚥下テストや改訂水

飲みテスト：誤嚥の有無を判定する簡易テスト）、嚥下内視鏡検査（Videoendoscopic Evaluation of Swallowing：VE ／鼻咽喉ファイバー内視鏡で観察）や嚥下造影検査（Swallowing Videofluorography：VF ／造影剤含有食材の嚥下状態をX線透視下で観察）があります。

　嚥下食とは、嚥下障害のある患者さんが咀嚼・嚥下しやすいように工夫された食事です。具体的には、ゼリー状、ムース状、ミキサーでドロドロにしたもの、軟らかく噛まなくても飲み込めるもの、細かくきざんだものなどがあります。「嚥下ピラミッド」とは、日本摂食嚥下リハビリテーション学会で発表された、レベル０（嚥下開始食)～移行食～レベル５（普通食）の６段階の指標です。これを承けて、「嚥下パスポート」が作られており、これを持てば、他の医療機関・施設に行っても、その患者さんの嚥下に関する情報が容易に引き継がれるようになっています。

　嚥下リハビリテーションには、多職種（医師・看護師・薬剤師・栄養士・理学療法士・言語聴覚士）が携わります。ここで重要なことは、良い姿勢を保って嚥下しやすくすること、気管に入ったときに咳がしっかりとすることができるようにすること、舌の働きが良好であるようにすることです。

　背中が丸まっていたり、首が伸展していたりすると、喉頭の塞がりが悪くなり、食塊が喉頭・気管に入ってしまいます。まずは、姿勢を正すことが大事です。また万が一にでも食べたものが気管に入ったとき、咳をしっかりすることができる筋力・体力をつけるようにしておくことも重要です。これらは、身体のリハビリによって獲得していく機能で、理学療法士が担当し

ていく領域となります。

　舌は、食塊を喉に送り込む機能と、後ろ方向に作用して喉頭を塞ぐ機能とがあります。舌は嚥下に関わる筋肉の中で自分の意志で動かすことのできる数少ない筋肉で、リハビリによる機能向上が期待できるものです。舌の筋力を測る機器として舌圧測定器があり、これは患者さんの嚥下機能とリハビリ評価とに活用できます。嚥下機能を高めたり舌の力（舌圧）^{（図94）}を鍛えたりするための口腔訓練用具も種々があります（「ペコぱんだ®」、「パタカラ」、「ウェアラブルデバイス」など）。本書シリーズ、「ロコモに負けないために（改訂版）」ご覧ください。

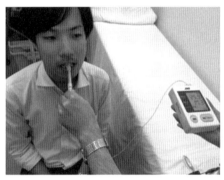

図94
舌圧測定（舌の筋力を測定する）

　舌圧測定器（JMS社）は、脳卒中患者さんだけでなく、高齢者の舌運動機能や摂食嚥下機能の評価にも活用できます。最大舌圧の目安は成人男性35kPa以上、成人女性30kPa以上、60歳代30kPa以上、70歳以上20kPa以上で、舌圧が25kPa以上では常食摂取が可能という利用法もあります。

COLUMN

健康な心と身体は口腔から

　口腔ケアとは、口の中全般に関わるケアすべてをいいます。口腔は、ヒトが生きていくエネルギーを補給する大本で、これを水道に例えれば元栓部分にあたります。ヒトが年齢を問わず健康を管理する上で、口腔は軽視することのできない重要な部分です。まして、体に麻痺のある方は、口腔を清潔に保つことに意を注いでください。

　高齢障害者の口腔は、甚だしく悪い状態にありがちです。多量の食べ物残渣、虫歯や歯周病の放置による膿蓄積、入れ歯の不具合や不潔な状態放置に伴う雑菌の充満、舌苔などが多く認められ、きわめて深刻です。高齢者が口腔を快適な状態に維持することは、食事をおいしくとることはもちろん、誤嚥性肺炎（食物や唾液が気管に誤って入ってしまうことで発症する肺炎）の予防や、嚥下機能の回復にもつながります。

　脳卒中などの後遺症により、歯ブラシがうまく使えなくなったり、口腔の機能が低下したりします。そうすると、虫歯や歯周病そして口臭までもが生じ、入れ歯がしっくりとしなくなり、摂食・嚥下障害へとつながる可能性が多くなります。このような事象は、口腔ケアをきちんとすることで改善することができます。

　口腔ケアは、できるだけ本人が行うようにし、どうしてもできない部分や不十分な箇所について、介護者が手助けするようにしてください。

嚥下体操を、自宅で食前にしてみませんか？

　嚥下障害は、高齢者の嚥下機能低下が原因で起こることもあります。具体的には、むせたり、口の中が乾燥しやすくなったり、食べ物の飲み込みが悪くなったりすることです。嚥下体操は、それらを予防する筋肉の体操です。

　嚥下体操をするタイミングとしてのベストは、食事の前です。体操により、唾液の出がよくなり、飲み込みやすくなるので、誤嚥の予防につながります。「テレビをみながら」「風呂に入りながら」という「ながら体操」として、嚥下体操をしてみてください。ここで大切なのは、無理せず、毎日継続していくことです。

　嚥下体操のポイント

　・まずは姿勢を整えて座りましょう。

　・嚥下体操を始める前に、深呼吸を行い気持ちや緊張した筋肉をリラックスさせます。

　・息を吸いながら肩を引き上げて、スッと力を抜くように息を吐きながら肩を下げます。

　・肩や首の筋肉をリラックスさせます。

　・口を動かし口周りの筋肉をほぐしたり、口の中に空気をため、ほほを内側から膨らませたりして頬の筋肉を動かします。

　・舌を動かしたり「パ」「タ」「カ」「ラ」と発音練習を行ったりして、唇や舌を動かします。

・咳ばらいは、誤嚥した際にむせるための練習です。

・咳ばらいは、やりすぎてしまうと喉を痛めることもあるので2〜3回程度でかまいません。

お食事前の口の準備体操だと思い、皆さんで楽しみながら実践してみましょう。

脳卒中後の痙縮（筋緊張亢進）と
ボツリヌス（毒素／トキシン）療法

　脳卒中でよくみられる運動（機能）障害の1つに、痙縮（手足のつっぱり）という症状があります。痙縮とは筋肉が緊張しすぎて、手足が動きにくくなったり、勝手に動いてしまう状態のことです。その原因は末梢神経障害ではなく、中枢神経（錐体路）障害でみられ、原因疾患は脳卒中以外に、多発性硬化症、パーキンソン病（筋強剛・筋固縮）、頭部・脊髄外傷等々があります。

　痙縮では、手指が握ったままとなり開こうとしても開きにくい、肘が曲がる、足先が足の裏側の方に曲がってしまう、内反尖足、つま先立ち歩行などの症状がみられます。手足がつっぱり、動かせる範囲が狭くなり、できるはずの動きができなくなります。

　痙縮による姿勢異常が長く続くと、筋肉が固まって関節の運動が制限され（これを拘縮といいます）、日常生活に支障が生じてしまいます。また、痙縮がリハビリテーションの障害となることもあるので、痙縮に対する治療が必要となります。

　痙縮の治療法には、リハビリテーション、服薬、バクロフェン髄注療法、選択的末梢神経縮小術、選択的後根切断術などがあります。ここでは、A型ボツリヌス療法について述べます。

　ボツリヌス療法とは、ボツリヌス菌（食中毒の原因菌の1つ）が作り出す天然のたんぱく質（ボツリヌストキ

シン）を有効成分とする薬（A型ボツリヌス毒素製剤：商品名／ボトックス注用50単位&100単位）を筋肉内に注射する治療法です。脳卒中後片麻痺の場合、A型毒素製剤ボトックスは上肢の屈曲筋群（上腕二頭筋など）や下肢の伸展筋群（下腿三頭筋など）に投与されます（グレードB）。

　ボツリヌストキシンは神経筋接合部の神経終末からのアセチルコリン放出を抑制し、筋肉を緊張させている神経の働きを抑える作用があります。そのためボツリヌストキシンを注射すると、筋肉の緊張をやわらげることができるのです。

　ボツリヌストキシンは麻痺を改善させるものではありませんが、筋肉の緊張をやわらげることによって、リハビリが効果的になります。ですから、あくまでもリハビリを併用することが重要なのです。この治療法は世界80カ国以上で認められ、広く使用されています。寝たきりの状態から歩行可能になることも期待されます。

　ボツリヌス菌そのものを注射するわけではないので、ボツリヌス菌に感染する危険性はありません。

COLUMN

脳卒中後のうつ状態はみつけにくく、
リハビリ開始の妨げになりがちになる

　脳卒中を起こした患者さんの20~40％は、発症後にう
つ状態になっていきます。それは脳のなかでも気分や感
情を統御する部分に影響を受けた方で、抑うつの容態が
現れることになります。これに脳卒中を起こしたことに
よる生活環境上のストレスが加わると、うつ状態が発症
するといわれています。

　脳卒中後に発症するうつ状態の特徴として、抑うつ気
分の発現よりも、むしろ意欲の低下や活動性の減退が目
立ちます。ただし、うつ病に特有の症状である1日のう
ちで朝が悪く夕方に回復してくるという気分の変動はほ
とんどみられません。

　脳卒中に起因するうつ状態の発症は、日常生活動作
（ADL）や認知機能の改善を阻害することになります。こ
のため、リハビリテーションの妨げになり、患者さんの
回復を遅らせてしまいます。

　脳卒中後のうつ病は高頻度で発症しているにもかか
わらず、なかなか気づかれにくいのは、脳卒中後にみら
れる抑うつ症状が重大な病気を起こしたことによる心理
的反応だと考えられがちであることが指摘されています。
また、意欲や活動性の減退といった症状が、脳卒中後に
一般的にみられる症状であることもあって、病気による
症状の1つであると捉えられてしまうためです。

　そのため、早期発見をするためには、気分の落ち込み、

悲観的な考え、将来への希望の無さ、いなくなってしまいたいという願望などの症状にも注目することが大切です。

　また、これらの症状がどれくらいの期間続いているかを経過観察することも必要です。２週間以上にわたり、１日の大半においてこれらの症状が続く場合には、うつ病を疑います。

　脳卒中の後で、このような状態が続くようであれば、うつ病の発症を積極的に疑い、早期に治療に取り組むことが大切です。

　脳卒中後のうつ状態に対しては、選択的セロトニン再取り込み阻害薬や、セロトニン・ノルアドレナリン再取り込み阻害薬などの抗うつ薬の摂取を早期に開始することが勧められます。うつ状態、うつ病や双極性障害（躁うつ病）が疑われた場合は、早期の精神科受診をお勧めします。

　運動やレジャーも、脳卒中後のうつ状態の発生を抑える効果がありますので、お勧めです。

　これまで述べてきたように、脳卒中後のうつ状態は医療に携わる者でも見つけにくいものです。そこで、患者さんの周りにいらっしゃる方は、患者さんの日頃を熟知されているでしょうから、何かありそうだと感じられたら、医療スタッフの注意喚起をされるとよいでしょう。

脳卒中地域連携パスとは？

　脳卒中の患者さんの多くには、発症と同時に手足の運動機能、認知・行動や言語の障害が現れます。このような場合、急性期治療と併行して症状に見合ったリハビリテーションが必要です。

　パスとはクリニカルパスの略語で、患者さんにとって最も適切かつ総合的（広い視野に立った）な治療計画のことです。この治療計画（パス）に基づいた質の高い治療を心がけています。

　院内で用いるものは「院内パス」と呼びます。これに対し、医療機関相互のあいだで用いるパスが「連携パス（drip & ship）」です。

　脳卒中診療の均てん化（均霑化）と集約化を目途とした「脳卒中と循環器病克服5カ年計画」（ストップCVD〈脳心血管病〉健康長寿を達成するために！）（日本脳卒中学会と日本循環器病学会）が展開進行中であり、日本脳卒中学会では、脳卒中診療の階層構築を目指して、1）一次脳卒中センター（（Primary Stroke Center：PSC）、2）血栓回収脳卒中センター（Thrombectomy-Capable Stroke Center：TSC）、3）包括的脳卒中センター（Comprehensive Stroke Center：CSC）の認定および稼働が進行中です。

　これらのセンターを中心とした超急性期〜急性期病院から、回復期リハビリテーション病院、療養型病院や施設、在宅療養施設（かかりつけ医、在宅医）などに繋いでいく連携パスでは、医療機関それぞれの得意分野を生

かし、地域全体で切れ目のない実効性のある脳卒中診療連携体制の構築を目指しています。

　脳卒中地域連携パスを用いることによって、まずは急性期病院で施行された治療方法の内容や、画像所見、臨床経過などの医療情報が、回復期リハビリテーション病院に伝えられます。3〜6カ月のリハビリを中心とした治療を終えた後には、その医療情報が、今度は慢性期の療養型病院、施設などに、また在宅になった場合にはかかりつけ医に、それぞれ伝えられます。
　すなわち、連携パスとは患者の病態、活動性、背景、家庭状況、地域性などを考慮した急性期から回復期、維持期・生活期に至る各ステージに応じた適正医療を推進するものなのです。
　患者さんは、発症・緊急入院から全快・社会復帰までの全期間に渡り、1カ所の医療機関に入院し続けることを望まれるかもしれません。けれども、医療の高度化に伴って、1つの機関があらゆる機能を備えることは医療効率の低下を招くということを、是非ともわかっていただきたいと思います。
　脳卒中の患者さんは、発症直後の「急性期」、リハビリテーション中心の「回復期」、病状が落ち着く慢性期＝「生活期」の各段階で、専門病院が連携した治療を受けることで、回復が早まります。連携パスにより、治療の各段階における治療の実際が医療機関同士で共有されます。これは、再発を予防していくうえでも大きな効果をもたらします。

連携パスは、急性期にどのような治療を受けたのか、内服薬や治療上の問題点を共有することができ、再発予防にも有効です。

　他方で、診療にあたる複数の医療機関は、各機関の役割分担を含む診療内容を予め患者さんに提示・説明することができます。それにより、患者さんは適所で、安心して治療を受けることを了解されるでしょう。

　いま医療の現場では、脳卒中全般における地域間格差の是正、および集約化を目指して、日本脳卒中学会認定の脳卒中センターや血栓回収脳卒中センターを中心として、さらに医療機関それぞれの得意分野を連携パスでつないで、地域全体で切れ目のない脳卒中診療連携体制の構築に取り組んでいます。

COLUMN

「脳卒中予防十か条」「脳卒中克服十か条」

　日本脳卒中協会（2005年設立）では、「脳卒中予防十か条」や「脳卒中克服十か条」を作成しています。各地域での講演会等に参加者も累計で増加し、国民の意識も高まっています。

　脳卒中予防には、下記の日々の暮らしにおける留意点のほか、積極的な予防戦略もあります。また、専門医療機関で検査・相談を受けることを勧めています。

　脳卒中克服には、脳卒中になった後も元気に生活するためのポイントをまとめています。この十か条を常に意識し、たとえ脳卒中になってしまっても、その後も豊かな生活が送れるようにしましょう。

・脳卒中予防十か条

手始めに	高血圧から	治しましょう
糖尿病	放っておいたら	悔い残る
不整脈	見つかり次第	すぐ受診
予防には	タバコを止める	意志を持て
アルコール	控えめは薬	過ぎれば毒
高すぎる	コレステロールも	見逃すな
お食事の	塩分・脂肪	控えめに
体力に	合った運動	続けよう
万病の	引き金になる	太りすぎ
脳卒中	起きたら	すぐに病院へ
番外編		
お薬は	勝手にやめずに	相談を

（公益社団法人　日本脳卒中協会による）

・脳卒中克服十か条

生活習慣：	自己管理	防ぐあなたの	脳卒中
学ぶ：	知る学ぶ	再発防ぐ	道しるべ
服薬：	やめないで	あなたを守る	その薬
かかりつけ医：	迷ったら	すぐに相談	かかりつけ
肺炎：	侮るな	肺炎あなたの	命取り
リハビリ：	リハビリの	コツはコツコツ	根気よく
社会参加：	社会との	絆忘れず	外に出て
後遺症：	支えあい	克服しよう	後遺症
社会福祉制度：	一人じゃない	福祉制度の	活用を
再発時対応：	再発か？	迷わずすぐに	救急車

（公益社団法人　日本脳卒中協会による）

　追記：日本脳卒中協会では、脳卒中週間（5月25日〜31日）の事業の一つとして、脳卒中の予防、発症時の早期受診の重要性を呼びかける標語を募集しています。例えば早期受診をすすめるこれまでの力作として「逃すな前触れ、早めの受診」「様子見は　とにもかくにも命取り」「脳卒中　素早い受診が　早める復帰」「おかしいぞ　何か変だぞ　すぐ受診」「まさかより　もしやで受診　脳卒中」などがあります。

おわりに

本書をお読みくださる方々は、医療への関わりの濃淡にかかわらず、脳疾患への関心から現状を大づかみしたい、とお考えの諸氏と想定いたしました。このため、患者として医療機関と接してこられた方には、医学の専門領域に踏み込みすぎと当惑される部分があろうことは自覚しております。しかしながら、脳疾患をとりまく諸近況をトータルに把握し、できるだけ発症しないようにしていただきたく、このような構成にあえて致しました。

脳血管疾患の事前回避には、様々な意義があります。誰もが身体的な不自由なく天寿を全うしたいという願いは、その筆頭です。他方で、我が国で直面する課題として、人口減少傾向に加えて、少なくなる総人口のなかでの高齢化率上昇があります。このもとでは、年齢にかかわらず誰にでも、自らできる範囲の社会参加・貢献への期待度が高まります。心おきなく悠々自適の生活をおくるためにも、高齢者も自らができる範囲は大きいことが望まれていくでしょう。

このところ、我が国の死因第2位は心疾患、第4位は脳血管疾患で、両疾患を併せて31万人以上が単年度で亡くなっています（厚生労働省、2020など）。また、要介護の状態になる人々の20％以上は、両疾患を原因としています。この実情に基づき、2018年12月10日に「健康寿命の延伸等を図るための脳卒中、心臓病その他の循環器病に係る対策に関する基本法」が成立し、翌2019年12月1日から施行されました。法制定の趣旨は、心疾患や脳血管疾患等の循環器病は、生活習慣の改善等により一定の予防が可能な疾患にもかかわらず、国民の生命と健康

にとって重大な問題になっている」という文言に示されています。そして、この法のねらいを周知徹底させるため、都道府県知事に宛て、趣旨および内容を周知徹底させるようにとの通知も出されました。

　脳血管疾患のうち、脳卒中（特に脳梗塞）がその過半を占めている現状は本論に述べました。これは我が国だけの事象ではなく、地球レベルの傾向です。したがって、地球規模で英知を傾けて解決すべき、喫緊の課題なのです。このことは、脳卒中治療ガイドラインの序文にも明示されています。具体的には、脳卒中は世界的にも主要死因となるのみならず、障害をもたらす最大要因として保健衛生上の最優先課題の1つであることや、脳卒中の発症は増え続けており、世界中で2秒に1人の発症があり、これは4秒に1人の発症とされる認知症の発症をも上回る発症頻度であること、世界脳卒中機構（WSO）ではその設立時2006年にWorld Stroke Day（毎年10月29日）を定め、脳卒中の重要性を啓発する世界的なキャンペーンが実施されるようになってきていることなどが述べられております。つまり、頻発する脳卒中は我が国固有の事象ではなく、地球レベルで喫緊の課題であることがわかります。

　著者らは、高齢者の健康寿命延伸を目指して、2016年から「脳梗塞に負けないために」「認知症に負けないために（初版、改訂版）」「ロコモに負けないために（初版、改訂版）」「知っておきたい高齢者のフレイル」「サクセスフルエイジングへと導く50の答え」「サルコペニア」を刊行してまいりました。

　本書改訂版では、脳卒中の中で発症数が一番多い脳梗塞に焦点をあて、発症時の対処や治療、回復期の過ごし方などを述べ

てまいりました。発症にいたる要因からリハビリテーションまでの大きな流れを把握していただければ幸いです。

　最後に、繰り返しになりますが、近年、脳卒中の分野における治療、リハビリテーション、介護、予防医学などの進歩は日々に進んでいます。それでも、ひとたび発症すると、なんらかの後遺症が遺ってしまいがちです。つまり、医療の諸領域はあくまで発症後の対応であって、一番注視していただきたいのは発症を未然に防ぐ、つまり予防（先制医療／精密予防）なのです。適度の運動、禁煙、節酒といった日常生活習慣の見直し、高血圧、糖尿病、脂質異常症など生活習慣病のきめ細かい管理によって、脳疾患の発症はかなり防いでいくことができます。また、たとえ発症しても、リハビリテーションや介護を手厚く的確に行うことで、失われた機能を補い、回復することもできます。

　日頃は、定期的な健康診断やかかりつけ医での受診をとおし健康管理をしっかりして、もしも脳障害が発症したならば躊躇せず、脳卒中専門医のいる医療機関を受診していただきたいと思います。

　令和2年7月吉日

梶川　博
医療法人翠清会会長

（付録1）高血圧性脳内出血
（Hypertensive Intracerebral Hemorrhage）

　脳内出血（以下、脳出血）は、高血圧性とそのほかの原因によるものに分類されます。高血圧性脳内出血は、脳内を走る穿通枝動脈などの小動脈に生じる中膜筋細胞壊死や類線維素変性、アミロイドアンギオパチー、微小動脈瘤の形成・破裂が原因とされています。破れる穿通枝動脈としては、レンズ核線条体動脈（被殻出血：40％）、視床膝状体動脈（視床出血：30％）、上小脳動脈穿通枝（小脳出血；10%）、脳底動脈傍正中枝（脳幹出血:10%）、アミロイドアンギオパチー他（大脳皮質下出血:10%）などがあります。出血の誘因の1つとして急激な温度変化、運動、憤怒などによる血圧の乱高下が指摘されています。

　脳出血は、男性にやや多く、その発生率はくも膜下出血の約2倍で、60 ～ 70歳代にピークがあります。高血圧性脳出血は、夏より冬、朝方7 ～ 8時と夕方17 ～ 18時に多い傾向があります。特に一日のうち血圧の高くなる時間帯や、ストレスなどによる急激な血圧上昇時などにより多く発生します。

　症状：頭蓋内圧亢進症状（頭痛、嘔吐、意識障害など）と神経局所徴候（対側の片麻痺と知覚障害、眼球共同偏視、瞳孔の左右不同、失語、失行、失認、病態失認、痙攣などのてんかん発作、同名半盲、めまい、半側空間無視など）を来します。人形の目現象（脳幹障害）、眼球浮き運動（ocular bobbing：脳幹特に橋の障害）は稀ですけど有名な症状です。

　検査と診断：CT検査やMRI検査で出血の部位や大きさを診断します。脳動脈瘤、脳動静脈奇形、もやもや病などによる出血との鑑別には、MRIおよびMRA検査、3D-CTA検査、カ

テーテルによる脳血管撮影検査などを行います。なお、MRIではT2*（T2スター）撮像法やSWI撮像法によって微小出血（痕）を描出することもできます。

　治療法と手術方法：急性期には内科的と外科的治療法があります。

　1．急性期の内科的治療法としては、呼吸管理、血圧管理、頭蓋内圧降下剤の投与、全身の合併症（消化管出血、肺炎、褥瘡、てんかん発作）対策などがあります。またワルファリン服用中の患者さんには拮抗薬であるビタミンKや乾燥濃縮人プロトロンビン複合体（商品名：ケイセントラ：出血増大および手術時の止血に有効）や新鮮凍結血漿を点滴投与します。他に、直接経口抗凝固薬（DOAC）の中で拮抗薬のある ダビガトラン（商品名：プラザキサ)を服用中であれば、イダルシズマブ（商品名：プリズバインド）投与を検討します。脳出血急性期においては、ガイドラインに基づき、できるだけ早期に収縮期血圧を先ずは140mmHg未満に低下させるため、カルシウム拮抗薬(降圧薬)あるいは硝酸薬の微量点滴が推奨されています。

　2．外科的治療法としては、全身麻酔下に行う開頭血腫除去術、神経内視鏡下血腫除去術、局所麻酔下に行う定位的穿頭血腫吸引術および脳室ドレナージがあります。血腫の部位や大きさ、症状によっては緊急手術をする場合と、待機手術とする場合とがあります。

　イ．開頭血腫除去術（縦横4〜5cm大の開頭を行う）

　血腫が大きくて生命に危険がある場合、血腫が急速に増大し意識障害の悪化がある場合に適応され、緊急に開頭し、顕微鏡下に血腫を除去します^{（図出）}。

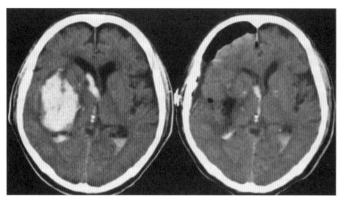

図95
右被殻出血の緊急開頭による血腫除去術前後の CT 像。
左：術前、右：術後（出血当日）

ロ．神経内視鏡下血腫除去術（より小さな開頭を行う）

　神経内視鏡（硬性鏡）を用いて透明なチューブ型のシース（内視鏡と吸引管を入れる）を血腫腔まで刺入し、血腫吸引除去・止血を行う術式です。搬入時から血腫除去までの時間を短縮できるため、緊急血腫除去術では開頭術に代わって次第に増加してきています[図96]。神経内視鏡がある病院でなければ行えません。

ハ．穿頭血腫除去術（径100 〜 500円硬貨大の穿頭を行う）

　①CT誘導定位的血腫吸引術：意識障害が軽度〜中等度であれば、発症から２週間程度待って（待機的）、血腫が液状化して吸引し易くなってから局所麻酔下に行います[図97、図98]。CTで血腫の位置を計測し、吸引管を血腫腔まで誘導して血腫を吸引除去します。

　②脳室ドレナージ：脳室内血腫や水頭症を合併した場合に行います。

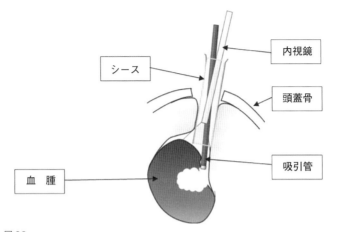

図96
神経内視鏡による血腫吸引去術。出血している小血管が確認できたら凝固止血する

手術適応：

1）被殻出血：神経学的所見が中等症、血腫量31ml以上でかつCTにて強い脳圧排所見がある場合に手術治療を考慮します。CT画像上の出血量（ml）＝縦径×横径×高さ（cm）÷2で計算します。

2）視床出血：救命のための脳室ドレナージ術は考慮されます。

3）皮質下出血：脳表からの深さが1cm以下の場合に手術治療が考慮されます。

4）小脳出血：血腫の最大径が3cm（血腫量13.5ml）以上の場合。あるいはそれ以下でも画像で急性水頭症や脳幹圧迫所見があり、意識障害が進行する場合に手術（特に神経内視鏡下血腫除去術）を考慮します。

5）脳幹（橋）出血；原則として手術適応はありません。急

性水頭症があれば脳室ドレナージを考慮します。

　手術の有無にかかわらず、生活不活発病（廃用症候群）を防止するために早期からリハビリテーションを開始することが重要です。

　予後：生命予後や機能予後は、出血の部位、大きさ、合併症の有無などにより全快から死亡までいろいろです。一般的には、血腫が小さく、意識が清明で神経症状も軽ければ、予後は良好です。重篤な意識障害、瞳孔散大、対光反射消失、呼吸障害、両側バビンスキー徴候陽性などがみられる大きな血腫の予後は不良です。

　予防：脳出血の予防としては、高血圧症の管理が一番です。降圧目標（高血圧治療ガイドライン2019）は、合併症のない75歳未満の成人では130/80mmHg未満（家庭血

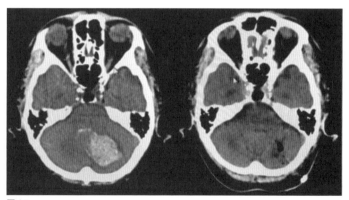

図97
左小脳出血の穿頭による緊急神経内視鏡下血腫除去術前後の CT 像。
左：術前、右：術後（出血当日）。小脳出血は内視鏡下血腫除去術のよい適応で、開頭血腫除去術より低侵襲で、側臥位で穿頭することで十分血腫除去が可能であり、脳室内の血腫除去まで可能である

圧では125/75mmHg）、合併症のない75歳以上の成人では140/90mmHg未満（家庭血圧は135/85mmHg未満）です。

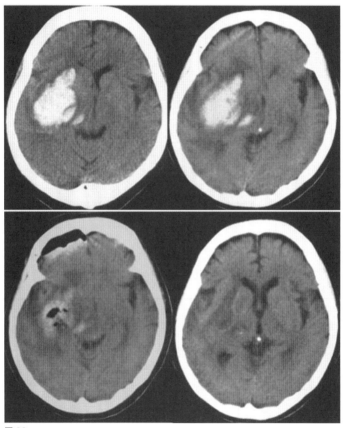

図98
右被殻出血（図68と同一症例）。穿頭による待機的内視鏡下血腫吸引術後のCT像。
左：出血9日目（手術直後）、右：出血37日目

（付録2）くも膜下出血および破裂脳動脈瘤 （Subarachnoid Hemorrhage and Ruptured Intracranial Aneurysm）

　くも膜下出血とは、脳表を覆うくも膜と軟膜の間の隙間であるくも膜下腔に出血した病態で、この隙間を走行する太い脳動脈が枝分かれした分岐部にできた瘤（脳動脈瘤：中膜を欠いている）の壁の弱い部分が破裂して起こります。破裂する好発年齢は動脈硬化症のみられる40〜60歳代です。

　脳動脈瘤が破裂すれば、約3割強の方は主として急性期に亡くなられます。約6割強の方のうち、全快されるのは3割強の方で、約3割には様々な程度の後遺症（意識障害、片麻痺、失語症、認知症）が残ります。

　症候：突然の激しい頭痛で発症するのが特徴的です。その痛さは、「これまでに経験したことのないような激しい痛み」「ハンマーで殴られたような痛み」などと表現されます。頭痛にひき続いて、悪心や嘔吐を伴ったり、意識障害を伴ったりすることも少なくありません。

　検査と診断：CT検査[図100]やMRI検査（くも膜下出血のあることがわかります）、MRA検査（脳動脈瘤自体が描出されます）、3次元CT血管撮影（3D-CTA）検査（脳動脈瘤の立体画像を描出します）、カテーテルによる脳血管撮影検査（脳動脈瘤の平面画像を描出します）があります。

　治療法の選択：速やかに手術することが、再破裂を防止するために必要です。手術方法としては、大きく分けて「開頭による脳動脈瘤クリッピング術」と「血管内治療による脳動脈瘤コイル塞栓術」があります。どちらがより適しているかは、治

療法選択の概念（アルゴリズム）が改良され続けていることもあって、患者さんごとに年齢、全身状態、動脈瘤の部位や形状などを考慮して選択することが可能になっています。

　手術方法、危険性：現今の多様な手術術式はマルチモダリティ時代と言われるように様々です。直達術（開頭手術）は全身麻酔で行いますが、コイル塞栓術は局所麻酔で行う施設もあります。それぞれの手技に伴う合併症や動脈瘤不完全閉塞などの危険性や問題点もあります。

　1）直達術（開頭手術）：
　イ）脳動脈瘤クリッピング術は、脳動脈瘤処置の最も確実な方法で、脳動脈瘤の根元（頸部）をクリップ（小さな金属性の洗濯バサミのようなもの）で挟みます[図101、102]。
　ロ）脳動脈瘤被包術は、動脈瘤をクリップできなかった場合などに、動脈瘤を生体接着剤で塗って動脈瘤壁を補強します。
　ハ）バイパス併用母血管閉塞術は、直達術あるいは血管内治療ができないと判断された場合で、母血管を犠牲にして、動脈瘤に血流を行かないようにすることで治癒が期待できる場合に選択され、動脈瘤への血流を減じて瘤内血栓化を図ります。

　2）血管内治療（血管内手術）：
　開頭手術よりも低侵襲ですが、絶対に安全という認識を持つのは誤りです。脳梗塞や術中破裂などの重篤な合併症の他、造影剤による腎機能悪化(造影剤腎症)、造影剤脳症、コレステロール塞栓症などコイル塞栓術特有の合併症の可能性（3〜5％）があります。
　イ）コイル瘤内塞栓術（脳動脈瘤コイル塞栓術:Endosaccular

Coil Embolization）：大腿付け根の動脈（大腿動脈）あるいは肘内側の動脈（上腕動脈）内に挿入したカテーテルを通して、開頭手術を行うことなく動脈瘤内部にプラチナコイルを充填する方法です^{（図103, 104, 105）}。完治率（塞栓率）は直達手術ほど確実ではないこと、術中から術後しばらく抗凝固・抗血小板療法（血液を固まりにくくする治療）を必要とすることなどの問題点はありますが、バルーン補助脳動脈瘤コイル塞栓術やステント支援下ステント併用脳動脈瘤コイル塞栓術などで高い塞栓率が達成されつつあります。

　ロ）フローダイバーターステント治療：大型・巨大動脈瘤（最大径10㎜以上で入口〈ネック径〉が４㎜以上広い）が適応となります。パイプライン動脈瘤塞栓デバイス（Pipeline Embolization Device）を用いて、動脈瘤の親動脈を動脈瘤頚部の中枢部から末梢部に渡る範囲の長さの網目構造の円筒状ステント（非常に網目の細かい金属メッシュ）を留置する^{（図99）}。数カ月以内に動脈瘤内が血栓化し、ステント周囲は血管内膜が新

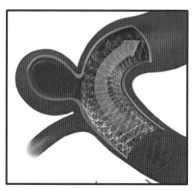

図99
フローダイバーターステント（Flow Diverter ／ Pipeline™ Flex Embolization Device）（例示部位：内頚動脈海綿静脈洞部 C2 〜 C4）

生する。

　大型・巨大脳動脈瘤治療用の網目（メッシュ）が密になっているステント。動脈瘤内にコイルを挿入することなく、母血管へのステント留置のみで動脈瘤内への血流制限（血流の整流効果）による血流の整流化による動脈瘤内部の血栓化を促す。フローダイバーターステントの利点は低侵襲性と高い根治性とされている。不安要素の1つは閉塞までに半年〜1年を要するので、その間は破裂リスクがあるということである。

　経過、合併症、予防：手術の主目的が再破裂防止にあるため、意識のなかった人が手術したからといってすぐに意識が回復するということには直接結びつきません。くも膜下出血の程度によって早期脳損傷や血流障害の程度が症例によって異なってきます。くも膜下出血のCT画像によるグレード分類(表19)ではグレード3、4は、グレード0〜2より予後不良となります。

CT画像におけるくも膜下出血のグレード分類 （Modified Fisher Scale）	
0	くも膜下出血なし。脳室内出血なし
1	ごく軽度または1mm以下の薄いくも膜下出血。脳室内出血なし
2	ごく軽度または1mm以下の薄いくも膜下出血。脳室内出血あり
3	1mm以上の厚いくも膜下出血。脳室内出血なし
4	1mm以上の厚いくも膜下出血。脳室内出血あり

表19
CT画像におけるくも膜下出血のグレード分類（modified Fisher scale）

　予後に大きく影響する遅発性脳血管れん縮（134ページ）はグレード3、4で高頻度に発生します。これに対しては、トリプルエッチ療法、全身的薬物療法、血管内治療法などで対処します。

（付録2）くも膜下出血および破裂脳動脈瘤（subarachnoid hemorrhage and ruptured intracranial aneurysm）

371

その他には、水頭症（くも膜下出血による髄液循環障害）、髄膜炎、てんかんなどの頭蓋内合併症や全身合併症（肺炎、消化管出血、肝不全、腎不全、尿路感染症、血液凝固能異常、多臓器不全など）を起こす危険性があり、各々に対する予防および適切な処置が必要です。

　くも膜下出血予防として重要なのは、最大のリスクファクターである未破裂脳動脈瘤が脳ドックや他の疾患の検査で見つかった場合、手術適応か否かを専門医に相談することです。また、まずは血圧管理をしっかりと行い、正常域血圧を保つことです。

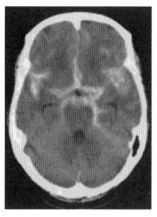

図100
脳動脈瘤破裂によるくも膜下出血の CT 像
脳底部にほぼ左右対称に、血液による高吸収域を認める

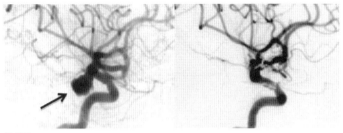

図 101
内頸動脈 - 後交通動脈瘤の術前・後の脳血管撮影像。術前（左図）（矢印は動脈瘤を示す）、動脈瘤頸部クリッピング術後（右図）の脳血管撮影像

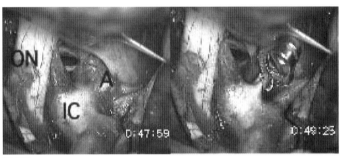

図 102
脳動脈瘤頸部クリッピング術の術中写真。クリッピング前（左図）とクリッピング後（右図）。ON: 視神経／IC: 内頸動脈／A: 脳動脈瘤

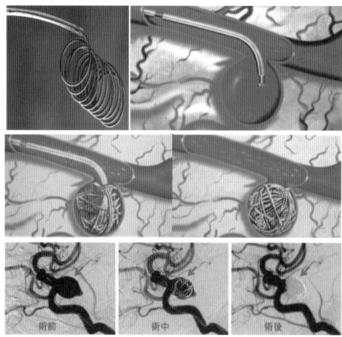

図103
脳動脈瘤のコイル塞栓術の模式図。離脱式プラチナ製コイル（左上図）、カテーテルの先端を動脈瘤内に誘導したところ（右上図）、カテーテルの先端から微細なプラチナ製コイルで瘤内を詰めているところ（左中図）、瘤内をほとんど完全に塞栓して、カテーテルを抜いたところ（右中図）。少々の隙間はやがて血栓ができて動脈瘤内は完全に閉塞される。コイル塞栓術実例の血管写（左下図；塞栓前、中下図：塞栓中、右下図；塞栓後）

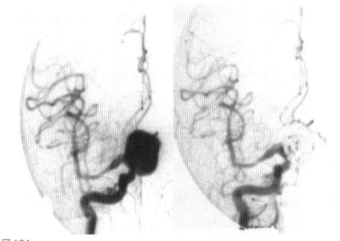

図104
血管内手術による未破裂脳動脈瘤（右頭蓋内内頚動脈部）コイル塞栓術。左図：術前の血管撮影像　右図：動脈瘤内コイル塞栓術後の血管撮影像

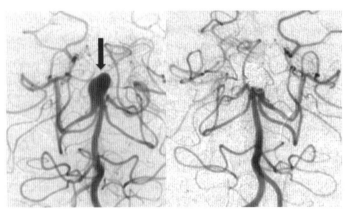

図105
脳動脈瘤コイル塞栓術前・後の椎骨動脈撮影像。左：術前（矢印は動脈瘤を示す）　右：術後

（付録3） 未破裂脳動脈瘤
（Unruptured Intracranial Aneurysm）

　破裂するかどうかは未定の（まだ破裂していない）脳動脈瘤を未破裂脳動脈瘤といい、破裂すると原則的にくも膜下出血を来します。未破裂脳動脈瘤は、脳梗塞を含む脳疾患の患者さんや、脳ドックなどの健康診断でMRI/MRA検査が行われるようになって、偶発的に発見されることが多くなりました。

　今日にでも破裂するかもしれないし、一生破裂しないかもしれません。未破裂脳動脈瘤の破裂リスクの予測は、我が国の前向き観察研究であるUCAS Japan（Unruptured Cerebral Aneurysm Study of Japan）、外国の国際前向きメタ解析PHASESスコアがあります。結論としては、未破裂動脈瘤の年間の破裂率は約1％ですが、自然歴は動脈瘤のサイズ、部位、形状により異なることが示されています。

　未破裂脳動脈瘤のうち、大きいもの（最大径5～7㎜以上）、不整形なもの、過去にくも膜下出血を起こしたことがある方、高血圧がある方、特定の部位にできた動脈瘤（内頚動脈−後交通動脈分岐部、前交通動脈部、脳底動脈先端部）は破裂しやすいことがわかっています。一方、最大径5㎜以下では年間破裂率が0.5％以下と低いため、通常は、治療適応はないとされています。ただし、新生・増大した未破裂脳動脈瘤、動脈瘤破裂によるくも膜下出血の既往がある方の未破裂脳動脈瘤、不整形やブレブ（鶏冠）を有する未破裂脳動脈瘤では手術を慎重に考慮するとされています。

　前に述べたように、くも膜下出血の予後はおおまかには1/3は社会復帰、1/3は何らかの後遺症を遺す、1/3は死亡するとさ

れています。そのために破裂する危険が高いと判断した場合には、破裂する前に治療（手術）を行う場合があります^{図106}。

　手術の適否を決めるファクターは、前述のほか、動脈瘤の部位、増大速度、その人の全身状態、余命、人生観などです。

　治療方法には、開頭クリッピング術(頭を開ける)と血管内治療（カテーテル治療）があります。未破裂脳動脈瘤に対するこの２つの手術法の長期予後には差はみられないようです。

　血管内治療のメリットは何と言っても侵襲が少ない（頭を切らずに済む／切らずに治す）ことにあります。その一方で、治療後も定期的な検査入院が必要だったり、場合によっては追加の治療が必要になったりすることがあります。

　開頭クリッピング術は血管内治療と比べると侵襲性が高いですが、うまくいくとその後再治療が必要になる可能性は低く、根治性が高いと言われています。

　それぞれの治療には、動脈瘤の場所や形による向き・不向きがあります。治療をする場合にどちらの方法を選択するのかは主治医との相談になります。

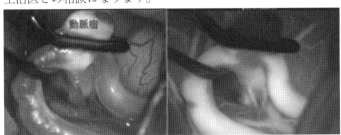

図106
開頭術による未破裂脳動脈瘤頚部クリッピング術（左：通常写真、右：蛍光血管撮影）。術中蛍光血管撮影：蛍光発色するインドシアニングリーン（indocyanine green, ICG）を静脈内注射し顕微鏡に備え付けられた Infrared 800 というフィルターで術野の血流を観察する方法です。クリップで遮断された動脈瘤は蛍光発光がなく血流がないことが示され、正常血管に狭窄もなくクリップが適確にかけられていることが術中に確認できます。蛍光血管撮影は、バイパス術や脳動静脈奇形の摘出、内膜剥離術等にも利用されています

（付録4）脳動静脈奇形
（Cerebral Arteriovenous Malformation：AVM）

　脳動静脈奇形（AVM）は、人口10万人あたり年間1〜2人の割合で発見される稀な疾患です。AVMは、血管が動脈・毛細血管・静脈に分かれる胎生期に一部の異常な動脈と静脈が毛細血管を介さず直接つながって発生する、生まれつきの脳血管奇形です。

　AVMの異常血管塊はナイダス（Nidus）と呼ばれます。その異常な血管は、正常な血管に比べて壁が薄く、血液が動脈から静脈へ直接流入するため、ここを流れる血流が速いこともあって、破れやすいのです。破れて、脳内に出血すれば脳出血、くも膜下腔に出血すればくも膜下出血を生じますが、出血すると重い後遺症を残したり死亡することがあります。

　AVMは、全体の80％〜85％が大脳に発生し、片側の大脳半球の脳表部に偏在することが多いようです。出血の好発年齢は20〜40歳代で、2：1の割合で男性の方が多いとされています。

　症候：発症様式としては、脳出血として発見されるものが約70％、けいれん発作にて発見されるものは35〜50％を占めますが、無症状で偶然に脳ドックなどの検査で見つかることもあります。

　けいれん発作の原因は、異常血管周囲の循環障害、すなわち血管抵抗の少ないAVMへ血液が流れ込むことによる周囲の正常血管への血流が悪くなるため、とされています。AVMに特有の症状はありませんが、出血の部位や程度に応じて、軽い頭痛から、片麻痺・言語障害・意識障害にいたる重篤なものまで

様々です。

　経過：18歳以上の未破裂AVMに対する内科的管理群（110例）と治療介入群（116例）のランダム化比較試験（9ヵ国39医療機関／ARUBA研究；A Randomized Trial of Unruptured Brain Arteriovenous Malformation、2014）では、内科的管理は死亡または卒中防止の観点で治療介入に勝ると結論されました。これに対しては長期効果が不明とかいろいろの問題点の指摘や批判的見解があります。

　一方、従来の教科書的記載からは、AVMを治療せずに放置した場合、年間の出血率は３％前後ですが、出血後の１年は年間６％といわれ、一度出血すれば再び出血を来す可能性が高くなります。10年、20年という単位で考えると、AVMが再び出血して死亡したり、重い後遺症をもたらしたりする可能性は高いといえます。そこで出血を予防するための治療が必要となります。ARUBA研究をも踏まえて今後、人種差もふくめて悉皆性のたかい調査が必要と唱えられています。

　検査：CTやMRIなどの画像検査や脳血管撮影にて、AVM（ナイダスの部位・大きさ）、流入動脈、流出静脈（赤い色の静脈）を同定します。脳血流を調べる検査（キセノンガスやラジオ・アイソトープを使用する検査など）をする場合もあります。

　治療：AVMを治療する目的は、出血防止、痙攣発作のコントロール、神経症状の悪化防止です。治療法には、１）開頭ナイダス摘出術（摘出術）[図107]、２）血管内治療（塞栓術）、３）定位放射線治療（集中放射線療法：ガンマナイフ治療）の３つの選択肢があり、これを集学的に、また効果的に使い分ける必要があります。

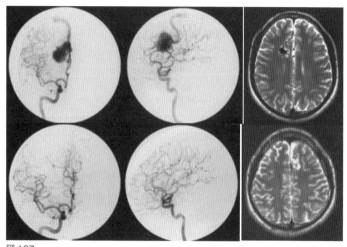

図107
脳動静脈奇形の血管写とMRI像。
40代男性。てんかん発作と一過性左下肢麻痺で発症。上図：血管塊（ナイダス）
の摘出前、下図：摘出後

　現在最も確実で有効な治療法は、ナイダスの外科的摘出で
す。しかしながら、脳の深部のものや大きさが6センチを超え
る巨大なもの、優位脳の重要な部位に近接しているものでは、
外科的摘出後に神経の合併症が出やすく、手術の適応になりに
くいとされています。Spetzler - Martin（スペッツラー　マーチ
ン）のAVM分類はAVM重症度を、大きさ（小＜3cm、中3
〜6cm、大＞6cm）に加えて、周囲脳の機能的重要性（0；
非重要）、1；重要）、導出静脈の型（0点；表在性、1点；深
在性）によりgradeⅠ（1点）〜Ⅴ（5点）に分類しています。
GradeⅠは主として摘出術単独、gradeⅡ〜Ⅴは組合せ治療が
選択されます。
　血管内治療は、カテーテル法により離脱型プラチナコイルや

液体塞栓物質（Onyx液体塞栓システムLD、シアノアクリレート系NBCA）を注入して異常血管を塞栓させる侵襲の少ない治療です。しかし、血管内治療のみで根治できるAVMは全体の10～20％程度と少なく、部分塞栓術のみではかえって出血の危険性を増加させる可能性があるといわれています。したがって、本方法は摘出術やガンマナイフの前処置として、血液量を減じることにより流入動脈閉塞やナイダス体積縮小を図るのを目的に行われるのが一般的です。

　定位放射線治療の1つであるガンマナイフ治療は病巣が3センチ以下の小さいものに特に有効で、異常血管に放射線を照射することで血管に炎症を惹起し血栓化を誘発するものです。ガンマナイフ治療では、閉塞までに期間を要し、3年後の完全閉塞率は70％程度とされています。すなわち、根治に至らない場合もあり、完全閉塞までは出血の危険性は変わらないとされています。また、遅発性放射線障害が起こる可能性もあります。

　以上のように、いずれの治療法においてもそれぞれ特徴があり、病巣のサイズや形態によって、開頭手術・血管内治療・ガンマナイフ治療を戦略的に組み合わせて行う場合があります。

（付録5）硬膜動静脈瘻（Dural Arteriovenous Fistula）

　硬膜動静脈瘻は比較的稀な疾患で、静脈洞壁などの硬膜血管の動静脈瘻です。流入血管である硬膜動脈からナイダス（Nidus/異常血管巣）を介さずに短絡血流が静脈洞や皮質静脈へ流出します。好発静脈洞は横・S字状静脈洞（60％）、海綿静脈洞（20％）、上矢状静脈洞、静脈洞交会です。治療は症例によって経動脈的血管内治療、経静脈的血管内治療、その併用を選択します。

　横・S字状静脈洞では、耳鳴（血管雑音）、頭痛、視力障害、脳出血、くも膜下出血などで発症します。外傷性以外の硬膜動静脈瘻の病因や発生機序の詳細は不明ですが、先天性と後天性（静脈血栓症、静脈炎、頭頸部外傷など）とがあります。

　海綿静脈洞では、眼球突出、結膜の充血浮腫、血管雑音、外眼筋麻痺などで発症します。

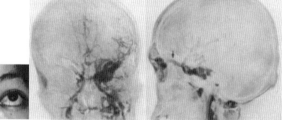

図108
外傷性の内頸動脈・海綿静脈洞瘻の脳血管写
20歳代、女性。左拍動性眼球突出、左結膜充血浮腫、頭蓋内血管雑音を来した。造影剤は内頸動脈から瘻孔を通って海綿静脈洞へ、さらには拡張した上眼静脈（逆行性）と頸静脈に流れている。頭蓋内主幹動脈は瘻による盗血現象のために造影が不良である

　外傷性CCFは内頚動脈本管に瘻孔を形成する直接型[図108]で、非外傷性CCFは間接型の海綿静脈洞部の硬膜動静脈瘻です。

　画像ではCT、MRI、MRAでも描出されることがありますが、流入動脈や流出静脈/静脈洞の詳細な描出には脳血管撮影が不可欠です。前述のように、脳動静脈奇形にみられる血管塊（ナイダス）は認められません。

　病変部の静脈洞が正常脳血流の灌流に関与している場合や、流出静脈に脳表の静脈が関与している場合は、頭蓋内圧が亢進したり、くも膜下出血や脳内出血のリスクが高くなったりします。

　治療は、個々の症例で、血行動態を十分に検討する必要があり、最近では血管内手術による瘻塞栓が主流となっています。これには、経動脈的塞栓術（Transarterial Embolization;流入動脈を塞栓物質で閉塞させる）[図109]と経静脈的塞栓術（Transvenous Embolization;静脈洞を閉塞させる）があります。軽症例では自然治癒も期待できます。

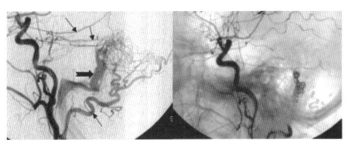

図109
硬膜動静脈瘻に対する経動脈的塞栓術（左：術前、右；術後）
30歳代、男性。主訴：頭痛、耳鳴り。内頚動脈系と外頚動脈系（3つの小矢印）しから横　Ｃ状静脈洞（1つの太矢印）に流出している（左図）。流入動脈を液体塞栓物質（Onyx／オニキス）で閉塞し、次に、Ｓ状静脈洞をプラチナコイルで塞栓して、瘻は血管撮影上完全に閉塞した（右図）

（付録6）もやもや病（Moyamoya Disease）

もやもや病（指定難病22、別称／ウィリス動脈輪閉塞症）は、日本人を含むアジア人に多く認められる原因不明の内頸動脈終末部に進行性の狭窄や閉塞を来し、側副血行路として異常血管網（もやもや血管）が形成される原因不明の病気です。確定診断は成人例では通常は脳血管撮影所見によります。しかし、特に幼小児例においてはMRA・MRI単独でも上記の両側内頸動脈終末部狭窄・閉塞、異常血管網、基底核部異常所見（点状・線状の低信号域）などで確定診断されるようになっています。

家族性もやもや病のゲノム解析により遺伝形式として常染色体優性遺伝、感受性遺伝子（RNF213〈Ring Finger Protein 213〉遺伝子の変異）が報告されています。なお、2015年診断基準改訂によって、片側型もやもや病や類もやもや病（Quasi-Moyamoya Disease）の一部も脳血管撮影所見からもやもや病と確定診断されるようになりました。類もやもや病とは、人種間差異などはなく、多彩な基礎疾患（約40疾患）に合併して、内頸動脈終末部、前大脳動脈および中大脳動脈の近位部に狭窄や閉塞がみられ、異常血管網を伴うものをいいます。

初回発作の病型は虚血発症型と出血発症型（出血型）とがあり、虚血発症型は10歳未満が最も多く、50歳代まで減少カーブとなります。出血発症型は40歳代にピークがあります。そして30歳代は虚血発症型と出血発症型がほぼ同数となってきます。

したがって、発症年齢は10歳未満の小児期に大きなピークと成人期（30〜40歳代）に緩やかなピークある2峰性を呈します。典型的には、小児期のでは過換気呼吸（笛を吹いたり、ラーメンをフーフーしたり）の際に脳血流が不足して、手足が

動かなくなる、てんかん（けいれん）を起こすなどの一過性脳虚血発作の症状を来します。成人例では、脳虚血発症型のみでなく脳出血発症型も増えてきて、神経症状も多彩（頭痛、てんかん、不随意運動、認知症）となります。

　もやもや病の病期分類には、脳血管撮影所見に基づいた第1期〜第6期に、MRA所見に基づいたMRA Stage 1〜4があります。Stage 1：第1期および第2期、Statge 2：第3期、Stage 3：第4期、Stage 4：第5期および第6期という関係です。

　新たな細かい血管が不足した血流を補うために年月とともに発達して、検査で脳の血管を撮影すると立ちのぼる煙や湯気のように「もやもや」とした血管が認められることからこの病名がついて、世界中で「Moyamoya Disease」（もやもや病）と呼ばれています。病態がさらに進行すると、両側内頚動脈閉塞→もやもや血管消失→外頚動脈系や椎骨脳底動脈系による脳全体への灌流となります。

　この血流の不足する状態の治療には、内科的治療と外科的治療があります。内科的治療には抗血小板薬投与とtPA療法（慎重投与）とがあり、外科的治療には血流改善手術（頭蓋内外血行再建術）（グレードB）があります。血行再建術は虚血発症例のみならず出血発症例にも、その後の虚血発症率や出血発症率の減少に有効とされています。血行再建術には下記の直接法と間接法とがあります。なお、もやもや病の狭窄病変に対する血管内手術（血管形成術）は推奨されていません。

　1）直接血行再建術（バイパス術）：浅側頭動脈−中大脳動脈皮質枝吻合術（STA-MCA Anastomosis）で頭の骨の外にある、耳の穴から1cm程度前、皮膚の下に触知できる血管（外頚動脈

の浅側頭動脈）を頭の中の脳表動脈に吻合する手術 ^(図110)（動脈 -動脈バイパス術）です。

　2）間接血行再建術：イーダス（Encephalo-Duro-Arterio-Synangiosis：EDAS）や、イーエムエス（Encephalo-Myo-Synangiosis：EMS）、イーピーエス（Encephalo-Periosteal-Synangiosis：EPS）、イージーエス（Encephalo-Galeo-Synangiosis：EGS）などの術式で、側頭筋・骨膜・帽状腱膜などを広範囲に脳表と接着させることによって、外頸動脈系から脳表さらに脳内へ向かう木の根のような血管の新生を図る方法です。

　成人例では直接血行再建術が主体となり、小児例では間接血行再建術単独および直接血行再建術併用が選択されています。内科的療法としては、脳梗塞予防としてのtPA静注療法（発症4.5時間以内）、抗血小板薬や抗凝固薬などが考えられますが、十分な根拠はないようです（グレードC1）。てんかん、頭痛などの症状に対しては投薬療法となります。

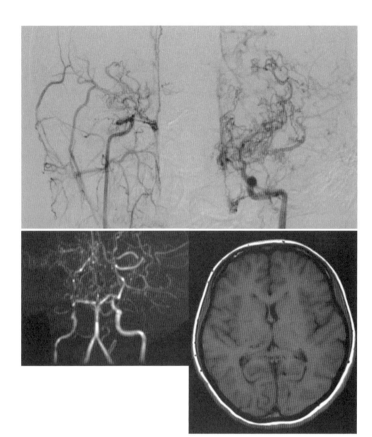

図110
もやもや病の脳動脈撮影像と MRA ／ MRI
上段：脳血管撮影像（両側頚動脈撮影像）。
下段右：T1 強調 MRI
脳血管撮影像で脳底部動脈の狭窄・閉塞ともやもや血管を認める。MRI で脳基底核部に虫食い状の欠損があり、右視床には陳旧性ラクナを認める。10代後半女性。3歳頃よりハーモニカを吹くと、両上肢の脱力発作があった。外頚動脈と内頚動脈バイパス手術を施行し、発作は消失している

（付録 7 ）NIH Stroke Scale（NIHSS）

　脳卒中の神経症状の重症度評価スケールの代表です^{（表20）}。tPA療法および血管内治療の適応や効果判定に用います。各項目ともに点数が高いほど重症度も高くなり最大で42点となるように設定されています。まったくの正常（最軽症）が０点で、最重症が42点となります。ただし意識障害が深昏睡（JCS300）であれば、運動失調（評価項目７）が評価できないので０点となり、最重症は40点ということになり、さらに消去現象と注意障害（評価項目11）も評価できず０点となり、最重症は38点となります。したがって、実臨床では、０～９点は軽症、10～15点は中等症、16～20点は重症、21点以上は最重症とみなして差し支えないでしょう。

　脳梗塞超急性期のtPA静注療法ではtPA静注中の１時間は15分ごと、その後は投与開始から7時間（投与後6時間）は30分ごと、その後24時間までは1時間ごとにNIHSSを施行するように管理指針が出ています。医療機関によっては、別に、また並行して、脳卒中ケアユニットや脳卒中ユニットにおけるナースによるNIHSSは、入院時、入院後１時間、３時間後、６時間後、24時間後に行い、スコアは４点以上の悪化、麻痺は１点以上の悪化の場合には医師への報告としています。

　NIHSS 評価時の注意点
　A．一般的注意事項
　　１．リストの順に施行すること。
　　２．逆に行ったり評点を変更したりしてはならない．（間
　　　　違った答えを修正しても最初に言った答えについて評

点する）。

3. 評点は患者がなしたことを反映するのであって、患者ができるだろうと医師が推測したことではない。

4. 検査を施行している間に記録すること（記入シートなどを利用）。

5. 特に指示されている部分以外では、患者を誘導してはならない（すなわち、何度も命令を繰り返すと患者は特別に努力をしてしまう）。

B. 各項目での注意事項

1. 意識障害：失語症の患者に対して、1b. 意識障害（質問）では、2点を与えることになっている．1c. 意識障害（命令）では、パントマイムで示しても良いことになっている。それでもできなければ、2点を与える。

2. 視野：部分的半盲は1点とする。1/4盲、または同時刺激して片方を無視することがあれば1点を入れるという解説がされている。

3. 顔面麻痺：普通脳卒中の場合には顔面の半分だけであるが、この場合、末梢性の顔面麻痺が3と一番高くなっている。顔面麻痺が検者間で最も一致率が悪いと報告されている。

4. 上下肢の運動：失語症の患者でも評点する。9点は合計点には加えない。

5. 感覚：全く正常であれば0点で、全く解らないのは2点であり、その中間はすべて1点となる。

6. 最良の言語：失語がなければ0点、軽度から中等度の失語は1点、重度の失語は2点、全くの失語や昏迷は

３点となる。

7. 構音障害：挿管をしている場合は９点となるが合計点には加えない。

8. 無視：失語があっても、両側に注意を向けているようにみえれば０点を与える。視野刺激で問題があった時には１点を与える。

NIH Stroke Scale (NIHSS)　　　患者名＿＿＿＿＿＿＿＿＿

1a)意識水準
□0：完全覚醒
□1：簡単な刺激で覚醒
□2：繰り返し刺激、強い刺激で覚醒
□3：完全に無反応
1b)意識障害
—質問（今月の月名及び年齢）
□0：両方正解
□1：片方正解
□2：両方不正解
1c)意識障害
—従命（開閉眼、「手を振る・開く」）
□0：両方可
□1：片方可
□2：両方不可
2)最良の注視
□0：止常
□1：部分的注視麻痺
□2：完全注視麻痺
3)視野
□0：視野欠損なし
□1：部分半盲
□2：完全半盲
□3：両側性半盲
4) 顔面麻痺
□0：正常
□1：軽度の麻痺
□2：部分的麻痺
□3：完全麻痺
5)上肢の運動（仰臥位の時は45度）
左
□0：90度を10秒間保持可能（下垂なし）
□1：90度を維持できるが、10秒以内に下垂
□2：90度の挙上または保持ができない
□3：重力に抗して動かない
□4：全く動きが見られない
□N：切断、関節癒合
右
□0：90度を10秒間保持可能（下垂なし）
□1：90度を維持できるが、10秒以内に下垂
□2：90度の挙上または保持ができない
□3：重力に抗して動かない
□4：全く動きが見られない
□N：切断、関節癒合

6)下肢の運動
左
□0：30度を10秒間保持可能（下垂なし）
□1：30度を維持できるが、10秒以内に下垂
□2：30度の挙上または保持ができない
□3：重力に抗して動かない
□4：全く動きが見られない
□N：切断、関節癒合
右
□0：30度を10秒間保持可能（下垂なし）
□1：30度を維持できるが、10秒以内に下垂
□2：30度の挙上または保持ができない
□3：重力に抗して動かない
□4：全く動きが見られない
□N：切断、関節癒合
7)運動失調
□0：無し
□1：1肢
□2：2肢
□N：切断、関節癒合
8)感覚
□0：障害なし
□1：軽度から中等度
□2：重度から完全
9)最良の言語
□0：失語なし
□1：軽度から中等度
□2：重度の失語
□3：無言、全失語
10)構音障害
□0：正常
□1：軽度から中程度
□2：重度
□N：挿管または身体的障壁
11)消去現象と注意障害
□0：異常なし
□1：視覚、触覚、聴覚、視空間、または事
　　故身体に対する不注意、あるいは1つ
　　の感覚様式で2点同時刺激に対する消
　　去現象
□2：重度の半側不注意あるいは2つ以上の
　　感覚様式に対する半側不注意

総合点＝（　　　　　　）42

日　付：＿＿＿＿＿＿＿＿＿＿＿
評価者：＿＿＿＿＿＿＿＿＿＿＿

表20
NIHSS チェック表

（付録8）救急救命士

　救急救命士は、誰でも接する機会があります。

　突発的に発症した患者さんを、現場から病院まで搬送するまでのあいだ、どのような応急処置を施すか、これはその後の経過を左右する緊急かつ重要な事項です。この病院前救護（プレホスピタルケア）の質を高めるため、発生現場で、最初の救急措置を選択し実施する技能を持った人たちが待望されていました。これを承けて1991（平成3）年、救急救命士が新たな専門職になりました。この職種は、やはり国家資格（救急救命士法で規定）です。この有資格者のほとんどは、消防署に勤務して救急搬送に従事しています（他には、自衛隊、海上保安庁、警察にも在職）。

　救急救命士は、救急車などで現場に向かい、傷病者に最初に接して、観察・救急の措置をしながら医療機関まで送り届けます。この病院前救護の質を高めることが、救急救命士に託された使命であり、ここで適切な措置を実施することは救命率の向上につながります。救急救命士であることが瞬時にわかれば（腕章や記章の装着などで）、救急現場に居合わせた医師は搬送時の措置を救急隊に簡潔に伝えることができ、また救急病院で患者さんを待ち受けた医師は発症時の状況を的確に問うことができるでしょう。また、病院前・着院前の評価には、救急隊員による数種の着院前脳卒中重症度スケールや脳卒中の病型予測が可能なアプリ（JUST スコア：Japan Urgent Stroke Triage スコア）などが有用とされています。

　救急救命士の行う処置の範囲を示します。

（1）自動体外式除細動器による除細動

（2）乳酸リンゲル液を用いた静脈路確保のための輸液

（3）食道閉鎖式エアウェイ、ラリンゲアルマスク又は気管内チューブによる気道確保

（4）心臓機能停止の状態の患者に対するエピネフリンの投与

（5）血糖測定により低血糖状態であると確認された患者へのブドウ糖溶液の投与

（6）精神科領域の処置

（7）小児科領域の処置

（8）産婦人科領域の処置

（9）自己注射が可能なエピネフリン製剤によるエピネフリンの投与

（10）血糖測定器を用いた血糖測定

（11）聴診器の使用による心音・呼吸音の聴取

（12）血圧計の使用による血圧の測定

（13）心電計の使用による心拍動の観察及び心電図伝送

（14）鉗子・吸引器による咽頭・声門上部の異物の除去

（15）経鼻エアウェイによる気道確保

（16）パルスオキシメーターによる血中酸素飽和度の測定

（17）ショックパンツの使用による血圧の保持及び下肢の固定

（18）自動式心マッサージ器の使用による体外式胸骨圧迫心臓マッサージ

（19）特定在宅療法継続中の傷病者の処置の維持

（20）口腔内の吸引

（21）経口エアウェイによる気道確保

（22）バッグバルブマスクによる人工呼吸

（23）酸素吸入器による酸素投与

（24）気管内チューブを通じた気管吸引

（25）用手法による気道確保

（26）胸骨圧迫

（27）呼気吹込み法による人工呼吸

（28）圧迫止血

（29）骨折の固定

（30）ハイムリック法及び背部叩打法による異物の除去

（31）体温・脈拍・呼吸数・意識状態・顔色の観察

（32）必要な体位の維持、安静の維持、保温

　このように多岐にわたりますが、このうち脳卒中の救急搬送にかぎれば、発症者の症状をおおまかに摑むことで、受け入れ可能な医療機関の選別とその病院への連絡、搬送時における体温・脈拍・呼吸数・意識状態・顔色の観察、気道・呼吸の確保などを担います。Time is Brain といわれる、脳卒中治療開始の緊急性をよく把握しているからこそ、できることなのです。このような任をもつ救急救命士には、既に述べてきたように、状況を把握し優先事項を選別・判断することが求められています。緊急を要する現場で、瞬時に状況を摑み、突発事項にも冷静に対処することが求められている人たちなのです。発症者の周りにいることになるかもしれない人たちも、救急救命士の存在を知っておいてほしいと思います。

（付録9）診療ガイドラインと推奨グレード

　診療ガイドラインにおける推奨グレードは専門学会ガイドライン作成委員会によって決められる。推奨グレードは一般にA~DあるいはA〜Cに分類されている。

　グレードA　強く勧められる（Strongly Recommended）

　グレードB　勧められる（Recommended）

　グレードC　積極的には勧められない～あまり勧められない（Not Recommended because of a Lack of Scientific Evidence）

　グレードD　勧められない（Not Recommended because of Potentially Harmful）

　　脳卒中治療ガイドライン2015（追補2017）（日本脳卒中学会、2017）

　　脳卒中治療ガイドライン　2015（追補2019）（日本脳卒中学会、2019）

推奨グレード

　グレードA　行うよう強く勧められる

　　　　　　（Strongly Recommended）

　グレードB　行うよう勧められる（Recommended）

　グレードC1　行うことを考慮しても良いが、十分な科学的根拠がない

（May be Reasonable but There is Insufficient Evidence)

　グレードC2　科学的根拠がないので、勧められない（Not Recommended because of a Lack of Scientific Evidence）

　グレードD　行わないように勧められる（Not Recommended

because of Potentially Harmful）
注：なお、エビデンスのレベル、推奨のグレードの決定にあたって人種差、民族差の存在は考慮していない

エビデンスレベル

レベルⅠa　無作為化比較試験（Randomized Controlled Trial:RCT）のメタアナリシス

レベルⅠb　少なくとも1つ異常のRCT

レベルⅡa　良くデザインされた非ランダム化比較試験

レベルⅡb　良くデザインされた準実験的研究

レベルⅢ　　良くデザインされた非実験的記述研究（比較・相関・症例研究）

レベルⅣ　　専門家の報告・意見・経験

脳腫瘍の診療ガイドライン　（日本脳腫瘍学会、2019）

推奨グレード

グレードＡ　　強い科学的根拠があり、行うように強く勧められる

グレードＢ　　科学的根拠があり、行うように勧められる

グレードＣ1　科学的根拠はないが、行うように勧められる

グレードＣ2　科学的根拠がなく、行わないように勧められる

グレードＤ　　無効性あるいは害を示す科学的根拠があり、行わないように勧められる。

注：推奨グレードＡは、強い推奨を示すことが多いが、他の治療法を排除するわけではない。（日本癌治療学会がん診療ガイドライン委員会委員長の書簡 2013 年 3 月 13 日）

慢性頭痛の診療ガイドライン 2013　（日本神経学会、日本頭痛学会、2013）

推奨グレード

グレードＡ　　行うよう強く勧められる

グレードＢ　　行うよう勧められる

グレードＣ　　行うよう勧められるだけの根拠が明確でない

主要参考文献（発行年順）

・森　惟明（著）:『脳卒中に負けないために』（テンタクル）, 1991.

・太田富雄, 梶川　博（著）: 脳神経外科要説　第4版, 金芳堂 1995.

・森　惟明（著）: ガイドライン脳神経外科学（第3版）, 南江堂, 1995.

・若林千恵子: 脳血管障害、とくに脳梗塞の診断のすすめかた. 治療 87 : 2977-2983,2005.

・森　惟明（著）: Clinical Nursing Guide 1 脳神経外科（第2版）. メディカ出版, 1998.

・森　惟明, 清家真人（著）: 脳神経外科の画像診断Reference File. にゅーろん社, 1999.

・森　惟明, 森本雅徳, 清家真人, 佐田泰夫（著）: 改訂脳神経外科 ナーストレーニングＱ＆Ａ. メディカ出版, 2002.

・藤島一郎（編著）: よくわかる嚥下障害（改定第2版）. 永井書店, 2005.

・Barber PA, Hill MD, Eliasziw M, et. al. : Imaging of the Brain in Acute Ischemic Stroke: Comparison of Computed Tomography and Magnetic Resonance Diffusion-Weighted Imaging. J Neurol Neurosurg Psychiatr

76: 1528-1533,2005gLancet 355.1670-1674,2000)。

・森　惟明（著）: PT・OT・STのための神経学レクチャーノート. 医学書院, 2007.

・Naka H, Nomura E, Takahashi T, Wakabayashi S, Mimori Y, Kajikawa H, Kohriyama T, Matsumoto M. Combinations of the presence or absence of cerebral microbleeds and advanced white matter hyperintensity as predictors of subsequent stroke types. Am J Neuroradiol 27 (4): 830-835, 2006.

・日本リハビリテーション医学会（監修）：脳卒中リハビリテーション連携パス　基本と実践のポイント．医学書院，2007.

・千住秀明（監修）：日常生活動作（ADL）　理学療法学テキストⅤ　第2版．神陵文庫，2007.

・橋本洋一郎（監修）：もしも発作が起こったら．知っておきたい脳卒中Ⅱ．大塚製薬株式会社．

・脳卒中合同ガイドライン委員会：脳卒中治療ガイドライン2009.協和企画，東京，2009.

・森　惟明、鶴見隆正（著）：PT・OT・STのための脳画像のみかたと神経所見CD-ROM付　第2版．医学書院，2010.

・川平和美：片麻痺回復のための運動療法—促通反復療法「川平法」の理論と実際．第2版．医学書院，東京：2010.

・日本高血圧学会: 家庭血圧測定の指針 第2版，（ライフサイエンス出版）2011.

・Fox KA, et al.；Prevention of stroke and systemic embolism with rivaroxaban compared with warfarin in patients with non-valvular atrial fibrillation and moderate renal impairment. Eur Heart J 32:2387-94,2011

・太田富雄（総編集）：脳神経外科学，改訂11版，金芳堂，2012.

・森　惟明、森木章人、山口佳昭（著）：ガンマナイフ治療最新情報．飛鳥出版室，2013.

・日本糖尿病学会: 糖尿病治療ガイド2012-2013.

・日本動脈硬化学会: 動脈硬化性疾患予防ガイドライン2012.

・森　惟明（著）；中高年に多い25の病気を見逃さないための健康評価ハンドブック．日東書院本社，2012.

・Hankey GJ, et al.：Rivaroxaban compared with warfarin in patients with atrial fibrillation and previous stroke or transient ischaemic attack: a subgroup analysis of ROCKET AF. Lancet Neurol 11:315-22.2012

・小澤利男（著）：「長生き病」を考える　―老年医学の道を歩んで―. 東京響図書出版，2012.

・日本脳卒中協会市民公開講座：ストップ！NO卒中　「脳卒中撲滅を目指して」2013年度版，ファイザー株式会社.

・森　惟明（著）：小さな心がけでできる　一生寝たきりにならない体と心の健康法. 幻冬舎ルネッサンス，2013.

・Tanahashi N, et al.：Rivaroxaban versus warfarin in Japanese patients with nonvalvular atrial fibrillation for the secondary prevention of stroke: a subgroup analysis of J-ROCKET AF. J Stroke Cerebrovasc Dis 2013 Jan．22.

・Hori M, et al.：Safety and efficacy of adjusted dose of rivaroxaban in Japanese patients with non-valvular atrial fibrillation：Subanalysis of J-ROCEKT AF for patients with moderate renal impairment-. Circ J 77: 632-8,2013

・山口武典（監修）：公益社団法人日本脳卒中協会「心房細動患者さんの脳を守ろうプロジェクト」：心房細動による脳梗塞を予防する，2014年3月，提供：日本ベーリンガーインゲルハイム株式会社.

・Komori M, Yasaka M, Kokuba K, Matsuoka H, Fujimoto S, Yoshida M, Kameda K, Shono T, Nagata S, Ago T, Kitazono T, Okada Y:Intracranial hemorrhage during dabigatran treatment. Cir J 78:1335-1341,2014.

・Derdeyn CP, Chimowitz MI, Lynn MJ, et al.：Aggressive medical treatment with or without stenting in high-risk patients with intracranial artery stenosis (SAMMPRIS) :the final results of a randomized trial. Lancet 383;333-341,2014.

・Nomura E, Naka H, Wakabayashi S, Kajikawa H, Matsumoto M: Leukocytes May Have 2 Opposing Effects in Intravenous rt-PA Treatment for Ischemic Stroke. Clin Appl Thromb Hemost. 20:37-42, 2014.

- Nomura E, Ohshita T, Imamura E, Wakabayashi S, Kajikawa H, Matsumoto M.：Can Early Effective Anticoagulation Prevent New Lesions on Magnetic Resonance Imaging in Acute Cardioembolic Stroke? J Stroke Cerebrovasc Dis 23:2099-2104, 2014.
- Hart RG, Diener HC, Coutts SB, et al: Embolic strokes of undetermined source: the case for a new clinical construct. Lancet Neurol 13: 429–438, 2014
- 北川泰久，寺本　明（企画・監修）：日本医師会雑誌　脳卒中診療の進歩．2014年12月1日　第143巻・第9号．
- 日本脳神経外科学会、日本脳卒中学会、日本脳神経血管内治療学会（策定）：頭蓋内動脈ステント（脳動脈瘤治療用Flow Diverter）適正使用指針　第2版、2015.
- 松本昌泰（監修）、丸山博文（編著）、百田武司（編著）：神経内科看護の知識と実際　-臨床ナースのためのBasic & Standard-　MCメディカ出版、2015.
- Nomura E, Ohshita T, Imamura E, Wakabayashi S, Kajikawa H, Hosomi N, Matsumoto M：Early Administration of Non-Vitamin K Antagonist Oral Anticoagulants for Acute Ischemic Stroke Patients With Atrial Fibrillation in Comparison With Warfarin Mostly Combined With Heparin. Cir J 79:862-866,2015.
- Ohshita T, Imamura E, Nomura E, Wakabayashi S, Kajikawa H, Matsumoto M.：Hypoglycemia with focal neurological signs as stroke mimic: Clinical and neuroradiological characteristics. J Neurol Sci. 353: 98-101，2015.
- 山口　徹，北原光夫（監修），福井次矢，高木　誠，小室一成（総編集）：今日の治療指針　私はこう治療している．医学書院、2015.
- 小林祥泰，水澤英洋，山口修平（編集）：神経疾患　最新の治療2015-2017、南江堂，2015.
- 小林祥泰(編集)　脳卒中データバンク2015. 中山書店，2015.

・荒木信夫、高木　誠、厚東篤生：脳卒中ビジュアルテキスト．第4版、医学書院、2015.

・日本脳卒中学会　脳卒中ガイドライン委員会（編集）：脳卒中治療ガイドライン2015，協和企画，2015.

・藤原俊之：脳卒中リハビリテーション．脳卒中専門医に必要な基本的知識．脳神経外科 43：657-661,2015

・食見花子、豊田元哉、三瀧真悟、小野田慶一、小黒浩明、長井　篤、卜蔵浩和、山口修平：健常高齢者における無症候性脳病変に対する慢性腎障害の影響．脳卒中　37：223-227,2015.

・宮地　茂、浅井琢美：頭蓋内主幹動脈病変に対する血管内手術．脳卒中　37：241-247,2015.

・内山慎一郎；急性脳血管症候群としての一過性脳虚血発作．脳卒中 37：362-366,2015.

・北川一夫：Embolic Stroke of Undetermined Sources（ESUS）の病態．神経治療 33：382-386,2016.

・梶川　博、森　惟明：脳梗塞に負けないために：知っておきたい、予防と治療法- 幻冬舎、2016.

・森　惟明、梶川咸子、梶川　博：活力低下を感じていませんか？知っておきたい高齢者のフレイル．幻冬舎、2016.

・日本脳卒中学会　脳卒中ガイドライン委員会(編集)：脳卒中治療ガイドライン2015〔追補2017〕、協和企画、東京、2017.

・日本脳卒中学会　脳卒中医 D 療向上・社会保険委員会　rt-PA（アルテプラーゼ）静注療法指針改定部会：rt-PA（アルテプラーゼ）静注療法　適正治療指針　第二版　2012年10月（2016年9月一部改訂）脳卒中　39：43-86,2017.

・坂井信幸、江面正幸、松丸祐司、宮地　茂、吉村紳一(編集)：脳血管内治療の進歩．ブラッシュアップセミナー2017．診断と治療社、2017.

・森　惟明、梶川　博、梶川咸子：サクセスフルエイジングへと導く

　　50の答え．　幻冬舎、2017.

・梶川　博、森　惟明：改訂版　認知症に負けないために：知ってお
　きたい、予防と治療法‐幻冬舎、2018.

・森　惟明、梶川咸子、梶川　博：サルコペニア　：高齢期を若々し
　く過ごすために知っておきたい予防と対策‐　幻冬舎、2018.

・日本脳卒中学会　脳卒中医療向上・社会保険委員会「抗凝固療法中
　患者への脳梗塞急性期再開通治療に関する推奨」作業部会：抗凝固
　療法中患者への脳梗塞急性期再開通治療に関する推奨　2017年11
　月　脳卒中40：1233-135、2018.

・日本脳卒中学会、日本脳神経外科学会、日本脳神経血管内治療学
　会：経皮経管的脳血栓回収用機器　適正使用指針　第3版　2018
　年3月　脳卒中40：285-309,2018.

・日本脳卒中学会　脳卒中医療向上・社会保険委員　静注血栓溶解
　療法指針改定部会：静注血栓溶解（rt-PA）療法適正治療指針　第
　三版（2019年3月）、脳卒中41：205-246,2019.

・早川幹人：急性期脳梗塞に対する血栓回収療法のエビデンスと適応.
　臨床神経学59：77-83、2019.

・日本脳卒中学会：脳卒中における終末期医療に関するガイドライン
　2018年12月.　脳卒中41：125-131、2019.

・日本脳卒中学会、日本循環器学会、日本心血管インターベンション
　治療学会：潜因性脳梗塞に対する経皮的卵円孔開存閉鎖術の手引き
　2019年5月　脳卒中41：417-442,2019.

・日本高血圧学会高血圧治療ガイドライン作成委員会：高血圧治療ガ
　イドライン2019、日本高血圧学会、2019.

・松崎道幸：健康プラザ　受動喫煙をゼロにしよう。日医ニュース
　No.1384,2019.

・日本脳卒中学会　脳卒中ガイドライン委員会(編集)：脳卒中治療ガ
　イドライン2015〔追補2019〕、協和企画、東京、2019.

・森　惟明：健やかな老後をめざして.高知新聞総合印刷、2019.

・梶川　博、森　惟明：改訂版　ロコモに負けないために -知っておきたい、予防と治療法- 幻冬舎、2019.

・Toyoda K, Koga M, Iguchi Y, et al. : Guidelines for intravenous thrombolysis (recombinant tissue-type plasminogen activator), the third edition, March 2019:A guideline from the Japan stroke society. Neurol Med Chir (Tokyo) 59:449-451, 2019.

・梶川　博：脳神経外科医師55年　－3大学6医局に在籍－　脳神経外科ジャーナル　29：116-118、2020.

・森　惟明（監修）、小林架寿恵（企画・編著）：「あれ？なんだっけ」がなくなる！大人のさがし絵. 日東書院、2020.

・翠清会ニュース(1993年～2020年)　http://www.suiseikai.jp/news

むすび

　筆頭著者の梶川　博先生は、京都大学脳神経外科同門で、数多くの学術論文や参考書を世に送り出した脳神経外科医です。

　JCS（Japan Coma Scale）（意識障害の重症度スケール）の提唱者である太田富雄大阪医科大学名誉教授の薫陶を長年にわたり受けられ、人生の師と仰いでおられます。

　梶川先生とは、近年まで親交はありませんでしたが、最近、私の拙い近著を何冊か差し上げたところ、感銘を受けられたということで、執筆された論文や随想の校閲の依頼を受けるようになりました。

　先生が執筆されたものを見せていただき、寸評を加えていたところ、非常に感謝され、「人生第2の師になってほしい」との有り難いお言葉をいただきました。

　年齢的にもそれほど先輩でもなく、メンターの資格もない私ですが、頻回にメールでのやり取りをさせていただいているうちに、単なる社交辞令ではないように思われてきました。

　最近、梶川先生は病院開院40周年を迎えられ、介護老人保健施設、地域包括支援センターも併設されてきた経験を踏まえて、その間に発刊された多くの病院広報誌「翠清会ニュース」をもとに、一般の人ことに高齢者向けの啓発書を発刊したいが、何かいいアイディアはないかとのご相談を受けました。

　そこで、このところ多くの人が最も関心を寄せている健康問題の中で、高齢社会にあって寝たきりになりやすい三大疾患、すなわち脳梗塞・認知症・運動器症候群（ロコモ）につき共同執筆を提案致しました。

　このような事情で、私が原稿の編集者として支援させていた

だくことになりました。梶川先生が作成された草稿を私が何回かにわたり点検させていただき、出版社へ届ける素稿にして差し上げました。本書が梶川先生の脳神経外科医として生きてこられた証になるよう、2人して心血を注いで原稿の作成に取り組ませていただきました。

幻冬舎ルネッサンス新社の編集者の留場菜月さんには、3つの疾患につき猛勉強していただき、その結果を編集に反映していただきました。

我々2人の作成した素稿が編集者の留場さんの手に渡ってからは、専ら梶川先生が留場さんとやり取りをしてくださり、時に私がコメントする恰好で作業を進めました。

我が国は世界でも屈指の長生き国家となりましたが、およそ80年の国民の生存期間のうち10年近くは要介護や寝たきりの状態であるのが現状です。

我が国での長命の中で浮かび上がった問題は、「平均寿命」と「健康寿命」との間に大きなギャップが認められるということです。単に寿命を延ばす長命ではなく、生活の質の向上を重視する考え方に基づき、世界保健機関（WHO）が2000年に提唱した概念が「健康寿命」です。

寿命が長くなること自体は喜ばしいことですが、長生きには必ずリスクを伴います。身体的には歳を重ねるほど多病となり、生活の質が低下します。

高齢者は要介護となると容易に寝たきりとなり、近い将来、国民の「3人に1人は寝たきり」の時代になりかねません。

　高齢者の生活の質を低下させる「老人病」ということで最近社会的問題になっている病気として、脳梗塞・認知症・運動器疾患の三大疾患が挙げられています。これらの疾患は「寝たきり」と「認知機能低下」をもたらし、根治療法がないため、介護が主体の治療とならざるを得ず、その結果「健康寿命」を短くします。ヒトのみに与えられた老後という貴重な時間も、寝たきりとなってしまえば楽しみが苦しみになってしまいます。日本が次に求められているのは、「質の高い長寿」です。今後は、国民一人ひとりが健康増進の意識を高めていき、平均寿命と健康寿命とのギャップを縮めていくことが重要課題です。

　高齢者の医療・介護・福祉に充てられる国家予算が年々増大する中、高齢者が寝たきりにならず、自立して健やかな老後を送ることに本書がお役に立てれば、微力ながら社会貢献をさせていただけたことになります。

　一方、介護を必要とする状態になったとしても、生きていけることは、地球上の生命体のなかでもヒトの文化・文明の成果と思います。要支援・要介護になった場合においても、本人も周囲も楽しく生きていくためには何が必要かを国民全体で考えていかねばなりません。

　皆様が健康寿命を延ばして、すこやかな老後を送られることを心から願っております。

　令和２年７月　吉日

　　　　　　　　　　　　　　　　　　　森　惟明
　　　　　　　　　　　　　　　　　　高知大学名誉教授

用語・略語一覧表

あ

・足の血管の詰まり　p100

・アクセスカタリスト（AXS Catalyst〈Striker〉）　p221

・足浴　p336

・悪玉（LDL）コレステロール　p290

・アスピリン　p184,192

・アスピリン（商品名：バファリン、バイアスピリン）　p186,192

・アスピリンとクロピドグレル　p186,258

・扱いやすい脳梗塞　p128

・アテローム血栓症（Atherothrombosis：ATIS）　p114

・アテローム血栓性脳梗塞（脳血栓）　p025,114,257

・アテローム血栓性TIA　p109

・アテローム動脈硬化　p101

・アテローム動脈硬化の進行程度　p101

・アピキサバン　p159,203,205

・アミロイドイメージング　p091

・アミロイドアンギオパチー（大脳皮質下出血）　p362

・アルガトロバン　p190,191,257

・アルツハイマー型認知症　p060,090

・アルテプラーゼ　p170,258

・アルファ（α）波　p095

・α波抑制　p095,097

・アンデキサネットα（Andexanet alfa）　p208

い

・イーエムエス（Encephalo-Myo-Synangiosis：EMS）　p386

・イコサペント酸エチル（エパデール錠®）　p290

・イージーエス（Encephalo-Galeo-Synangiosis：EGS）　p386

・維持期（慢性期）・生活期のリハビリ　p329

・意識障害　p030,038,389

・意識障害病院前救護（Prehospital Coma Evaluation & Care）　p264

・意識障害レベル評価法　p039

・意識消失　p038

・痛くない脳卒中　p034

・イダルシズマブ　p208,363

・一次救命処置（BLS）　p261

・一次性頭痛（機能性頭痛）　p045

・一次脳卒中センター（primary stroke center：PSC）　p354

・遺伝子組み換え組織型プラスミノゲンアクチベーター（tPA）

p227

・遺伝子組み換え組織型プラスミノゲンアクチベーター（Recombinant Tissue Plasminogen Activator：rt-PA アルテプラーゼ：Alteplase・商品名グルトパ、アクチバシン）p175

・一過性全健忘（Transient Global Amnesia；TGA）p067,155

・一過性黒内障 p056,109

・一過性脳虚血発作 p038,109,249,250,251

・一過性てんかん性健忘（Transient Epileptic Amnesia：TEA）p067,156

・一般教育目標（General Instructive Object：GIO）p264

・イーピーエス（Encephalo-Periosteal-Synangiosis：EPS）p386

・院外心停止（Out of Hospital Cardiac Arrest：OHCA）p261

・インスリン感受性 p298

・インスリン抵抗性改善薬 p287

・院内発症脳卒中（In-hospital stroke）p167

う

・ウィリス動脈輪閉塞症 p384

・ウエスト周囲径 p289

・ウェルニッケ感覚言語中枢野（側頭葉）p051

・ウォーキングの効果 p328

・ウォーキングのポイント p329

・右大脳半球全域における皮髄境界の不明瞭化 p027

・腕の麻痺チェック p340

・ウロキナーゼ p258

・ウロキナーゼ型プラスミノゲンアクチベーター p227

・ウロキナーゼの局所動脈内投与による血栓溶解療法 p227

・運動言語中枢野（前頭葉）p051

・運動するときの注意 p299

・運動障害 p049

・運動障害 p049

・運動による減量 p299

・運動療法 p298

え

・鋭波（シャープウェーブ／sharp wave）p095

・栄養素 p303

・エコノミークラス症候群 p138

・エゼチミブ（ゼチーア錠®）p290

・エダラボン（商品名：ラジカット）　p190

・エドキサバン　p159,203,205

・エムボトラップ（EmboTrap Ⅱ）　p218

・エビデンスレベル　p396

・エリル®　p136

・遠位塞栓防止用プロテクションデバイス
（Embolic Protection Device：EPD ／ Medtronic,Cordis）　p239

・遠隔医療システム　p167

・遠隔記憶　p058

・遠隔診療支援システム　p256

・嚥下　p344

・嚥下内視鏡検査(Videoendoscopic Evaluation of Swallowing：VE)　p345

・嚥下造影検査
（Swallowing Videofluorography: VF）　p345

・嚥下食　p345

・嚥下体操　p348

・嚥下体操のポイント　p348

・嚥下パスポート　p345

・嚥下ピラミッド　p345

・嚥下リハビリテーション　p345

・塩酸チクロピジン（商品名：パナルジン）　p185

・延髄外側症候群（ワレンベルグ〈Wallenberg〉症候群）　p251

お

・黄斑回避　p057

・多くの職種が連携するリハビリチーム　p328

・オザグレル　p128,184,190,191,192

・オメガ - 3 脂肪酸エチル
（ロトリガ粒状カプセル®）　p290

か

・開眼（eyes opening, E）　p041

・外傷に対する ATLS（日本ではJATEC）　p268

・外傷性 CCF　p383

・開頭クリッピング術　p377

・開頭血腫除去術　p363

・開頭ナイダス摘出術　p379

・開頭による脳動脈瘤クリッピング術　p368

・外頚動脈
（External Carotid Artery：ECA）　p031

・改訂長谷川式簡易知能評価スケール　p060

・ガイディングカテーテル　p083,216

・回転性めまい　p052
・開頭外減圧療法（開頭による外減圧術）の適応　p228
・ガイドワイヤー　p216
・回復期のリハビリ　p326
・回復期リハビリテーション病棟（Convalescence Rehabilitation Unit：CRU）　p324,327,328
・海綿状血管腫　p320
・海綿静脈洞　p382
・解離性椎骨動脈瘤の血管内手術　p144
・解離を伴う不安定な粥腫（じゅくしゅ：アテローム）　p086
・鉤発作　p096
・可逆的虚血領域　p165
・可逆性脳血管攣縮症候群（Reversible Cerebral Vasoconstriction Syndrome：RCVS）　p048
・書く　p342
・核医学検査　p093
・拡張型心筋症　p118
・拡散強調画像（diffusion weighted image：DWI）　p028,070,182,183
・拡散強調画像・脳灌流画像（DWI-PWI）ミスマッチ　p183
・拡散強調画像・FLAIR（フレア）画像（DWI-FLAIR）ミスマッチ　p182
・過呼吸　p095
・下肢装具　p334,335
・下肢の片麻痺　p050
・下肢の深部静脈血栓症　p189
・下肢（脚・足）のリハビリ　p332
・下肢の麻痺チェック　p332
・画像ミスマッチ（mismatch）　p168
・家族性もやもや病　p384
・家族性アミロイド多発ニューロパチー　p055
・過体重　p289
・合併症　p084
・家庭血圧　p281
・カテーテルアブレーション（心筋焼灼術）　p197
・カテーテルの挿入部（動脈穿刺部）より末梢側壊死　p085
・仮面高血圧　p283
・簡易型睡眠ポリグラフ検査（PSG）　p316
・感覚　p389
・感覚言語中枢野（側頭葉）　p051
・感覚障害　p049
・感覚中枢　p049
・間接血行再建術：イーダス

（Ｅｎｃｅｐｈａｌｏ-Ｄｕｒｏ-Arteriosynangiosis：EDAS）p386

・塞栓源不明脳塞栓症 p072,107,121

・塞栓症 p189

・塞栓性脳梗塞（動脈-動脈塞栓症）p141

・感染性心内膜炎 p118

・完全閉塞までは出血の危険性 p381

・乾燥濃縮人プロトロンビン複合体（商品名：ケイセントラ）p363

・冠動脈疾患予防のための抗血小板療法 p187

・冠動脈ステント留置後の抗血小板療法 p188

・癌に合併する脳梗塞 p124

・ガンマナイフによる定位放射線治療 p379

・顔面痛（三叉神経痛）p047

・顔面の片麻痺 p050

・顔面麻痺 p389

・間葉系幹細胞（Mesenchymal Stem Cells：MSC）p274

き

・奇異性脳塞栓症（paradoxical cerebral embolism）p139

・記憶障害 p062

・機械的血栓回収療法 p027,168,217,255,272,305

・機械的血栓回収療法（Mechanical thrombectomy:MT）p168,217

・聴く p342

・危険因子の改善 p213

・機能的電気刺激（functional electrical stimulation: FES）p335

・起床時に発見された脳卒中（wake-up stroke）p218

・季節性インフルエンザのワクチン p310

・基底核の複数の穿通枝領域の梗塞（線条体内包梗塞：striatocapsular infarction）p115

・機能画像診断のためのSPECTとPET p089

・機能的自立評価法（Functional Independence Measure：FIM）p180

・棘波（スパイク）p095

・基本CPR p262

・棘徐波複合 p095,096,097

・救急救命士 p392

・救急救命士の行う処置　p392
・救命救急処置の種類とシステム　p259
・救急室（emergency room：ER）　p264
・急性期、亜急性期、慢性期治療　p228
・急性期治療と亜急性期治療　p184
・急性期脳梗塞における MRI 画像ミスマッチ　p182
・急性期脳梗塞の新規治療法　p200
・急性期の抗血小板療法　p192
・急性期の内科的治療法　p363
・急性期のリハビリ　p325
・急性心筋梗塞　p118
・急性脳血管症候群（Acute Cerebrovascular Syndrome：ACVS）　p109
・急性胸背部痛　p145
・急性胸部大動脈解離（acute thoracic aortic dissection）　p145
・急性虚血性脳卒中（Acute Ischemic Stroke：AIS）　p109
・急性中耳炎　p048
・急性副鼻腔炎　p048
・救命救急処置　p248,259

・境界域高 LDL コレステロール血症　p291
・境界域 Non-HDL コレステロール血症　p291
・境界領域梗塞（Border Zone Infarction, Watershed Infarction）　p131
・局所フィブリン溶解療法（Local Fibrinolytic Therapy）　p227
・胸骨圧迫　p261
・凝固異常症、D- ダイマー値上昇　p311
・虚血コア　p165
・虚血周辺領域（ischemic penumbra）　p165
・虚血発症型　p384
・起立性低血圧　p043
・禁煙　p287
・禁煙治療　p288
・禁煙推進学術ネットワーク　p288
・禁煙の日　p288
・緊張型頭痛（筋緊張型頭痛）　p045,046
・近時記憶　p058

く

・口から口（マウス・トゥー・マウス）の人工呼吸　p262

・くも膜下出血　p034,134
・くも膜下出血および破裂脳動脈瘤（Subarachnoid Hemorrhage and Ruptured Intracranial Aneurysm）　p368
・くも膜下出血の重症度分類-WFNS分類　p042
・くも膜下出血予防　p372
・くも膜下出血後の脳障害・脳血管れん（攣）縮・脳梗塞　p134
・グラスゴー・コーマ・スケール（GCS）　p040
・車の運転や失禁の特徴　p068
・グレードA　p395
・グレードB　p395
・グレードC1　p395
・グレードC2　p395
・グレードD　p395
・クレッシェンドTIA（Crescendo TIA）　p252
・クロイツフェルト・ヤコブ病　p096
・クロピドグレル　p186,192
・群発頭痛　p045,047

け
・ケアマネジャー　p324
・経過　p379
・経過、合併症、予防　p371

・経胸壁心エコー検査　p088
・経口禁煙補助薬：バレニクリン　p288
・経静脈的塞栓術　p383
・経食道心エコー　p071,120
・経食道心エコー検査（TEE：Transesophageal Echocardiography）　p088,140
・ケイセントラ　p208,363
・経頭蓋超音波ドプラー法（Transcranial Doppler：TCD）　p110
・経頭蓋直流電気刺激治療　p338
・頚動脈エコー　p085
・頚動脈狭窄症　p086,238
・頚動脈狭窄症に対する外科的治療　p230
・頚動脈経由（TCAR）　p238
・頚動脈高度狭窄を有する心房細動　p252
・頚動脈ステント留置術（CAS：Carotid Artery Stenting／キャス）　p088,238
・頚動脈的塞栓術　p383
・頚動脈閉塞症　p086
・頚動脈内膜剥離術　p233
・頚動脈の超音波検査　p321
・軽度認知機能障害（MCI：Mild Cognitive Impairment）　p058
・経鼻的持続気道陽圧呼吸療法

p316

・経皮的血管形成術　p137,168,223

・けいれん発作（seizura）　p063

・けいれんを伴わない発作　p063

・痙攣重積への第一次治療薬
　p066

・痙攣重積への第二次治療薬
　p066

・痙攣性発作（ひきつけ）　p065

・血液バイオマーカー　p108

・外科的アブレーション　p199

・外科的治療　p214,363

・血管外部方向に貯留した壁内血腫が外膜側に裂けてくも膜下出血　p143

・血管原性浮腫　p082

・血管性認知症　p030,033,060,312

・血管性浮腫　p119,183

・血管内腔側に生じた壁内血腫により血管狭窄（閉塞）　p143

・血管内治療
　p082,168,214,369,377,379

・血管内治療による脳動脈瘤コイル塞栓術　p368

・血管の硬さ（baPWV）　p100

・血管内治療専門医　p253

・血管内の動脈硬化病変による内膜隆起物（プラーク：plaque）
　p085

・血管の狭窄や閉塞　p101

・血管壁イメージング
　（Vessel Wall Imaging：VWI）
　p231

・血栓回収機器
　（Solitaire™）　p219

・血栓回収ステントリトリーバー法（ステント型）　p218

・血栓回収療法　p168,253

・血栓回収脳卒中センター
　（Thrombectomy-capable Stroke
　Center：TSC）　p354

・血栓吸引カテーテル　p216

・血栓吸引カテーテル法（吸引型）
　p221

・血栓症　p189

・血栓の形態　p189

・血栓溶解療法：
　Thrombolytic Therapy（with
　tPA）　p168

・血栓溶解療法　p253

・血栓予防月間　p189

・欠神発作　p063,065

・ケルニッヒ徴候　p048

・減塩　p283

・減塩のヒント　p303

・健康危険因子別死亡リスク
　p288

・健康増進法　p288

・健康な心と身体は口腔から
　p347
・限局型脳表ヘモジデロージス
　p148
・検査　p379
・検査が原因での脳梗塞　p084
・検査中の脳動脈瘤の再破裂（脳
　内出血）　p085
・検査と診断　p362,368
・検査方法　p086
・言語機能障害　p327
・言語聴覚療法　p324,341
・言語聴覚療法士
　（ＳＬＨ　Ｔｈｅｒａｐｉｓｔ：ＳＴ）
　p324,342
・見当識障害　p059
・原発性抗リン脂質抗体症候
　群（Antiphospholipid Antibody
　Syndrome; APS）　p311
・光駆動（Photic Driving）反応
　p096
・光刺激　p095
・言語障害　p029,051,342
・言語中枢　p051

こ
・コイル瘤内塞栓術　p369
・降圧　p366
・降圧目標値　p282

・降圧薬　p283
・高 LDL コレステロール血症
　p291
・構音障害　p029,051,390
・高吸収血管サイン　p026
・抗凝固薬　p202,258
・抗凝固療法　p168
・高血圧性最小動脈病変
　（Hypertensive Microangiopathy）
　p148
・高血圧性臓器障害　p293
・高血圧性脳症
　（Hypertensive Encephalopathy）
　p033
・高血圧性脳内出血
　（Hypertensive Intracerebral
　Hemorrhage）　p362
・高血圧症の治療　p281
・高血圧治療ガイドライン（2019）
　p281,366
・高血圧症の診断基準値　p282
・抗血小板薬２剤併用
　p113,192,258
・抗血小板薬（経口）　p258
・抗血小板薬の合併症　p258
・抗血小板療法　p168,192
・口腔訓練用具　p346
・口腔ケア　p347
・構語障害　p051

・高脂血症から脂質異常症へ名称
　変更　p290
・高次脳機能障害　p061,327
・口臭　p347
・梗塞　p189
・後大脳動脈（Posterior Cerebral
　Artery：PCA）　p031
・高値血圧　p282
・抗てんかん薬　p066
・後天性　p382
・高度狭窄　p086
・高トリグリセライド値　p290
・高トリグリセライド血症　p291
・抗不整脈薬　p197
・項部硬直　p048
・抗めまい薬　p053
・抗脳浮腫剤　p184,259
・後方循環（Posterior Circulation）
　p031
・高 Non-HDL コレステロール血
　症　p291
・硬膜動静脈瘻
　（Dural Arteriovenous Fistula）
　p382
・高リスクの指標　p252
・高齢者の降圧目標　p282
・高齢者の症候性てんかん　p065
・高齢者の脱水　p301
・高齢者の脱水チェック方法

p301
・高齢者への抗凝固療法　p209
・高齢発症のてんかん　p065
・誤嚥性肺炎　p347
・国際頭痛分類　p045
・国際 10-20 法　p094
・国際ランダム化二重盲検比較試
　験
　IMPlant Augmenting Cerebral
　blood flow Trial-24B（ImpACT-
　24B）　p200
・極小な血栓（微小栓子）　p110
・鼓室内薬物注入術　p053
・コードレス脳波電極（ヘッドセッ
　ト）　p094
・個別行動目標（SBOs：Specific
　Behavioral Objects）　p264
・混合型頭痛　p045,047

さ

・災害時静脈血栓塞栓症対策専門
　チーム
　（Ｄｉｓａｓｔｅｒ　Ｖｅｎｏｕｓ
　Thromboembolism Assistance
　Team：DVAT）　p270
・再開通現象の評価方法：TICI
　scale：Thrombolysis in Cerebral
　Infarction Scale（Grading
　System）　p178

・サイクロトロン　p091
・再生医療によって期待される脳
　梗塞の治療　p275
・最低血液酸素飽和度（SaO2）
　p316
・サイボーグ型ロボットスーツ
　HAL®　p335
・細胞医薬品　p273
・再灌流　p119,165
・再灌流治療法（Endovascular
　Reperfusion Therapy）　p168
・再発予防　p280
・細胞医薬品　p273
・細胞性浮腫　p183
・細胞内浮腫　p080
・細胞培養室
　（Cell Processing Center）　p275
・最良運動反応
　（Best Motor Response, M）
　p041
・最良言語反応
　（Best Verbal Response, V）
　p041
・最良の言語　p389
・作業療法
　（Occupational Therapy：OT）
　p324
・作業療法
　（Occupational Therapy：OT）

でのリハビリ　p337
・作業療法士
　（Occupational Therapist：OT）
　p324
・錯読　p051
・鎖骨下動脈盗血症候群　p133
・左心耳血栓症　p197
・左心耳縫縮術　p199
・左心耳閉鎖術　p197
・左中大脳動脈閉塞　p027
・左半側空間無視　p062
・様々なライフサポート　p260
・寒さと高血圧　p285
・左右差　p097
・サンサン運動　p290

し

・シアノアクリレート系NBCA
　p381
・自家骨髄幹細胞移植治療　p275
・糸球体濾過量
　（GFR：Glomerular Filtration
　Rate）　p293
・視空間認知の障害　p062
・自己拡張型ステント　p216
・自己複製能
　（自己複製／Self-renewal）　p274
・脂質異常症の合併　p287
・脂質異常症の診断基準値　p291

・歯周病　p347

・視床膝状体動脈（視床出血）
　p362

・視床出血　p365

・耳石器　p053

・耳性めまい（回転性めまい）
　p052

・思春期以降のてんかん　p064

・持続性　p120

・市中発症脳卒中　p167

・失語　p029

・失語症　p051,342

・失語症の方と接するときの注意
　点　p343

・失語症のリハビリ　p343

・実行（遂行）機能障害　p059

・失書　p051

・失神　p043

・失神専門診療ユニット（Syncope
　Unit：SU）　p044

・失読　p051

・自動体外式除細動器
　（AED：Automated External
　Defibrillator）　p262

・シータ（θ）波　p095

・脂肪の蓄積による慢性疾
　患（Adiposity-based Chronic
　Disease〈ABCD〉）　p289

・視野　p389

・視野欠損　p056

・視野障害　p029

・社会的行動障害　p062

・若年性動脈硬化脳梗塞　p280

・車中泊血栓症に伴う脳梗塞
　p138

・ジャパン・コーマ・スケール
　（JCS）（3-3-9 度方式）　p039

・周期性同期性放電　p096

・重症（ノックアウト型）　p118

・重症脳梗塞　p118

・重症脳卒中　p034

・修正ランキンスケール　p178,180

・手術適応　p365

・手術方法、危険性　p369

・出血性梗塞　p119

・出血発症型（出血型）　p384

・受動喫煙防止　p287

・周辺症状　p058

・終末動脈領域梗塞（Terminal
　Zone Infarction）　p131

・腫瘍塞栓　p124

・循環器疾患の予防・改善　p299

・症候　p368,378

・症候性頚動脈狭窄　p232

・症候性頭蓋内出血　p175

・症候性てんかん　p064

・症候性脳卒中の危険因子　p307

・上行大動脈～大動脈弓部の粥腫

性病変（アテローム）　p119
・上下肢の運動　p389
・上肢（手指・腕）のリハビリ
　p337
・上肢と下肢の片麻痺　p050
・上肢の片麻痺　p050
・上小脳動脈穿通枝　p362
・症状　p362
・焦点発作　p065
・焦点性異常波　p096
・小脳出血　p365
・食事のおりに使う自助具　p341
・食事療法・運動療法　p213
・食物繊維　p303
・小発作　p096
・静脈血栓塞栓症（Venous Thromboembolism：VTE）
　p158,311
・静脈内血栓が動脈塞栓を起こして生じる脳梗塞　p139
・自律神経障害　p055
・視力障害　p056
・シロスタゾール（商品名：プレタール）　p186,192
・腎移植　p293
・新規経口抗凝固薬（novel oral anticoagulant：NOAC）　p202
・心筋梗塞
　p114,185,189,287,291,310,315

・診察室血圧　p281
・シングル・フォトン・エミッション CT（Single Photon Emission Computed Tomography）　p090
・神経内視鏡下血腫除去術
　p363
・神経筋接合部の神経終末からのアセチルコリン放出抑制　p351
・心原性失神　p043
・心原性脳塞栓症
　p025,117,196,257
・心原性 TIA　p109
・進行性自律神経機能不全症
　p055
・心室細動　p262
・診療ガイドライン　p395
・真性てんかん　p064
・心肺蘇生に対する ACLS（日本では ICLS）　p268
・心肺蘇生法
　（Cardio-Pulmonary Resuscitation：CPR）　p261
・心臓足首血管指数
　（Cardio-Ankle Vascular Index：CAVI）　p100
・心臓エコー　p120
・心臓弁膜症　p118
・心臓発作（Heart Attack）　p036
・心臓発作の警告症状　p036

・心臓や頚動脈の超音波検査　p071

・腎代替療法（Renal Replacement Therapy：RRT ／腎臓の働きを補う治療法）　p293

・診断群分類別包括評価（DPC）　p169

・診断基準値　p282

・シンバスタチン　p290

・深部皮質下白質病変（Subcortical White Matter Hyperintensity：SWMH）　p306

・深部静脈血栓症（DVT：Deep Vein Thrombosis）　p158

・心房細動　p117,120

・心房細動管理ガイドライン（米国）　p208

・心房細動に対する薬物療法とアブレーション治療　p195

・心房細動に伴う脳塞栓症の抗凝固療法　p193

・心房細動の治療　p288

・心房中隔欠損　p088

・心房内血栓　p196

・心原性脳塞栓症　p117

・人工多能性幹細胞（iPS 細胞：induced Pluripotent Stem Cells）　p274

・心電図検査　p071

・粥腫、粥状腫　p114

・診療群分類別包括評価（DPC）　p271

す

・遂行機能障害　p062

・推奨グレード　p168,395

・随意運動介助型電気刺激装置　p338

・水頭症（くも膜下出血による髄液循環障害）　p372

・水分不足　p302

・髄膜刺激症状　p048

・睡眠時無呼吸（Sleep Apnea Syndrome：SAS）　p315

・頭蓋外 - 頭蓋内バイパス手術　p242,243

・頭蓋内感染症（髄膜炎・脳炎）　p048

・頭蓋内主幹動脈閉塞に対する血管内治療による再開通療法　p215

・スタチン（HMG-COA 還元酵素阻害薬）　p287

・スタチン系薬　p290

・頭痛　p045

・頭痛や頭重感　p029

・ステント　p216

・ステント支援下ステント併用脳
　動脈瘤コイル塞栓術　p370
・ステント留置術（ステンティン
　グ）　p217
・ステントリトリーバー　p217
・ストロークケアユニット（脳卒
　中集中治療病棟、脳卒中集中治
　療室）　p211
・ストレス解消とその波及効果
　p299

せ
・生活習慣病　p213
・生活の質
　（QOL：Quality of Life）　p327
・正常血圧　p282
・正常高値血圧　p282
・精神運動発作　p096
・静注血栓溶解療法　p168,171
・閃輝暗点　p046
・閃輝暗点を伴う片頭痛　p046
・赤色血栓　p189
・浅側頭動脈 - 中大脳動脈皮質枝
　吻合術　p243,385
・浅側頭動脈 - 上小脳動脈皮質枝
　吻合術　p243
・脊髄小脳変性症　p055
・世界血栓症デー　p141
・舌圧測定器　p346

・節酒　p297
・摂食　p344
・摂食嚥下障害　p051
・摂食嚥下障害のリハビリ　p344
・セロトニン・ノルアドレナリン
　再取り込み阻害薬　p353
・潜因性脳梗塞　p121
・潜因性脳卒中
　（Cryptogenic Stroke）　p121
・潜在性発作性心房細動　p122
・穿刺部仮性動脈瘤　p085
・穿通枝梗塞　p126,152
・穿通枝動脈　p362
・穿頭血腫除去術　p364
・穿通枝領域の梗塞（線条体内包
　梗塞：Striatocapsular Infarction）
　p115
・全身性強直間代発作　p065
・塞栓源不明の脳卒中
　（Ｅｍｂｏｌｉｃ　Ｓｔｒｏｋｅ　ｏｆ
　Undetermined Source：ESUS
　〈イーサス〉）　p121
・前大脳動脈
　（Anterior Cerebral Artery：
　ACA）　p031
・前大脳動脈閉塞　p029
・選択的セロトニン再取り込み阻
　害薬　p353
・前頭側頭型認知症　p090

・前庭神経炎　p052,053

・前方循環
　（Anterior Circulation）　p031

・前兆（Aura：オーラ）　p045

・先天性　p382

・先天性の卵円孔開存　p118

・全般発作　p064

・全般発作の第一選択薬　p066

・全般発作の第二選択薬　p066

そ

・早期けいれん発作
　（Early Seizure）　p064

・早期脳損傷
　（Early Brain Injury：EBI）
　p134

・総頸動脈
　（Common Carotid Artery：
　CCA）　p031

・総コレステロール　p290,291

・ソーシャルワーカー
　（Social Worker）　p324

・造影剤含有食材の嚥下状態をX
　線透視下で観察　p345

・造影剤アレルギーによって蕁麻
　疹　p085

・早朝空腹時血糖　p286

・僧帽弁狭窄症　p118

・即時記憶　p058

・促通反復療法
　（Repetitive Facilitative
　Exercise;RFE）　p325

・側頭動脈炎　p048

・側頭棘波　p096

・側頭葉てんかん（精神運動発作、
　鉤発作、déjà vu）　p096

・側副血行路としての異常血管網
　p384

・その他の脳梗塞　p131

・ソフィア
　（SOFIA Flow Plus〈Termo〉）
　p221

・ゾフルーザ、吸入：リレンザ、
　イナビル　p310

・ソリティア
　（Solitaire FR）　p218

た

・第一次予防　p319

・第二次予防　p320

・第三次予防　p320

・第Xa因子阻害薬（リバーロキ
　サバン、アピキサバン、エドキ
　サバン）　p258

・体脂肪　p292

・大腿動脈経由　p238

・大動脈アテローム硬化　p088

・大動脈解離　p086,088

・大動脈原性脳塞栓症　p119,123
・大脳皮質拡延性脱分極／抑制
　（Ｃｏｒｔｉｃａｌ　Ｓｐｒｅａｄｉｎｇ
　Depolarization/Depression：
　CSD）　p134
・大脳皮質下白質の小血管病
　p312
・大脳白質病変　p150
・大発作　p096,097
・体力向上　p299
・多血管病（Polyvascular Disease）
　p114
・脱水予防　p301
・多発性硬化症　p055,320
・多発性脳梗塞　p082
・多発性無症候脳梗塞　p306
・ダビガトラン　p159,203,205,363
・タミフル　p310
・単純CTにおける脳梗塞早期所
　見　p079

ち
・地域包括ケア病棟　p328
・チエノピリジン系抗血小板薬
　p258
・チクロピジン（商品名：パナル
　ジン）　p192
・椎骨動脈
　（vertebral artery：VA）　p031

・椎骨動脈解離　p048
・椎骨脳底動脈循環不全症　p054
・椎骨脳底動脈系の脳梗塞　p250
・遅発性けいれん発作
　（late seizure）　p064
・遅発性神経脱落症状　p136
・遅発性脳虚血
　（Delayed Cerebral Ischemia：
　DCI）　p134
・遅発性虚血性神経脱落症状
　（Delayed Ischemic Neurologic
　Deficits：DIND）　p134
・遅発性脳血管れん縮　p371
・遅発性虚血性神経脱落症状（脳
　梗塞）　p137
・遅発性脳障害
　（Delayed Brain Injury：DBI）
　p134
・遅発性放射線障害　p381
・着院前脳卒中重症度スケール
　p392
・注意障害　p062
・中核症状　p058
・中枢性めまい　p052
・中枢脳神経系以外の感染症に伴
　う頭痛　p047
・多形成デルタ波
　（Polymorphous δ）　p097
・中性脂肪（トリグリセライド）

p290
・中大脳動脈
（Middle Cerebral Artery：MCA） p027,031
・中大脳動脈閉塞 p029
・中和薬（拮抗薬） p208
・超急性期脳梗塞に対する血栓回収療法 p217
・超急性期治療 p171,214
・超高精細 CT p079
・聴神経腫瘍 p054
・直達術（開頭手術） p369
・直接経口抗凝固薬〈DOAC〉（Direct Oral Anticoagulant） p194,203
・直接血行再建術（バイパス術） p385
・直接トロンビン阻害薬（ダビガトラン） p258
・治療 p379,383
・治療開始可能時間（Therapeutic time Window）（治療開始時間枠） p166
・治療法と手術方法 p363
・治療法の選択 p368
・治療有効時間（タイムウインドウ） p036

つ
・通所リハビリテーション（デイケア） p330
・杖の点検 p333

て
・定位放射線治療（集中放射線療法：ガンマナイフ治療） p379
・低 HDL コレステロール血症 p291
・低血糖 p287
・低酸素血症 p316
・低髄液圧性頭痛・脳脊髄液減少症 p048
・低髄液圧症候群 p048
・低電位速波（Low Voltage Fast Pattern） p097
・適度な運動 p298
・手口感覚症候群 p126
・手の指や腕に対するリハビリ p338
・手の指麻痺チェック p339
・デバイス p216
・デブリス：debris p240
・デリバリー PET 施設 p091
・デルタ（δ）波 p095
・てんかん（Epilepsy） p063,320
・てんかん痙攣重積状態（Status

Epilepticus） p065
・てんかん発作 p064
・てんかん発作型 p064

と
・ドアック（DOAC） p202
・透析療法 p293
・動物性脂肪 p303
・動揺歩行 p052
・洞結節 p195
・洞機能不全症候群 p289
・頭頚部外傷 p048
・頭頚部外傷や転落事故で椎骨動脈損傷（解離） p141
・禿頭（Alopesia）と変形性脊椎症（Spondylosis Deformans）を伴う常染色体劣性白質脳症（カラシル） p314
・糖尿病型 p286
・糖尿病性腎臓病（Diabetic Kidney Disease：DKD） p294
・糖尿病と認知症の合併 p287
・糖尿病の治療 p286
・糖尿病薬 p287
・糖負荷試験 p286
・頭頚部MRA検査 p320
・頭部神経痛や顔面痛（三叉神経痛） p045

・頭部MRI検査 p320
・動脈解離 p234
・動脈解離予防 p142
・同名（性）半盲（Homonymous Hemianopsia） p057
・動脈硬化測定 p321
・動脈硬化度検査-ABI（動脈壁厚さ）検査 p100
・動脈硬化性病変（プラーク：粥腫：アテローム） p230
・動脈-動脈塞栓（Artery to Artery Embolism） p115
・動脈穿刺部に皮下出血 p085
・動脈内腔狭窄 p143
・動脈の壁は3層構造 p141
・動脈瘤形成・破裂 p143
・ドクヘリ（Doc-heli） p167
・時計描画検査 p060
・閉じ込め症候群（ロックドイン〈Locked-in〉症候群） p251
・突発する神経症状 p028
・突発性難聴 p052,053
・突発波 p095
・トリグリセライド（中性脂肪） p291
・トリプタン系薬剤 p046
・トリプルエッチ療法 Triple-H

therapy： hypertension, hypervolemia, hemodilution）
p138
・トルーソー症候群（Trousseau）
p124
・トレボ（Trevo ProVue）　p218
・トロン（Tron FX）　p218

な

・内科的治療　p171
・内臓脂肪　p292
・内頚動脈
（Internal Carotid Artery：ICA）
p031
・内頚動脈系の脳梗塞　p249
・内頚動脈系タンデム病変
（Tandem Lesions）に対する超
急性期治療戦略　p225
・内シャント　p234
・内臓脂肪型肥満　p292
・ナイダス（nidus）　p378
・ナイダスの外科的摘出　p380
・内反尖足（下垂足）　p334
・内リンパ嚢開放術　p053

に

・ニコチン置換療法：ニコチンパッ
チ　p288
・二次性頭痛（症候性頭痛）

p045,047
・日常生活動作
（Activities of Daily Living：
ADL）　p325,327
・日本人の食事摂取基準　p303
・日本ナットウキナーゼ協会
p189
・日本脳神経血管内治療学会
p168
・日本脳卒中学会認定第一次脳
卒中センター（Primary Stroke
Center：PSC）　p168,354
・日本脳卒中協会　p357
・認知症　p058
・認知症と間違われるてんかん病
態　p067
・認知症の評価スケール　p060

の

・ノアック（NOAC）　p202
・脳アミロイドアンギオパチー
（血管症）（Cerebral Amyloid
angiopathy：CAA）
p148,209
・脳画像検査　p075
・脳幹出血　p034
・脳幹（橋）出血　p365
・脳血管撮影　p082
・脳血管疾患

（Cerebrovascular Diseases）
　p033
・脳血管障害　p033
・脳血管障害の急性型
　（Acute Form ／ Brain Attack）
　p033
・脳血管障害の危険因子　p321
・脳血管障害を来しうる比較的稀
　ながら有名な5疾患　p311
・脳血管内治療科　p075
・脳血管内治療専門医　p253
・脳血管れん縮（攣縮）（cerebral
　vasospasm：スパズム）　p134
・脳血管攣縮を伴う DCI　p137
・脳血管攣縮を伴わない DCI
　p137
・脳血行力学性（動態）脳梗塞（境
　界領域梗塞）　p131
・脳梗塞　p024,034
・脳梗塞患者の脳内に口腔常在菌
　p308
・脳梗塞危険因子　p280
・脳梗塞急性期　p082
・脳梗塞急性期の翼口蓋神経節刺
　激による治療　p200
・脳梗塞3タイプの治療のまとめ
　p256
・脳梗塞診療　p072,074
・脳梗塞治療法の用語　p168

・脳梗塞に対する Muse 細胞治療
　p276
・脳梗塞の画像診断　p070
・脳梗塞の幹細胞治療に関して再
　生医療に用いられる細胞　p274
・脳梗塞の基本知識　p248
・脳梗塞の救急救命システム
　p248
・脳梗塞の再発予防と再発時の治
　療のまとめ　p304
・脳梗塞の症候　p248
・脳梗塞の神経幹細胞治療　p273
・脳梗塞の超急性期治療　p253
・脳梗塞の治療　p164
・脳梗塞の予防
　p148,185,280,284,298
・脳梗塞のリハビリ　p324
・脳梗塞の臨床病型　p106
・脳梗塞慢性期　p082
・脳梗塞予防　p280
・脳梗塞を疑う症状　p028
・脳梗塞をよりよく理解するため
　の基礎知識　p030
・脳小血管病
　（Ｃｅｒｅｂｒａｌ　Ｓｍａｌｌ　Ｖｅｓｓｅｌ
　Disease：Cerebral SVD）　p293
・脳深部微小脳出血　p293
・脳細胞を保護する薬　p117
・脳細胞を保護する療法　p189

・脳細胞の電位変化　p094
・脳細胞保護法　p184
・脳静脈血栓症　p048
・脳静脈洞血栓症による脳梗塞
　p146
・脳室周囲高信号域（PVHI）
　p150
・脳室周囲白質病変
　（Periventricular Hyperintensity：
　PVH）　p306
・脳室ドレナージ　p364
・脳出血　p034
・脳腫瘍　p048,320
・脳腫瘍の診療ガイドライン
　p397
・脳神経外科　p072
・脳神経外科（脳外科）と脳梗塞
　診療　p074
・脳神経内科　p072
・脳神経内科と脳梗塞診療　p072
・脳溝の消失（tight brain）　p027
・脳神経麻痺症状　p030
・脳脊髄漏出症　p048
・脳卒中　p033,036
・脳卒中ガイドライン　p192
・脳卒中治療ガイドライン 2015
　p395
・脳卒中外科　p075
・脳卒中克服十か条　p357

・脳卒中後てんかん　p065
・脳卒中後のうつ状態　p352
・脳卒中後の痙縮（筋緊張亢進）
　p350
・脳卒中専用の集中治療部
　（Intensive Care Unit：ICU）
　p211
・脳卒中診療の均てん化と集約化
　p354
・脳卒中地域連携パス　p354
・脳卒中（脳梗塞、脳出血、くも
　膜下出血）　p032
・脳卒中の鑑別診断　p034
・脳卒中の警告症状　p036
・脳卒中の初期診療の標準化 ISLS
　ガイドブック 2018　p264
・脳卒中の病型予測　p392
・脳卒中や心臓病のインフルエン
　ザ　p310
・脳卒中予防十か条　p357
・脳卒中予防用経カテーテル閉
　鎖 デ バ イ ス（Amplatzer PFO
　Occluder）　p140
・脳動静脈奇形
　（Cerebral Arteriovenous
　Malformation）　p320,378
・脳底動脈傍正中枝（脳幹出血）
　p362
・脳動脈瘤クリッピング術　p369

・脳動脈瘤コイル塞栓術：
　Endosaccularcoil Embolization
　p369
・脳動脈瘤被包術　p369
・脳ドック　p319
・脳底動脈
　（Basilar Artery：BA）　p031
・脳底動脈閉塞　p029
・脳動脈解離による脳梗塞　p141
・脳動脈硬化症　p033
・脳動脈の狭窄・閉塞　p320
・脳の各部位と機能　p030
・脳波検査
　（Electroencephalography：
　EEG）　p093
・脳波所見判読の基本的事項
　p095
・脳波振幅統合
　（amplitude-Integrated EEG：
　aEEG）　p094
・脳波賦活法　p095
・脳波の各種パターン　p097
・脳波の左右差　p096
・脳波の平坦化　p098
・脳微小出血
　（Cerebral Microbleeds：CMBs）
　p148,306
・脳微小出血の主な危険因子
　p149

・脳保護剤（フリーラジカルスカ
　ベンジャー）　p190,259
・脳を栄養する動脈　p031
・ノックアウト型脳梗塞　p118

は

・バイオマーカー（生物学的指標）
　p108
・肺血栓塞栓症　p140,158
・胚性幹細胞（ES細胞：
　Embryonic Stem Cells）　p274
・肺塞栓症／
　PE：Pulmonary Embolism
　p085
・バイパス併用母血管閉塞術
　p369
・パイプライン動脈瘤塞栓デバイス
　（Pipeline Embolization Device）
　p370
・発音・発語障害　p051
・白色血栓　p189
・バーセルインデックス（Barthel
　Index：BI）　p180
・バッグバルブマスク（Bag Valve
　Mask）を用いての用手換気、胸
　骨圧迫（心臓マッサージ）　p262
・バッド　p129
・話す　p342
・パパベリンや塩酸ファスジルの

選択的動注療法　p137
・バランスの良い食事　p303
・バルーンカテーテル　p216
・バルーンタイプ　p240
・バルーン補助脳動脈瘤コイル塞栓術　p370
・破裂脳動脈瘤（Ruptured Intracranial Aneurysm）　p368
・反射性失神　p043
・半身の脱力としびれ感　p029
・半側空間無視　p060,362
・反復唾液嚥下テスト（Repetitive Saliva Swallowing Test: RSST）　p344
・反復唾液嚥下テストや改訂水飲みテスト　p344

ひ
・鼻炎　p048
・皮下脂肪　p292
・非外傷性CCF　p383
・非痙攣性発作　p065
・非痙攣性てんかん重積（Nonconvulsive Status Epilepticus：NCSE）　p067,094
・被殻出血　p365
・皮質運動野　p049
・皮質下出血　p148,365

・皮質下梗塞と白質脳症を伴う常染色体顕性脳動脈症）（カダシル）　p313
・皮質微小梗塞（Cortical Microinfarction：CMI）　p148
・微小出血：マイクロブリード　p127
・微小動脈病変による循環障害　p152
・非心原性脳梗塞　p192
・肥大型心筋症　p118
・非ビタミンK阻害経口抗凝固薬 NOAC（Non-vitamin K Antagonist Oral Anticoagulant）　p203
・ビタミンK　p193
・ビタミンK拮抗薬　p202,258,363
・ビタミンK依存性凝固因子（第VII、IX、X、II因子）　p202
・非弁膜症性心房細動治療（薬物）ガイドライン　p194
・び漫性（Diffuse）α　p096
・び漫性αパターン（Diffuse α Pattern）　p097
・びまん性白質変化（Leukoaraiosis：Leuko araiosis）　p151

・肥満と脂質異常症の治療　p289
・病院前救護（プレホスピタルケア）　p268,392
・病気の予防　p319
・病識欠如　p063
・標準失語症検査（Standard Language Test of Aphasia:SLTA）　p343
・ビルドアップ（Build up）　p095

ふ
・ファスト（FAST）　p034
・不安定プラーク　p086,087,232
・フィブラート系薬（ベザトール錠®）　p290
・フィブリン血栓　p193
・フィルタータイプ　p240
・複雑部分発作　p067
・不整脈　p071,195
・不整脈薬　p197
・防ぎ得た外傷死（Preventable Trauma Death）　p266
・浮動性血栓　p087
・浮動性めまい　p052
・部分発作　p064,066
・潰瘍性病変　p232
・浮遊耳石置換法　p053
・プラーク壁（fibrous cap）　p087

・プラーク　p086,114,230
・プラークイメージング（plaque imaging）　p231
・プラーク塞栓　p116
・プラーク内出血　p116
・プラザキサ　p203,204,205,363
・プラスミノゲン　p174
・プラスミン　p174
・プラバスタチン　p290
・フリーラジカル（活性酸素）　p190
・フリーラジカルスカベンジャー　p184
・ブルガダ（Brugada）症候群　p043
・フルバスタチン（メバロチン錠®、リポバス錠®、ローコール錠®）　p290
・ブローカ運動言語中枢野（前頭葉）　p051
・フローダイバーターステント治療　p370
・プロトロンビン時間国際標準比　p209
・分化／Differentiation　p274
・分枝粥腫型梗塞（BAD）　p129
・分水嶺梗塞（Watershed Infarction）　p131
・分類不能の脳梗塞（潜因性脳梗

塞：Cryptogenic Stroke）　p107

へ
・平衡障害　p029
・片側型もやもや病　p384
・閉塞性睡眠時無呼吸症候群
　（OSAS：Obstructive Sleep
　Apnea Syndrome）　p315
・ベータ（β）波　p095
・ベータブロッカー　p197
・ペナンブラ（Penumbra／半影
　帯）　p164
・ペナンブラ（Penumbra システ
　ム〈JET7〉）　p221
・ヘパリン　p193
・ヘパリン起因性血小板減少症
　（HIT）　p085
・ヘパリン持続静注とワルファリ
　ン投与　p113
・ヘモジデリン沈着　p148
・片頭痛　p045

ほ
・包括的脳卒中センター
　（Comprehensive Stroke
　Center：CSC）　p169,271,354
・傍腫瘍性神経症候群
　（Paraneoplastic Neurological
　Syndrome PNS）　p124

・訪問リハビリテーション　p330
・歩行補助具（杖）　p333
・歩行補助ロボット　p335
・ポジトロン・エミッション・ト
　モグラフィー
　（Ｐｏｓｉｔｒｏｎ　Ｅｍｉｓｓｉｏｎ
　Tomography：陽電子放射断層
　撮影）　p090
・発作（Seizure）　p063
・発作間欠期にみられる記憶障害
　p068
・発作後もうろう状態　p067
・発作性　p120
・発作性心房細動　p199
・発作波　p095
・ボツリヌス（毒素／トキシン）
　療法　p350
・ホモシステイン　p297
・ホモシステイン尿症　p280
・ホルター心電図検査　p120

ま
・マイクロカテーテル　p216
・末梢性〈耳性〉めまい　p052
・慢性　p120
・慢性期治療　p213
・慢性期の再発予防　p259
・慢性硬膜下血腫　p048
・慢性腎臓病

（Chronic Kidney Disease：
　CKD）　p293
・慢性頭痛の診療ガイドライン
　2013　p397
・慢性閉塞性肺疾患（COPD：シー
　オーピーディ　p287
・慢性連日性頭痛　p045

み

・右島皮質の不明瞭化
　（Insular Ribbon の消失）　p027
・右レンズ核の輪郭の不明瞭化
　p027
・ミニメンタルステート試験
　p060
・未破裂脳動脈瘤
（Unruptured Intracranial
Aneurysm）　p320,372,376

む

・無呼吸低呼吸指数
　（AHI：Apnea Hypopnea Index）
　p316
・無視　p390
・虫歯　p347
・無症候性頚動脈狭窄　p232
・無症候性脳梗塞　p306

め

・メチオニン　p297
・メニエール（メニエル）病
　p052,053
・めまい　p029,052

も

・目的、対象疾患　p083
・もやもや血管　p384
・もやもや病
　（Moyamoya Disease）　p320,384
・もやもや病の病期分類　p385

や

・薬剤誘発性発作　p096
・薬物乱用頭痛　p045

ゆ

・有酸素運動　p298

よ

・翼口蓋神経節
　（Sphenopalatine Ganglion：
　SPG）　p200
・予後　p366
・横・S字状静脈洞　p382
・予防　p366
・読む　p342
・1/4盲　p057

ら
・雷鳴頭痛　p048
・ラクナ梗塞（Lacunar Infarction）p025,126,257,306
・ラクナ梗塞と血管周囲腔拡大との鑑別　p152
・ラクナTIA　p109
・ラピアクタ　p310
・卵円孔開存　p088
・卵円孔開存閉鎖術用機器　p140

り
・理解・判断力の障害　p059
・理学療法（Physical Therapy：PT）　p324
・理学療法（Physical Therapy：PT）でのリハビリ　p330
・理学療法士（Physical Therapist：PT）p324
・リスクファクター（危険因子）p108
・リズム・コントロール　p197
・離脱式プラチナ製コイル　p374
・リバーロキサバン（商品名：イグザレルト）p159,203,205
・リバイブ（REVIVE-SE）　p218
・リハビリ療法士　p324
・両側内頚動脈閉塞　p385

・良性発作性頭位めまい症（Benign Paroxysmal Positional Vertigo：BPPV）　p052
・両耳側半盲（Bitemporal Hemianopsia）p057

る
・類もやもや病（Quasi-moyamoya Disease）　p384

れ
・レート・コントロール　p197
・レビー小体型認知症　p090
・レベルⅠa　p396
・レベルⅠb　p396
・レベルⅡa　p396
・レベルⅡb　p396
・レベルⅢ　p396
・レベルⅣ　p396
・連携パス　p354
・レンズ核線条体動脈（被殻出血）p362

ろ
・ロード・アンド・ゴー　p266
・ロボットを用いた歩行訓練（ロボットリハ、ロボット療法）p335

わ

・我が国における脳梗塞に対する
　再生医療　p275
・ワルファリン（商品名：ワーファ
　リン）　p119,193,202,205,363
・ワルファリンおよび4種類の
　DOACの比較　p205
・ワルファリンとドアックの比較
　p206

A

・ABC-DEMON　p055
・ABCD^{2}スコア　p112,113
・ABCD^{3}スコア　p114
・ABCD$^{3\text{-}1}$スコア　p114
・ABI、baPWV 検査の方法　p101
・ABI、baPWV 検査結果の判定
　p102
・ABI 検査　p100
・ACE68　p216,221
・ACEC（Advanced Coma
　Evaluation and Care：意識障害
　初期診療）　p261,266
・ACLS：Advanced Cardiovascular
　Life Support（二次心肺蘇生法）
　p260,261
・ACLS/PALS: Advanced Cardiac
　Life Support/Pediatric Advanced
　Life Support　p261

・ADAPT 法：
　A Direct Aspiration first Pass
　Technique　p168,221
・ADL（Activities of Daily
　Living：日常生活動作）　p180
・Advanced Cardiovascular Life
　Support（二次心肺蘇生法）
　p260
・AHA（アメリカ心臓協会）
　p260
・Alberta Stroke Program Early
　CT Score（ASPECT）　p079,169
・Artery to Artery Embolism ／動
　脈-動脈塞栓　p225
・ARUBA 研 究；A Randomized
　Trial of Unruptured Brain
　Arteriovenous Malformation、
　2014　p379
・ASL 灌流画像
　（Arterial Spin Labeling）　p081
・ASL（arterial spin labeling）法
　p236
・AS（Area Stenosis）法　p230
・Atherorhrombotic Infarction ／
　Stroke　p025
・ATLS　p268
・A 型ボツリヌス療法　p350
・AVM　p378

B

・BADを来す穿通枝　p129
・baPWV（動脈壁弾力性）検査　p100
・baPWV　p100,101
・Barre（バレー）徴候　p050
・Binswanger病
　（ビンスワンガー病／
　進行性皮質下性動脈硬化性脳症；Progressive Subcortical Arteriosclerotic Encephalopathy）　p311
・BLS（Basic Life Support；一次救命処置）　p260,261
・BMI値（ボディ・マスインデックス＝体格指数）　p289
・Bow Hunter Syndrome　p055
・BPAS（ビーバス）　p161
・Brain Attack　p033
・Branch Atheromatous Disease（BAD）（分枝粥腫型梗塞／分枝粥腫病変を伴う脳梗塞）　p129
・Broca失語（運動失語）　p343

C

・CADASIL
　（Cerebral Autosomal Dominant Arteriopathy with Subcortical Infarcts and Leukoencephalopathy／皮質下梗塞と白質脳症を伴う常染色体顕性脳動脈症）（カダシル）　p313
・CAPTIVE法
　（Continuous Aspiration Prior to Intracranial Vascular Embolectomy）　p222
・Cardiac（Coronary）Care Unit（CCU）　p211
・Cardiogenic Embolism／Cardioembolic Stroke　025
・CAS：Carotid Artery Stenting（CAS）　p169
・CASのアプローチ方法　p238
・CASの除外基準　p239
・CASの適格基準　p239
・CEA：Carotid EndArterectomy　p169
・Cerebral Small Vessel Disease：Cerebral SVD　p293
・CHADS2スコア　p194
・CI療法
　（Constraint-Induced Movement Therapy：CI,CIMT.modified CIMT）　p338
・Confusion, Senselessness, Delirium　p039
・CPAP療法

（シーパップ／Continuous Positive Airway Pressure/ 経鼻的持続陽圧呼吸法） p317,318

・CREST 試験（2010）： Carotid Revascularization Endarterectomy Versus Stenting Trial p169

・CSC スコア p271

・CSD p135

・CT p070,077

・C・CT-Perfusion（CTP） p079

・CT 画像におけるくも膜下出血のグレード分類（modified Fisher Scale） p371

・CT 検査 p076

・CT における早期虚血性変化（Early Ischemic Change ／ Early CT sign） p079

・CT 誘導定位的血腫吸引術 p364

D

・DAPT 療法：Dual Anti-Platelet Therapy p169

・DAWN 試験 p169

・DCAT（Disaster Care Assistance Team） p270

・D-dimer p108

・Deep Coma Coma Semicoma p039

・DEFFUSE3 試験 p169

・déjà vu p096

・DHA p303

・DHEAT（Disaster Health Emergency Assistance Team ／災害時健康危機管理支援チーム） p270

・Diamox®（Acetazolamide；炭酸脱水酵素阻害薬） p244

・Direct Oral Anticoagulants： DOAC p194,203

・DMAT：Disaster Medicine Assistance Team（災害派遣医療チーム） p269

・DOAC：ドアック p120

・DOAC およびワルファリン投与 p113

・DOAC 作用を阻止する中和薬（拮抗薬） p208

・DOAC のデメリット p207

・DOAC のメリット p206

・Door-in to Door-out Time p255

・Door to Needle Time p255

・Door to Stroke physician Time p255

・Door-to-Thrombolysis（Door to Needle Time below 20 minutes）

p166
・DPAT：Disaster Psychiatric Assistance Team（災害時派遣精神医療チーム） p269
・Drip p255
・Drip and Ship ／ Drip and Drive 連携体制、Drip, Ship and Retrieve（ドリップ・シップ・リトリーブ）連携体制 p255
・Drip and Stay p256
・DSA（Digital Subtraction Angiography）（ディーエスエイ） p082
・DSC（Dynamic Susceptibility Contrast）法 p236
・DWI-ASPECTS p080
・DWI-FLAIR ミスマッチ（Mismatch） p182
・DWI-PWI Mismatch p183

E
・Eagle 症候群 p234
・Early Seizure p064,066
・ECST 法（European Carotid Surgery Trial） p230
・Efficacy and Safety of MRI-based Thrombolysis in Wake-up Stroke

p170
・Embolic Stroke of Undetermined Source（ESUS） p071
・EMEC：Emergency Medical Evaluation and Care p261
・EMIS（Emergency Medical Information System ／広域災害救急医療情報システム） p270
・Endosaccular Coil Embolization
・Endovascular Thrombectomy（ET） p168
・ENLS：Emergency Neurological Life Support（神経救急傷病ライフサポート） p267
・EPA（エイコサペンタエン酸；Eicosapentaenoic Acid） p117,303
・Extracranial［EC］ ― Intracranial［IC］Arterial Bypass Surgery p243

F
・Fabry 病（ファブリー病）（ライソゾーム病） p313
・FDG p090
・FDG-PET p091
・FLAIR 画像（Fluid-Attenuated Inversion Recovery：FLAIR） p182

・Fushimi AF Registry　p202

H

・HANDS 療法（Hybrid Assistive Neuromuscular Dynamic Stimulation）　p338
・HAS-BLED スコア　p195
・HbA1c（ヘモグロビン・エーワンシー）　p286
・HDL　p290
・HDL コレステロール　p291
・High Risk Plaque　p087
・HOMA-IR　p108
・Hunt and Kosnik 分類　p042
・Hyperdense MCA Sign　p027
・Hyperdense Vessel Sign：HVS　p026

I

・ICLS Immediate Cardiac Life Support　p260
・Ischemic/Necrotic Core　p165
・Ischemic Penumbra　p165
・ISLS（Immediate Stroke Life Support ／脳卒中初期 LS）　p260,261
・ISLS（Immediate Stroke Life Support ／脳卒中初期診療）（神経蘇生基礎法）　p263

・ISLS と他の標準的医療との関係　p261
・IVR：Interventional Radiology　p169

J

・JATEC：Japan Advanced Trauma Evaluation and Care（外傷初期診療ガイドライン日本版）　p261,267
・J-ASPECT 研究（Nationwide Survey of Acute Stroke Care Capacity for ProperdEsignation of Comprehensive Stroke cenTer in Japan）　p169,271
・JET study　p244
・Jolt Accentuation　p048
・Jellyfish Sign　p087
・JMAT：Japan Medical Association Team（日本医師会災害医療チーム）　p269
・JPTEC：Japan Prehospital Trauma Evaluation and Care　p261,266
・JRAT（Japan Rehabilitation Assistance Team ／日本リハビリテーション支援チーム）　p270
・J-RHYTHM Registry　p202
・J-STARS：Japan Statin

Treatment Against Recurrent
Stroke　p170

・JUST スコア：
　Japan Urgent Stroke Triage ス
　コア　p392

K

・非ビタミン K 阻害経口抗凝固薬
NOAC
　（Non-vitamin K Antagonist Oral
　Anticoagulant）　p203

L

・LAB　p295

・Late Seizure　p064,066

・Lazy Activity　p096

・LDL コレステロール　p291

・LH 比　p291

・LOX-Index（ロックスインデッ
　クス）　p295

・LS：Life Support　p260

・LVO：Large Vessel Occlusion
　p170

・LOX-1　p295

M

・May be Reasonable but There is
　Insufficient Evidence　p395

・MCLS：Mass Casualty Life

Support（多数傷病者への医療対
応標準化コース）　p268

・MDCT（Multi-Detector Row
CT）　p080

・MEP ／運動誘発電位　p234

・Mingazzini（ミンガッティーニ）
試験　p050

・Mobile Plaque　p087

・MRA（磁気共鳴血管画像：MR
Angiography）　p070,077

・MRA-DWI　p080

・MRI　p070

・MRI-ASL
　（MRI-Arterial Spin Labeling：
　スピンラベル法）　p236

・MRI（磁気共鳴画像：Magnetic
Resonance Imaging）　p077

・MRI 拡散強調画像　p080

・MRI の診断で問題となる脳梗塞
類似病変　p150

・MRI の T2*（ティーツースター）
撮像法　p148,363

・MRI ミスマッチ
　（DWI-FLAIR Mismatch）　p177

・mRS：modified Rankin Scale. 修
正ランキンスケール　p170

・MSC を用いた脊髄損傷治療
（ステミラック R® 静脈注射）
　p274

・Muse 細胞
（Multilineage-Differentiating
Stress Enduring Cell） p276

N
・NASCET 法
（North American Symptomatic
Carotid Endarterectomy Trial）
p170,230
・Neck Flection Test p048
・Neurology（ニューロロジー）
p072
・Neurologist（ニューロロジスト）
p072
・Neurosurgery（ニューロサー
ジャリー） p074
・Neurosurgeon（ニューロサー
ジャン） p074
・Neurocritical Care Society（NCS：
神経救急・集中治療） p267
・Neurovascular Compression
（Bow Hunter Syndrome） p055
・NINDS-Ⅲ（National Institute
of Neurological Disorders and
Stroke, 1990） p106
・NIHSS p170,388
・non-HDL ＝ノン HDL p291
・Not Recommended because of a
Lack of Scientific Evidence

p395
・Not Recommended because of
Potentially Harmful p395
・NRLS：Neuroresuscitation
Related Life Supports（神経蘇生
関連研修群） p266
・NTproBNP（N-terminal Pro-
brain Natriuretic Peptide） p108
・NWCT
（Narrow Window Computed
Tomography） p079

O
・Off-The-Job Training: Off-JT（オ
フ・ザ・ジョブ・トレーニング）
p259
・Onset-to-Door Time p255
・On-The-Job Training（オン・ザ・
ジョブ・トレーニング） p259
・Onyx 液体塞栓システム LD
p381

P
・PCEC（Prehospital Coma
Evaluation and Care：意識障害
病院前救護） p261,266
・PEMEC：Prehospital
Emergency Medical Evaluation
and Care p261

・PETポジトロン・エミッション・トモグラフィー（Positron Emission Tomography：陽電子放射断層撮影）　p090

・Percutaneous Transluminal Angioplasty. 経皮的血管形成術　p170

・PHASESスコア　p376

・PNLS　p265

・Prothrombin Time-International Normalized Ratio. プロトロンビン時間国際標準化比　p170

・PTAS：
　Percutaneous transluminal Angioplasty and Stenting　p170

・Protection Device（防護装置）　p087

・PSLS　p260,261,263

・PT-INR　p170,194,209,213

・PWI（Perfusion Weighted Imaging）　p183

R

・React　p221

・RAPID評価　p169

・RE-Gait®　p335

・Recommended　p395

・Retrieve（血管内カテーテル治療：機械的血栓回収療法／経皮的血栓回収術）　p255

・RI（放射性同位元素、放射性物質）　p090

S

・Sapphire（サファイア）研究　p170

・SAPPHIRE研究で規定されたCEA危険因子　p238

・SAPPHIRE（サファイア）のCASの登録基準　p238

・SEP／体性感覚誘発電位　p234

・SGLT2阻害薬　p302

・Ship　p255

・Soft Plaque　p087

・Solitaire™Platinum　p217

・sLOX-1（可溶性LOX-1：血中に放出されたLOX-1）　p295

・SPECT（シングル・フォトン・エミッションCT〈Single Photon Emission Computed Tomography〉）　p090

・Spetzler-Martin（スペッツラーマーチン）のAVM分類　p380

・Spreading Ischemia　p135

・Stem Cell Therapy for Stroke（脳卒中の幹細胞治療）　p273

・Strongly Recommended　p395

・Stroke Telemedicine　p167

・Stroke Care Unit: SCU　p211
・Stupor　Lethargy
　Hypersomnia　Somnolence
　Drowsiness　p039
・Superficial Temporal Artery-
　Middle Cerebral Artery：　p243
・SWI 撮像法　p363

T

・Telestroke Network　p167
・Tele-PSC/Primary Stroke
　Center　p167
・Tele-Stroke-Advanced：Telesa
　p167
・THAWS 試験　p170
・Transient Ischemic Attack：
　TIA ／ティアイエイ　p251
・TIA のリスク層別化　p252
・TICI grade　p178
・TICI scale：Thrombolysis in
　Cerebral Infarction scale（grading
　system）　p170,178
・Time is Brain（時は脳なり）
　p166,394
・Time is Thrombolysis
　（時は血栓溶解）　p166
・Time is Thrombectomy
　（時は血栓回収療法）　p166
・TOAST 分類

（The Trial of Org 10172 in Acute
　Stroke Treatment）　p106
・tPA 静注療法　p170
・tPA 療法　p258
・tPA 療法の適応　p175
・tPA 療法の投与禁忌事項・慎重
　投与事項　p176
・Transcarotid　Artery
　Revascularization：TCAR　p239
・Trevo® PROVUE RETRIEVER
　p220
・Trevo® PROVUE RETRIEVER
　T2*（T2 スター）撮像法
　　p148,363

U

・UCAS Japan　p376

V

・VerifyNow（ベリファイナウ）
　p186
・Vulnerable Plaque　p087

W

・WAKE-UP 試験　p170
・Wake-up Stroke　p177
・WATCHMAN デバイス　p197
・Welwalk-WW1000®　p335
・Wernicke 失語　p343

・WFNS（World Federation of Neurological Surgeons の略）分類　p042
・Wingspan and Gateway　p216
・WOLF-OHTSUKA 法による完全胸腔鏡（内視鏡）下左心耳切除術　p199

X

・X 線（レントゲン）検査　p075

3

・3D-CT アンギオ（3D-CTA：CT angiography）　p084
・3D-SSP（3D-Stereotactic Surface Projections）　p092
・3 Hz 棘徐波　p096

本文デザイン　落合雅之
編　集　協　力　青　龍　堂

●著者略歴

梶川 博（かじかわ ひろし）

　広島県江田島市・広島市出身　1957年修道高等学校卒業、1963年京都大学医学部卒。1964年聖路加国際病院でインターン修了、医師国家試験合格、アメリカ合衆国臨床医学留学のためのECFMG試験合格、1968年京都大学大学院修了（脳神経外科学）。1970年広島大学第二外科・脳神経外科（助手）、1975年大阪医科大学第一外科・脳神経外科（講師、助教授）。1976年ニューヨーク　モンテフィオーレ病院神経病理学部門（平野朝雄教授）留学。1980年梶川脳神経外科病院（現医療法人翠清会・翠清会梶川病院、介護老人保健施設、地域包括支援センター）開設、現在会長。医学博士。1985年槇殿賞（広島医学会会頭表彰）、1996年日本医師会最高優功賞、2016年修道医会社会功労賞。日本脳神経外科学会認定専門医、日本脳卒中学会認定専門医、日本脳神経外科救急学会・日本神経学会・日本認知症学会会員、広島県難病指定医、広島県「認知症サポート医」、日本医師会＆広島県医師会会員。著書多数。

森 惟明（もりこれあき）

　大阪府立北野高校を経て、1961年京都大学医学部卒。大阪北野病院でインターン修了。1961年アメリカ合衆国臨床医学留学のためのECFMG試験合格。1967年京都大学大学院修了（脳神経外科学）医学博士。1968年日本脳神経外科学会認定医。1969年京都大学脳神経外科助手。1971年シカゴノースウエスタン大学脳神経外科レジデント。1975年京都大学脳神経外科講師。1979年京都大学脳神経外科助教授。1981年高知医科大学（現高知大学医学部）脳神経外科初代教授。1992〜1999年厚生省特定疾患難治性水頭症調査研究班班長。1992年第2回高知出版学術賞受賞。1996〜2000年高知県医師会理事。1999〜2001年国際小児神経外科学会倫理委員会委員長。2000〜2001年国際小児神経外科機関誌「Child's Nervous System」編集委員。2000年高知大学名誉教授。著書多数。

かいていばん
改訂版
のうこうそく ま
脳梗塞に負けないために
し よぼう ちりょうほう
知っておきたい、予防と治療法

2020年9月17日　改訂版　第1刷発行

著　者　梶川　博／森　惟明
発行人　久保田貴幸

発行元　株式会社 幻冬舎メディアコンサルティング
　　　　〒151-0051　東京都渋谷区千駄ヶ谷4-9-7
　　　　電話　03-5411-6440（編集）

発売元　株式会社 幻冬舎
　　　　〒151-0051　東京都渋谷区千駄ヶ谷4-9-7
　　　　電話　03-5411-6222（営業）

印刷・製本　シナジーコミュニケーションズ株式会社
装　丁　江草英貴